Besserer Sex mit Kamasutra

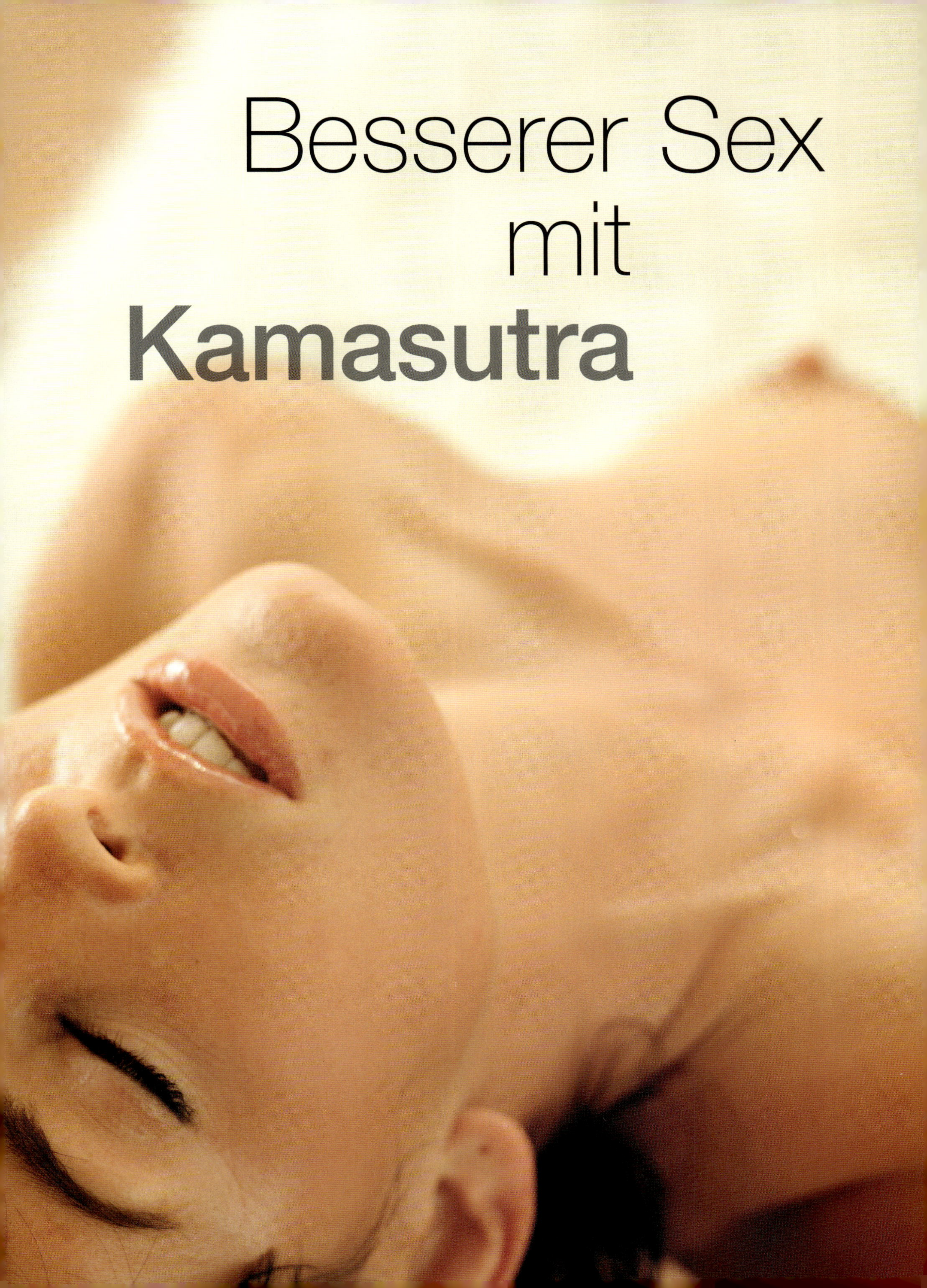

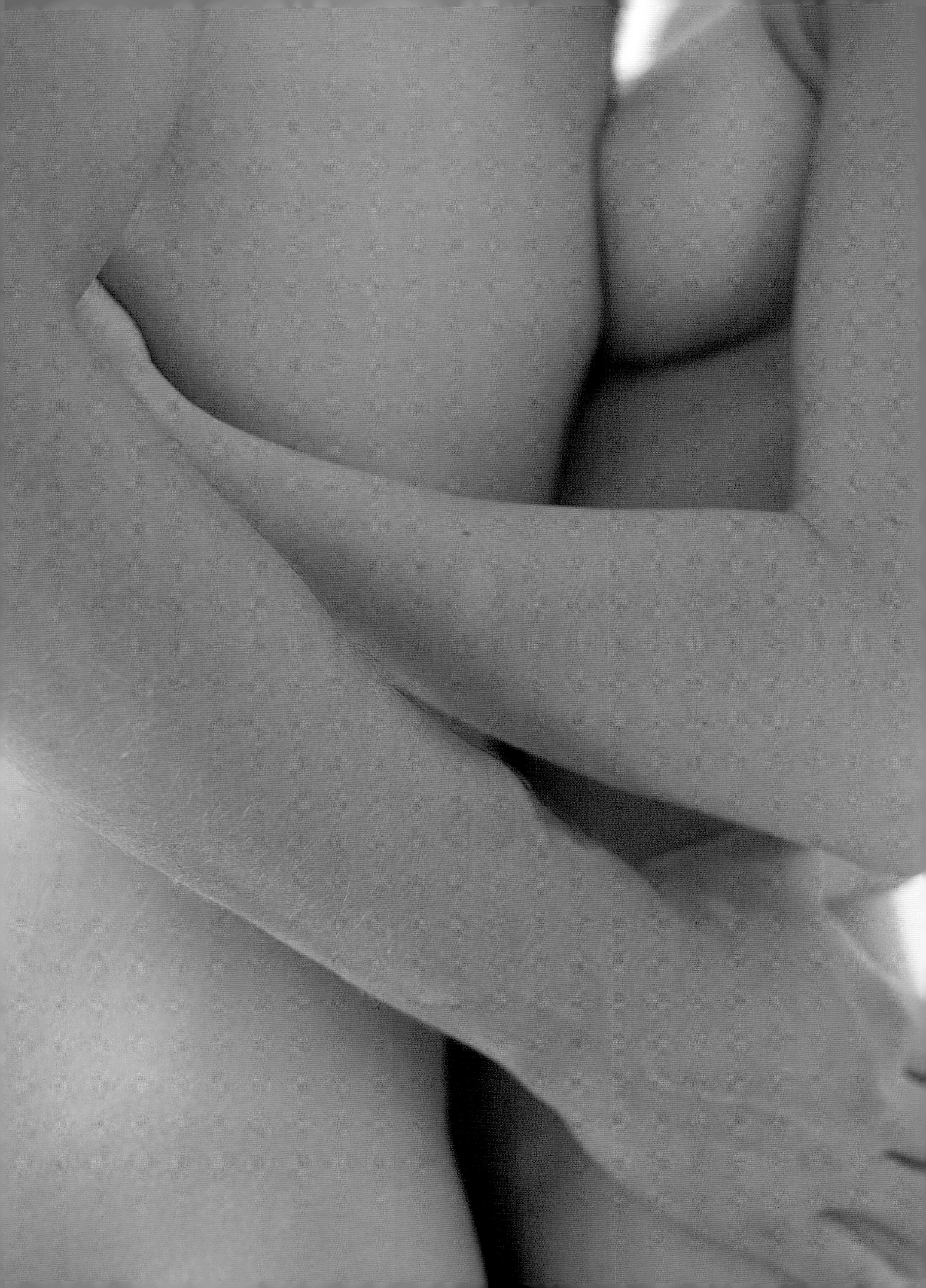

Besserer Sex mit Kamasutra

Eleanor McKenzie

52 sensationelle Positionen, mit 175 Farbfotos

Bassermann

ISBN: 978-3-8094-3325-5

1. Auflage

Originaltitel: Kamasutra Pleasures
Die englische Originalausgabe wurde 2005 veröffentlicht bei Hamyln
Octopus, einem Verlag der Verlagsgruppe Octopus Publishing Group Ltd,
2-4 Heron Quays, Docklands, London E14 4JP

Projektkoordination dieser Ausgabe: Martha Sprenger
Umschlaggestaltung: Atelier Versen, Bad Aibling
Gesamtproducing: berliner buchmacher
Übersetzung: Martin Rometsch
Redaktion: Vera Olbricht
Herstellung: Sonja Storz

Printed an bound in Hongkong

67420700107

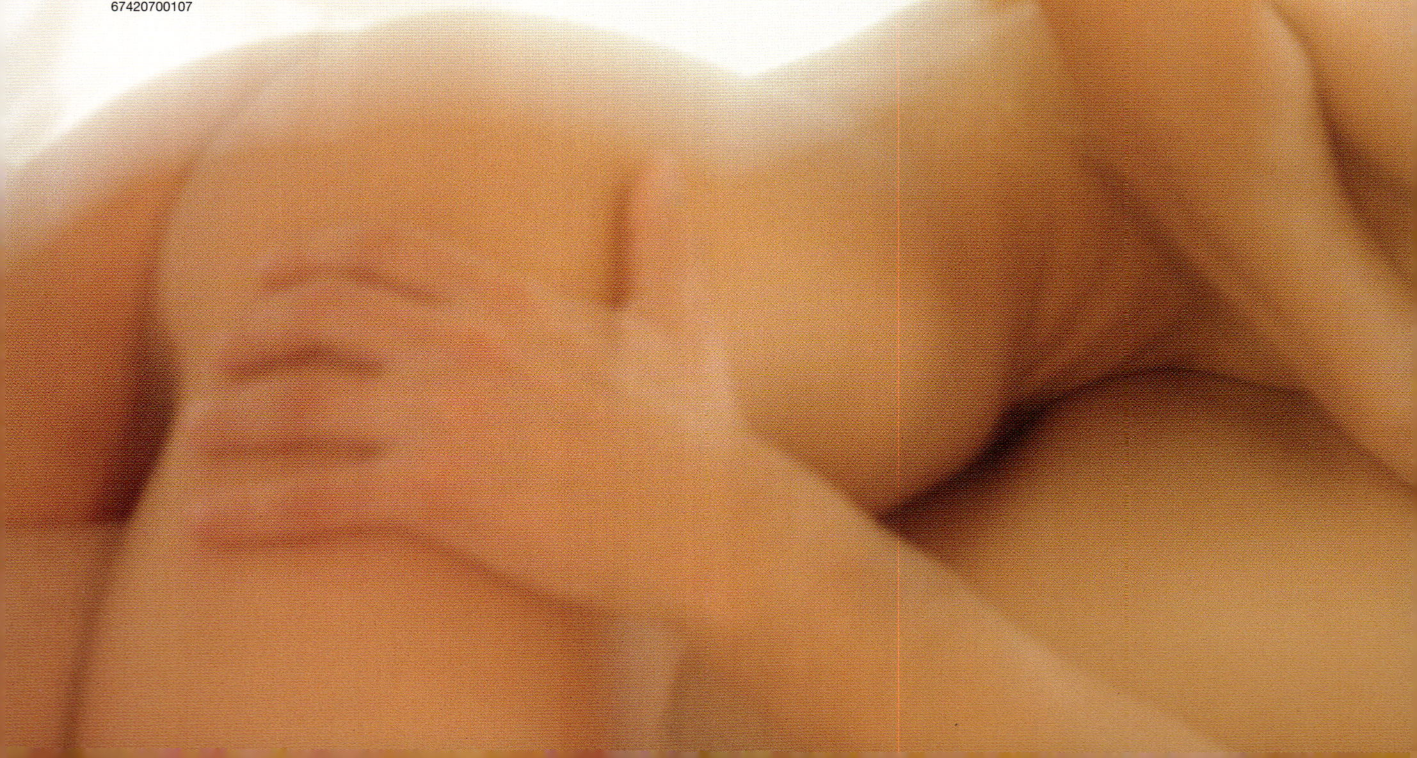

Inhalt

Einführung 6

Gefühlvoll 8

Leidenschaftlich 38

Energisch 68

Sanft 98

Register und Danksagungen 128

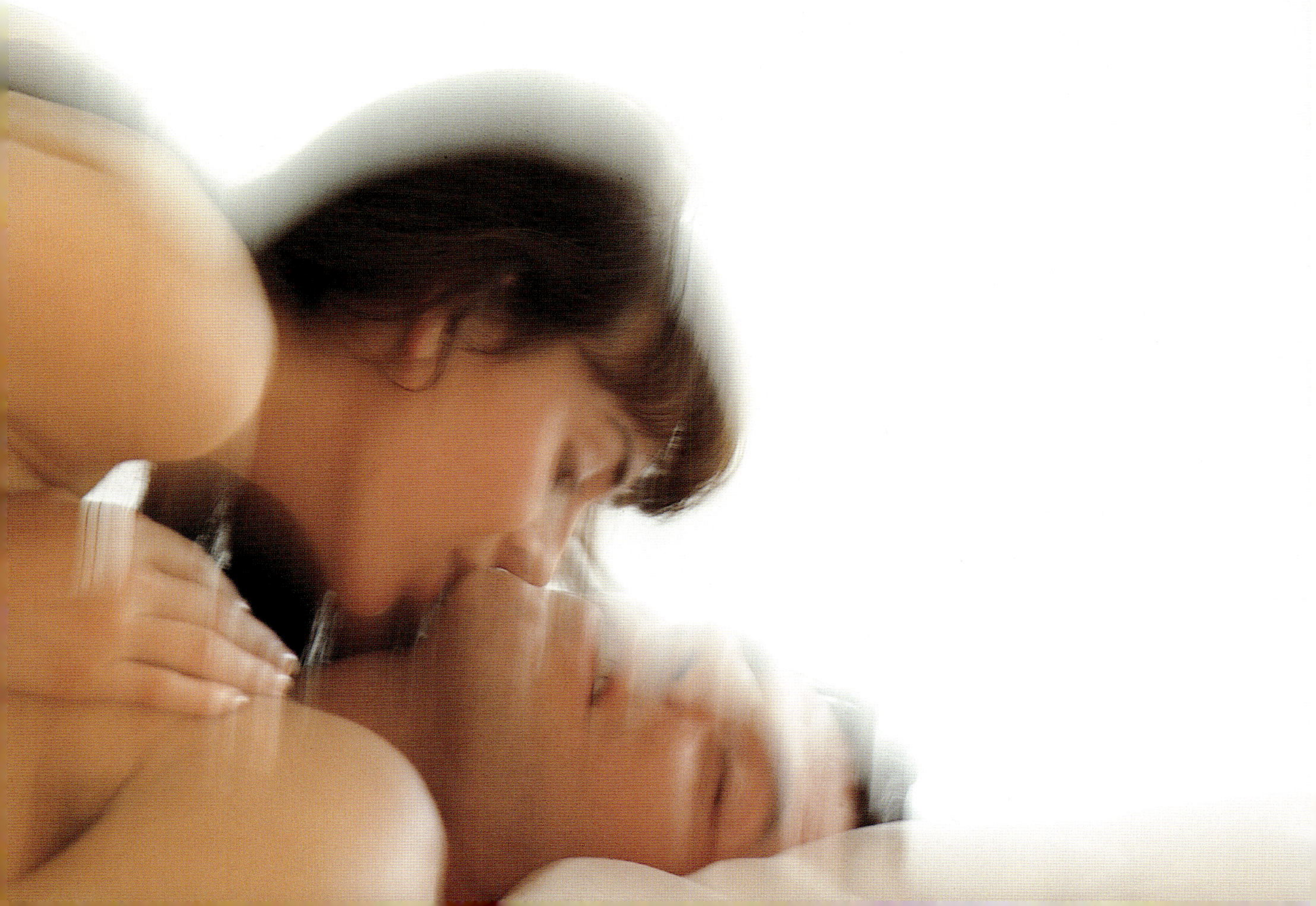

Einführung

Stellen Sie sich vor, jemand serviert Ihnen jeden Tag das gleiche Essen, oder Sie müssen künftig jeden Freitagabend die gleiche Mahlzeit verspeisen. Bald werden Sie sich derart langweilen, dass Sie überhaupt nichts mehr essen wollen, egal wie hungrig Sie sind. Vermutlich halten Sie dann Ausschau nach Orten, an denen Sie die Abwechslung bekommen, nach der Sie sich sehnen. Sex ist Nahrung für Körper, Seele und Geist, und wir unterschätzen seine Bedeutung, wenn wir jede Woche das gleiche Menü anbieten.

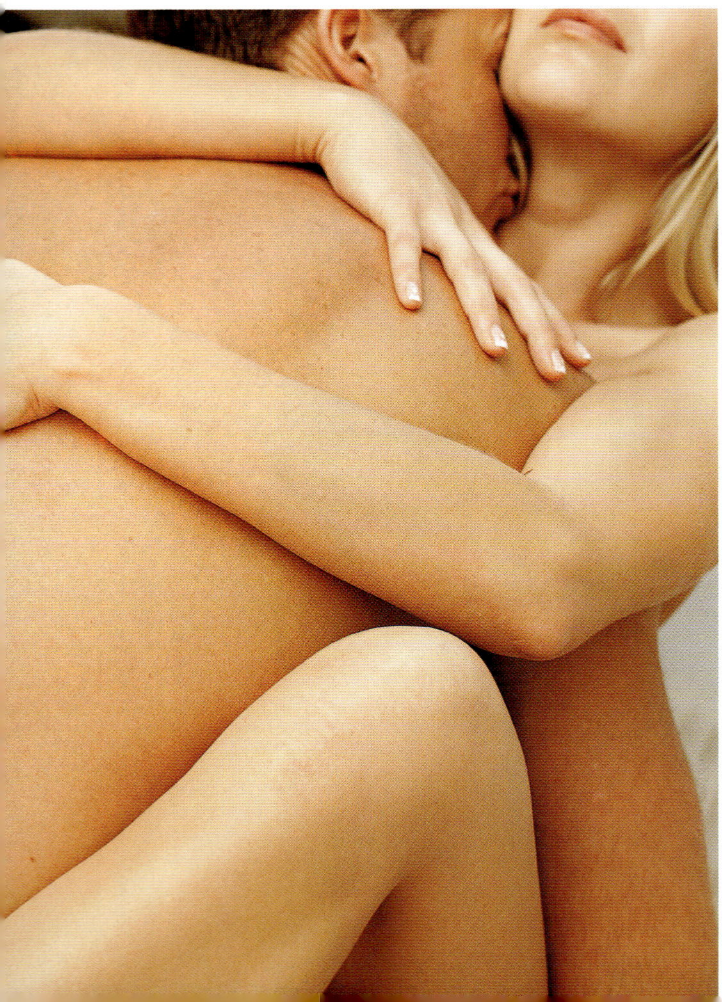

Sexuelle Abwechslung ist die Basis einer gesunden sexuellen Beziehung. Das wird nirgends klarer ausgedrückt als in den uralten erotischen Schriften des Ostens, von denen das *Kamasutra* das berühmteste ist.

Kamasutra bedeutet »Wissenschaft von der Liebe«. Es ist eines der ältesten Bücher – und gewiss das bekannteste –, die sich den Sinnesfreuden widmen, und wurde vor etwa 2000 Jahren von Mallanaga Vatsyayana zusammengestellt, einem indischen Gelehrten, der in der heiligen Stadt Benares (Varanasi) lebte.

Kama (sinnliche Lust) ist nur eine von drei spirituellen Praktiken, die als notwendig erachtet wurden, um die Seele für eine Wiedergeburt vorzubereiten. Die anderen beiden sind *Dharma* (Tugend oder religiöser Verdienst) und *Artha* (weltlicher Reichtum). Wenn wir die Welt durch unsere Sinne, aber auch durch Seele und Geist genießen, üben wir *Kama*, und sexuelle Lust ist dabei das wichtigste Hilfsmittel.

Das Kamasutra ist mehr als ein Sexleitfaden; es ist ein Dokument über Flirten, Ehe und Beziehungen in der altindischen Gesellschaft.

Deshalb und wegen seines Alters müssen moderne Menschen seine Ratschläge nicht wörtlich nehmen. Selbstverständlich können Sie es wegen seines historischen Wertes lesen, um die Atmosphäre jener Zeit zu schnuppern und sich inspirieren zu lassen. Aber am wichtigsten ist es als Quelle moderner Interpretation. Stellen Sie es sich als altes Rezeptbuch vor, das Zutaten verlangt, von denen einige heute nicht mehr erhältlich sind. Wir müssen also improvisieren, wenn wir die Speisen zubereiten. Das soll nicht heißen, dass uns die Hauptzutaten fehlen, wohl aber, dass uns ein paar neue Gewürze zur Verfügung stehen, zum Beispiel Sexspielzeug, Videos und das Internet.

Die Küche für Ihre sexuelle Kreativität kann überall sein. Beschränken Sie sich nicht aufs Schlafzimmer; es gibt noch andere Plätze im Haus, und draußen im Freien noch viel mehr. Sie können überall mit dem Sex anfangen oder aufhören. Nur die Phantasie setzt Ihnen Grenzen.

In diesem Buch finden Sie 52 sexuelle Stellungen, die vom Kamasutra abgeleitet sind, eine für jede Woche des Jahres. Selbst wenn Sie jede Woche nur eine neue Stellung ausprobieren, nimmt Ihr sexuelles Repertoire zu, und das ist am wichtigsten. Ein wenig Abwechslung, langsam hinzugefügt, ist vielleicht besser als der Versuch, alles in einer Woche zu testen. Wenn Sie es zu eilig haben, können Sie die Stellungen nicht meistern und die lustvollen Empfindungen nicht erforschen.

Nehmen Sie sich also Zeit; finden Sie heraus, was Ihnen Spaß macht. Jede Stellung wird auf Fotos dargestellt und Schritt für Schritt erklärt, so dass es Ihnen leicht fällt, sie zu genießen. Wichtiger als der Buchstabe der Anleitung ist jedoch ihr Geist, denn dieses Buch will Ihnen nichts vorschreiben, sondern Sie zu eigenen Entdeckungsreisen ermuntern.

Sex ist von der Stimmung abhängig. Darum finden Sie in diesem Buch langsame und gefühlvolle, aber auch dynamische und leidenschaftliche Stellungen. Einerlei, ob Sie ein sanftes, langes Liebesspiel wünschen oder von leidenschaftlichem, energischen Sex träumen – hier finden Sie Stellungen, die Ihren Wünschen und Ihrer Stimmung entgegenkommen.

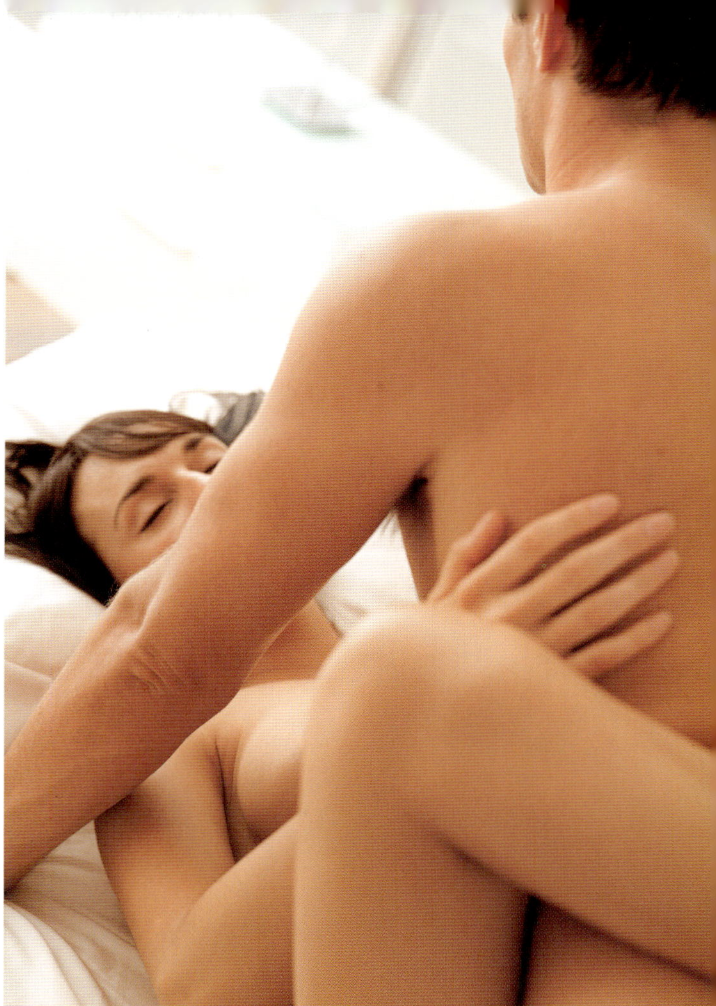

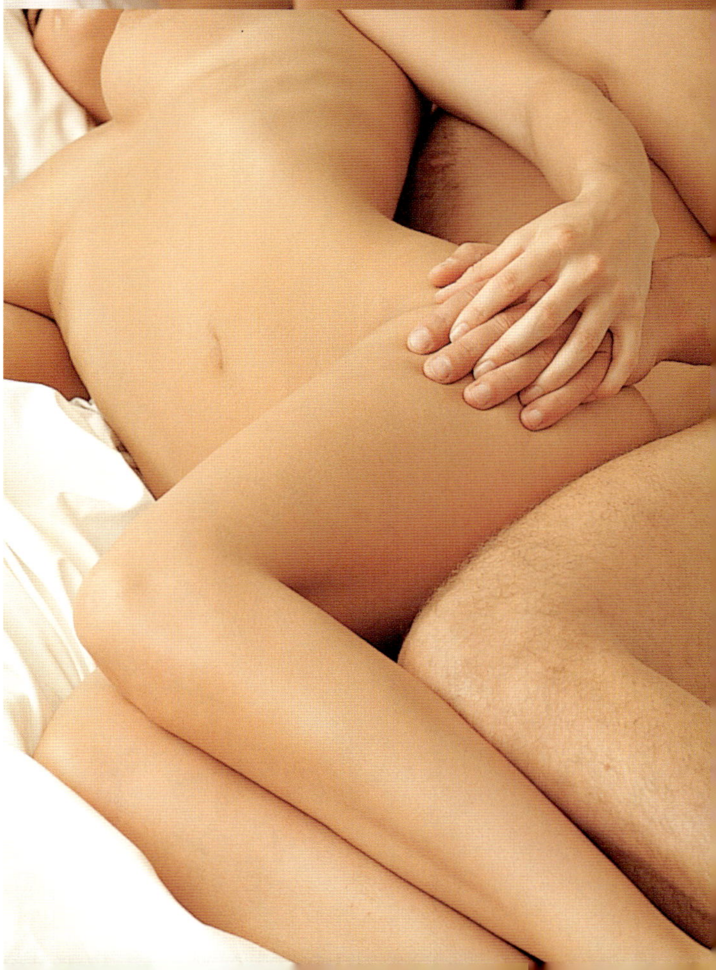

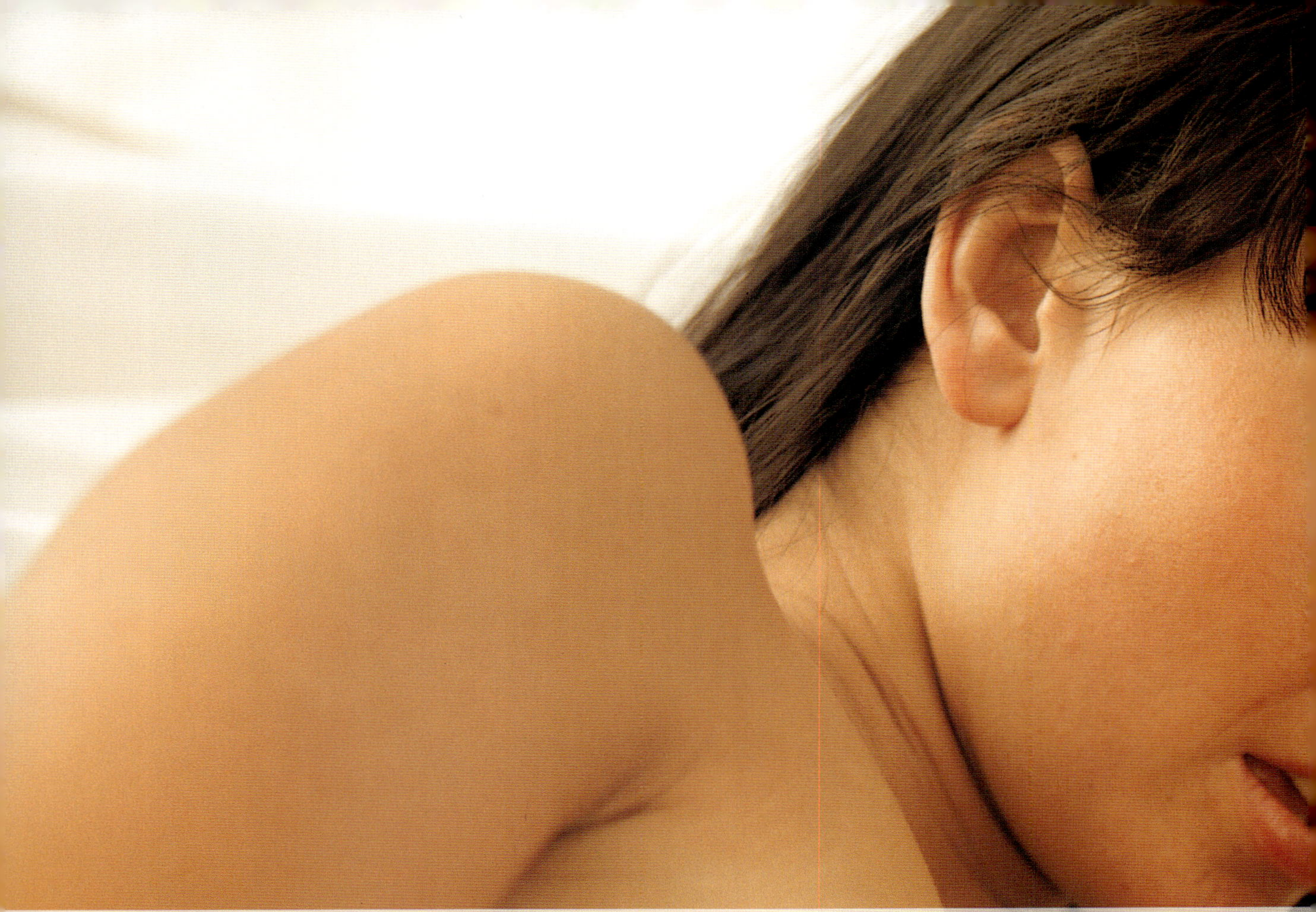

Gefühlvoll

In diesem Kapitel geht es nicht um laute, dramatische Stellungen, sondern um ruhige und subtile. Öffnen Sie sich Ihrem Partner voll und ganz, und erlauben Sie ihm, alle Ihre Verteidigungslinien zu durchbrechen. Dann erleben Sie glückselige Momente, in denen Sie beide »eins« sind – den Gipfel der Intimität, von denen viele Lehrmeister geschrieben haben.

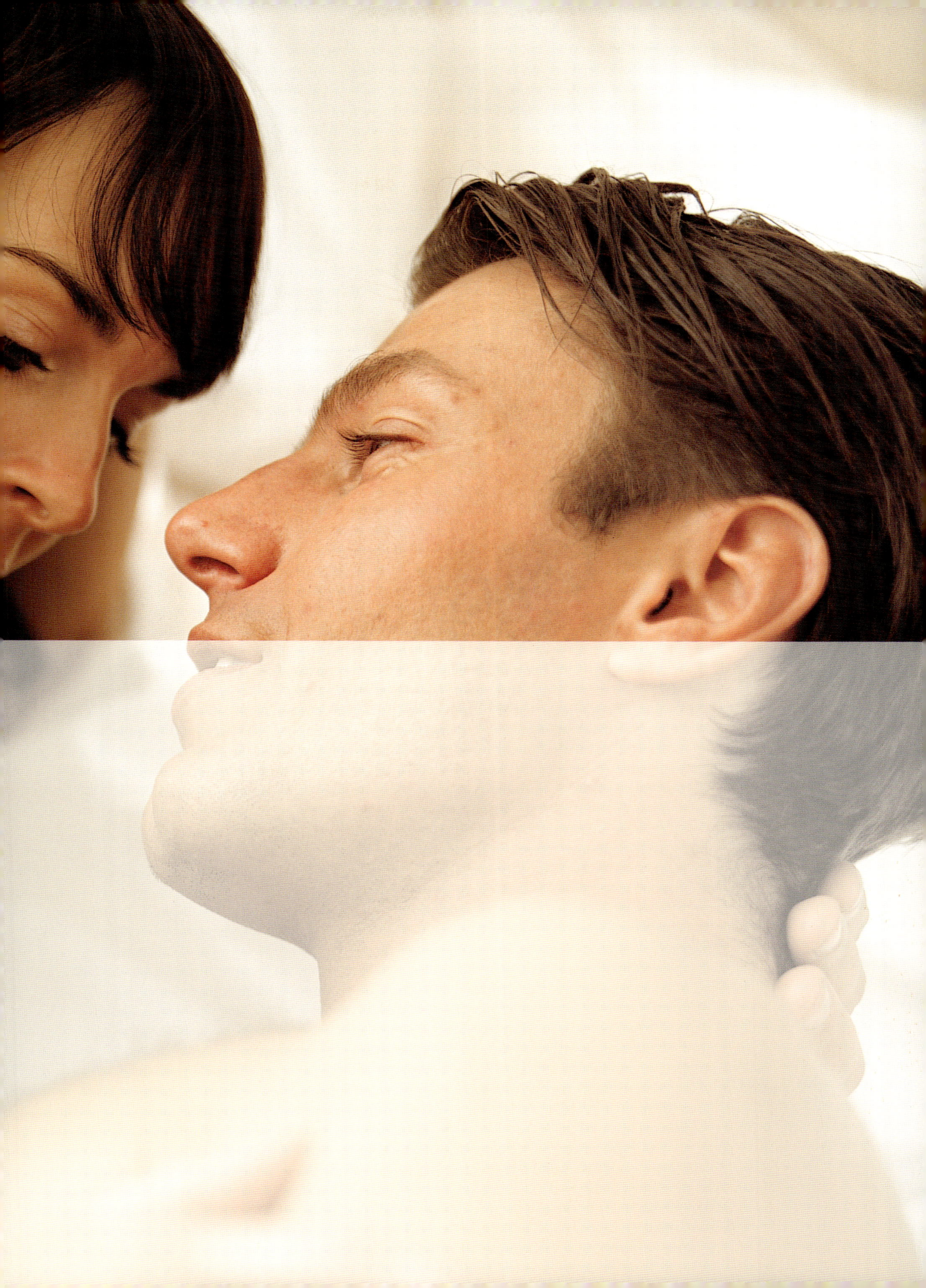

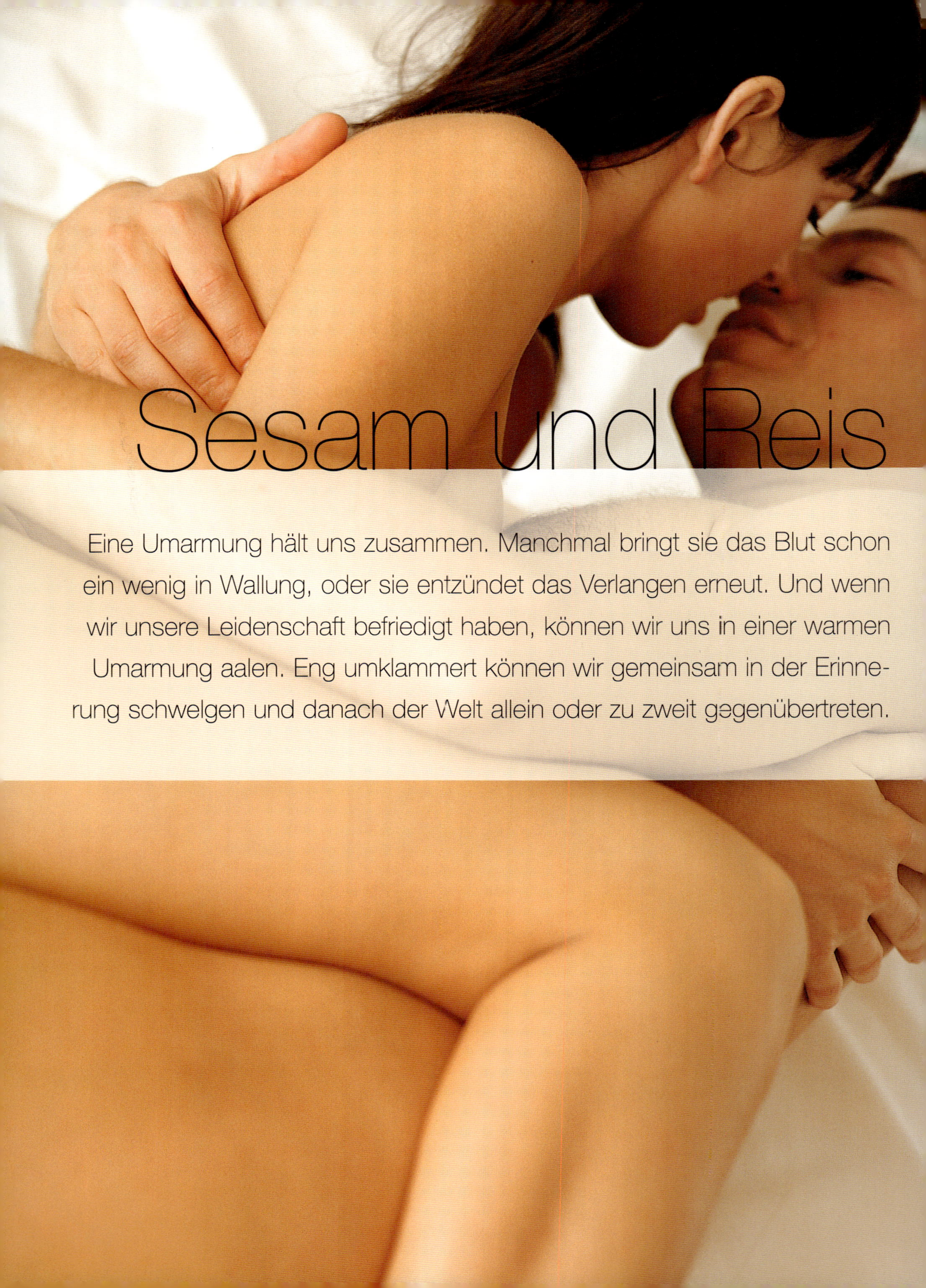

Sesam und Reis

Eine Umarmung hält uns zusammen. Manchmal bringt sie das Blut schon ein wenig in Wallung, oder sie entzündet das Verlangen erneut. Und wenn wir unsere Leidenschaft befriedigt haben, können wir uns in einer warmen Umarmung aalen. Eng umklammert können wir gemeinsam in der Erinnerung schwelgen und danach der Welt allein oder zu zweit gegenübertreten.

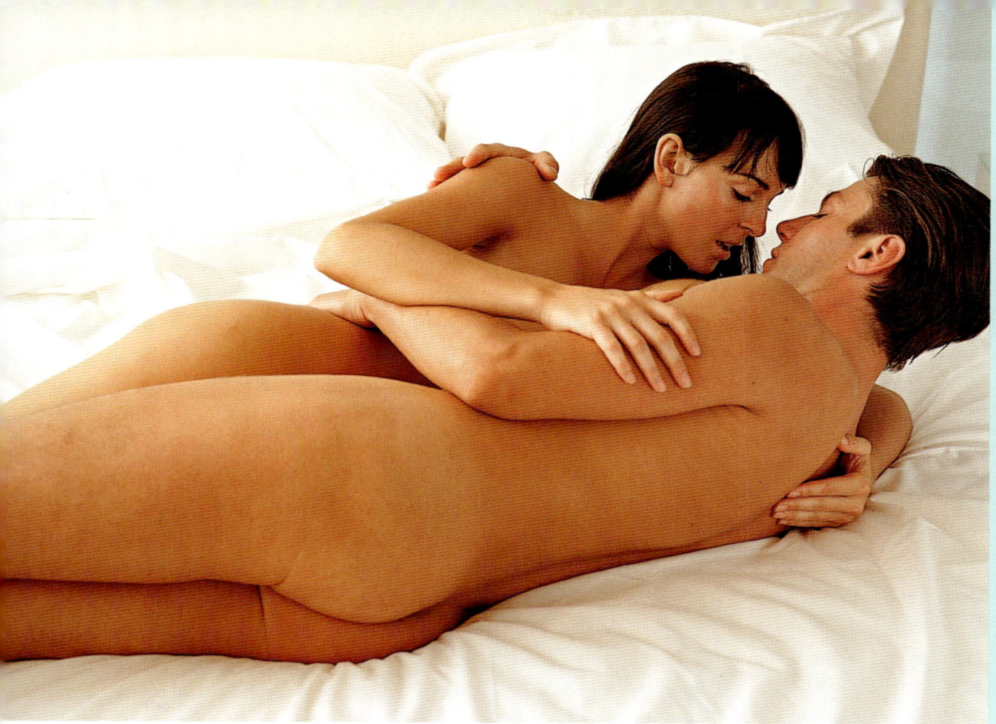

Ihre Beziehung wird inniger, wenn Sie sich unabhängig von der Tages- oder Nachtzeit liebevoll umarmen. Legen Sie sich hin, wenden Sie einander das Gesicht zu, und schlingen Sie die Arme locker um den Rücken des Partners.

Die Frau schiebt den Unterschenkel behutsam zwischen die Oberschenkel des Mannes und legt das andere Bein über seinen oben liegenden Schenkel. Die Körper und die Genitalien schmiegen sich nun eng aneinander.

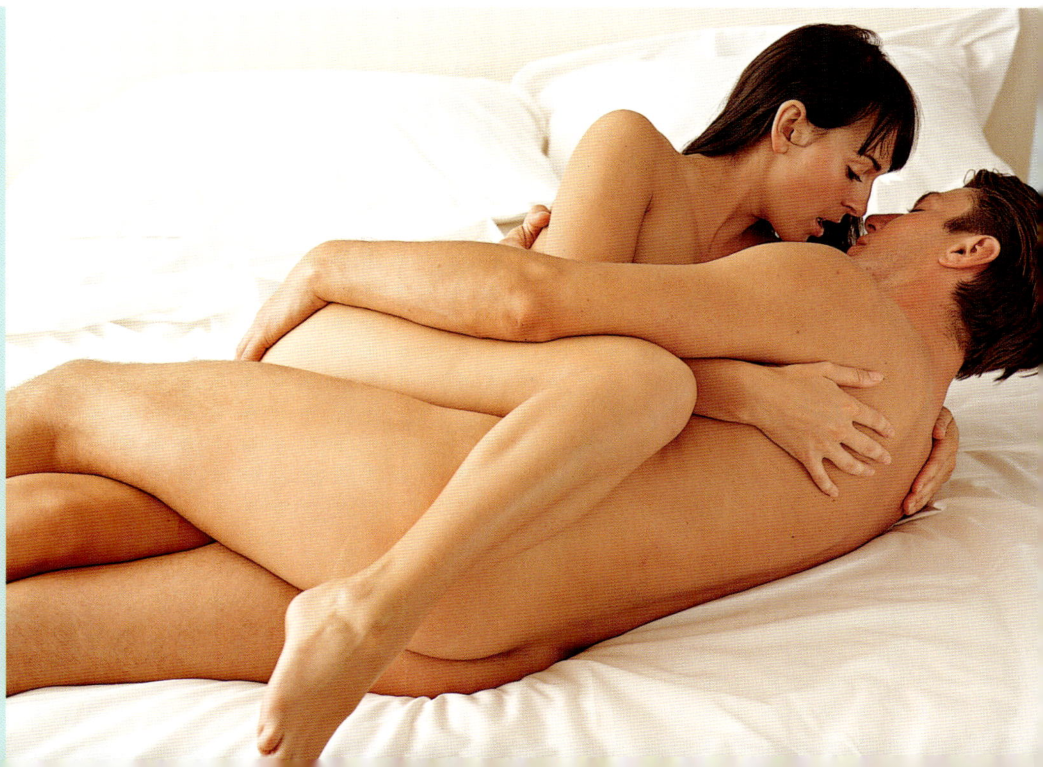

Die Missionars-stellung

Bei dieser allgemein bekannten und beliebten Stellung wenden die Partner einander das Gesicht zu, so dass der überaus wichtige und intime Blickkontakt gewährleistet ist. Die Frau liegt auf dem Rücken und öffnet sich ihrem Partner, während sein Körper sich schützend auf sie legt. Er ist der Himmel, der wie ein Baldachin über der Erde liegt; dennoch begegnen sich beide an jedem Horizont.

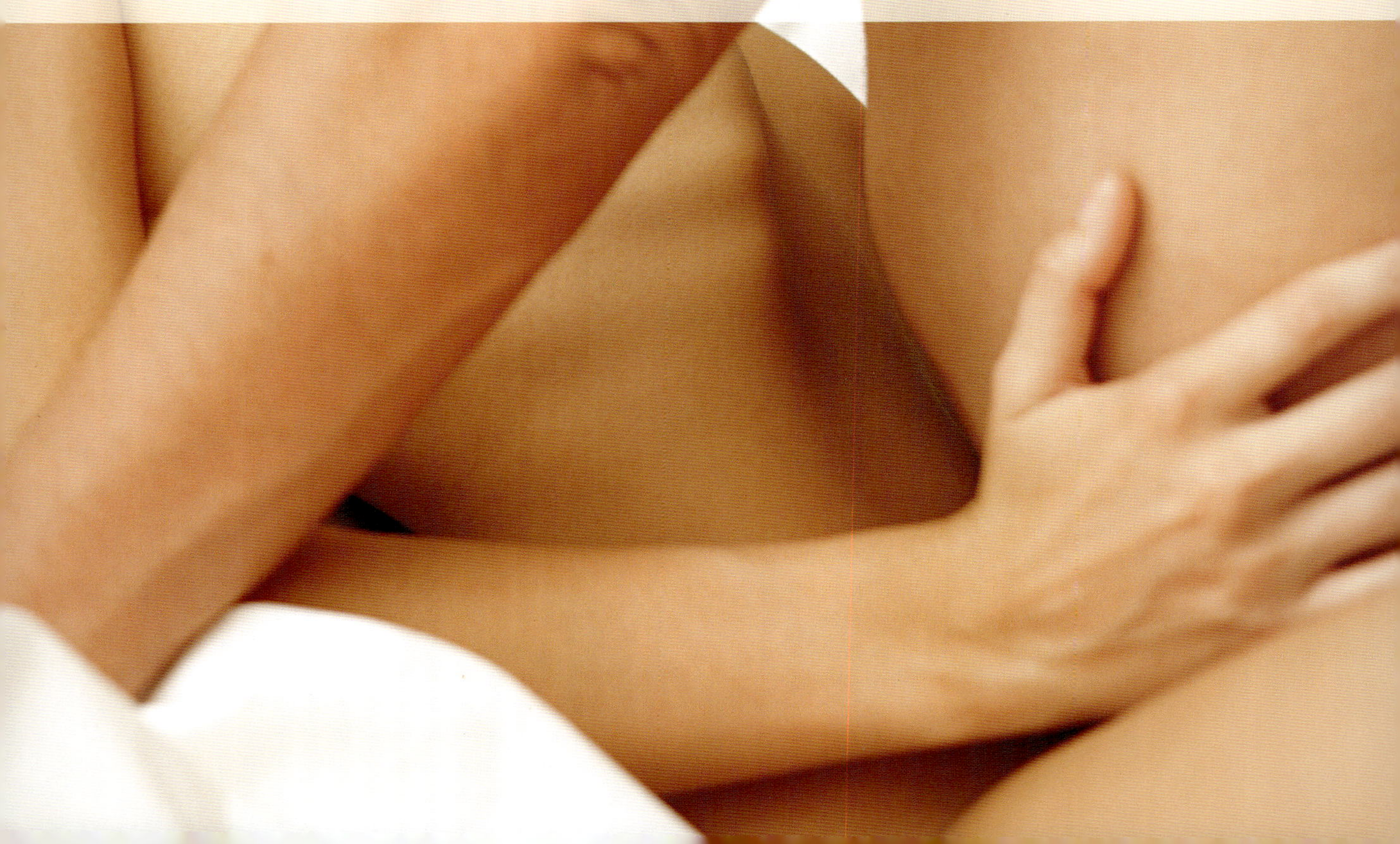

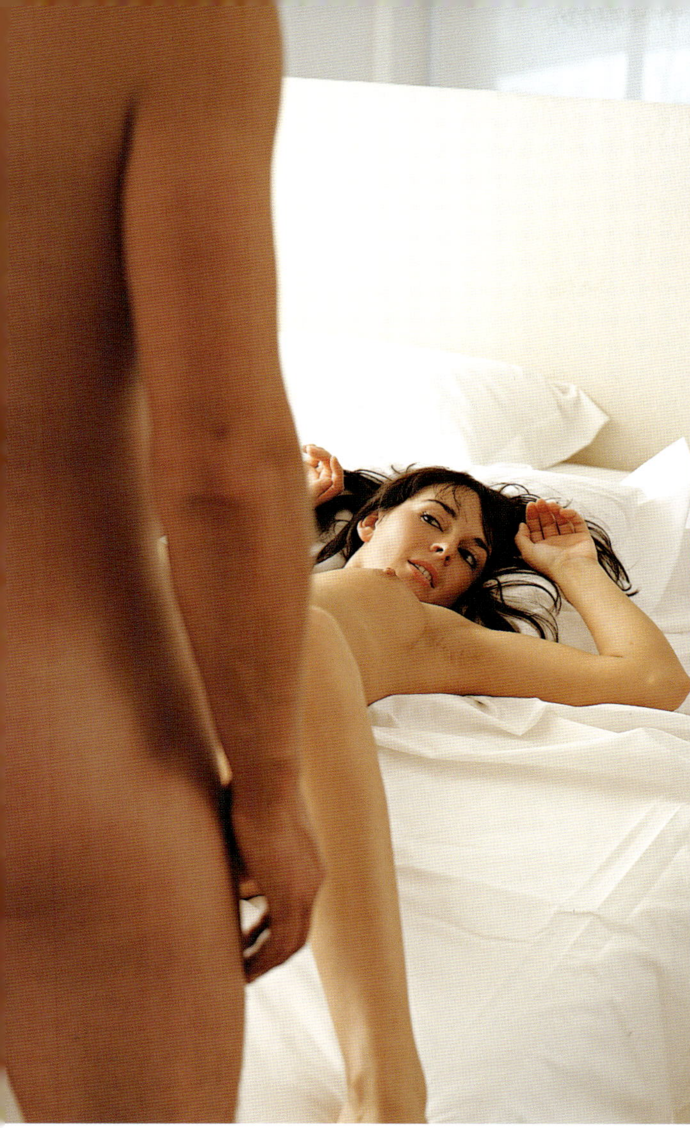

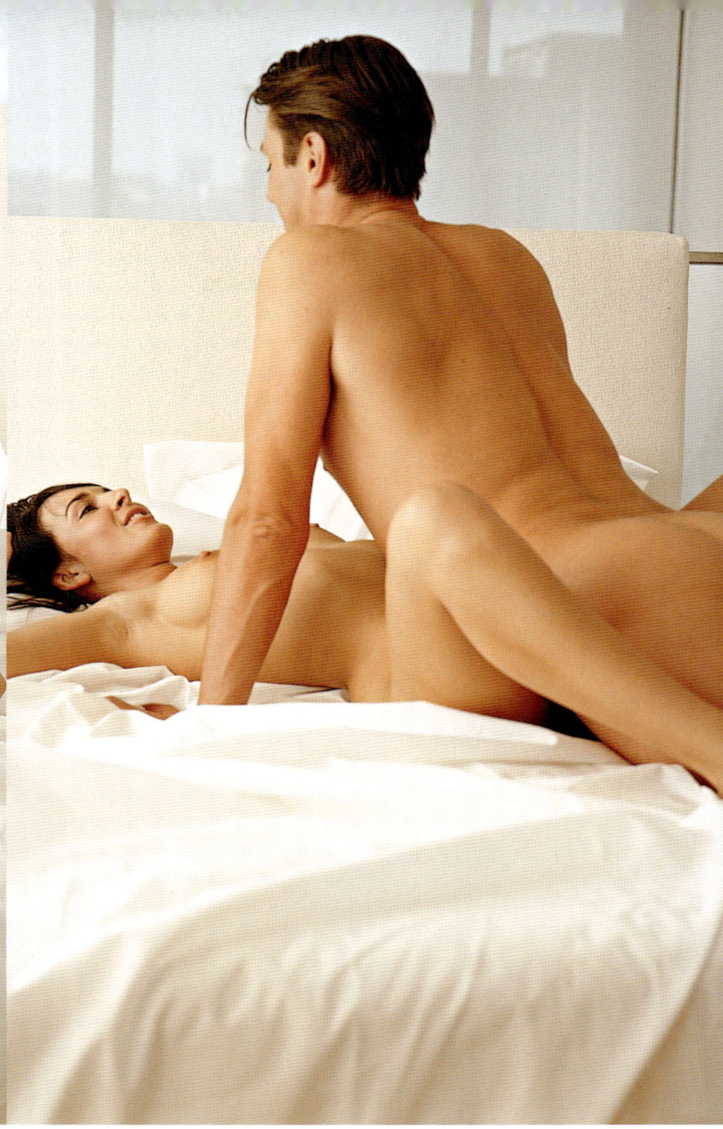

Die Frau liegt auf dem Rücken und öffnet die Beine. Die Knie bleiben angehoben und leicht gebeugt, so dass der Partner bequem zwischen ihnen liegen kann. Benutzen Sie reichlich Kissen, wenn Sie wünschen.

Der Mann legt sich zwischen ihre Beine und führt den Penis mit der Hand ein. Dann stützt er sich auf die vollständig gestreckten Arme, so dass sein Gewicht nicht zu schwer auf der Partnerin lastet. Dauerhafter Blickkontakt verstärkt die Intimität dieser Stellung, und beide Partner sehen und genießen seine Stöße in ihr.

In dieser überaus beliebten Stellung können die Liebenden die Lust des Partners beobachten.

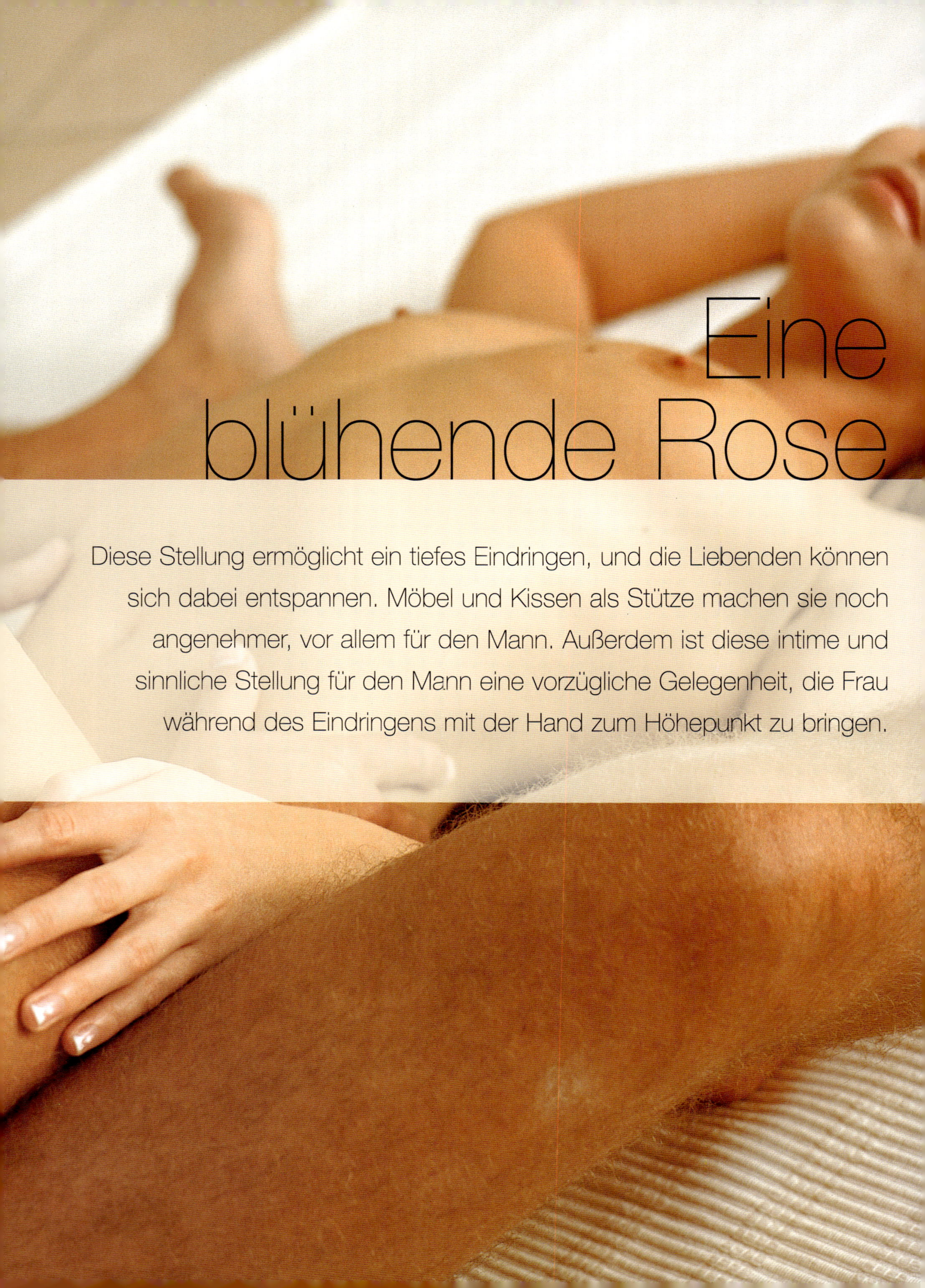

Eine blühende Rose

Diese Stellung ermöglicht ein tiefes Eindringen, und die Liebenden können sich dabei entspannen. Möbel und Kissen als Stütze machen sie noch angenehmer, vor allem für den Mann. Außerdem ist diese intime und sinnliche Stellung für den Mann eine vorzügliche Gelegenheit, die Frau während des Eindringens mit der Hand zum Höhepunkt zu bringen.

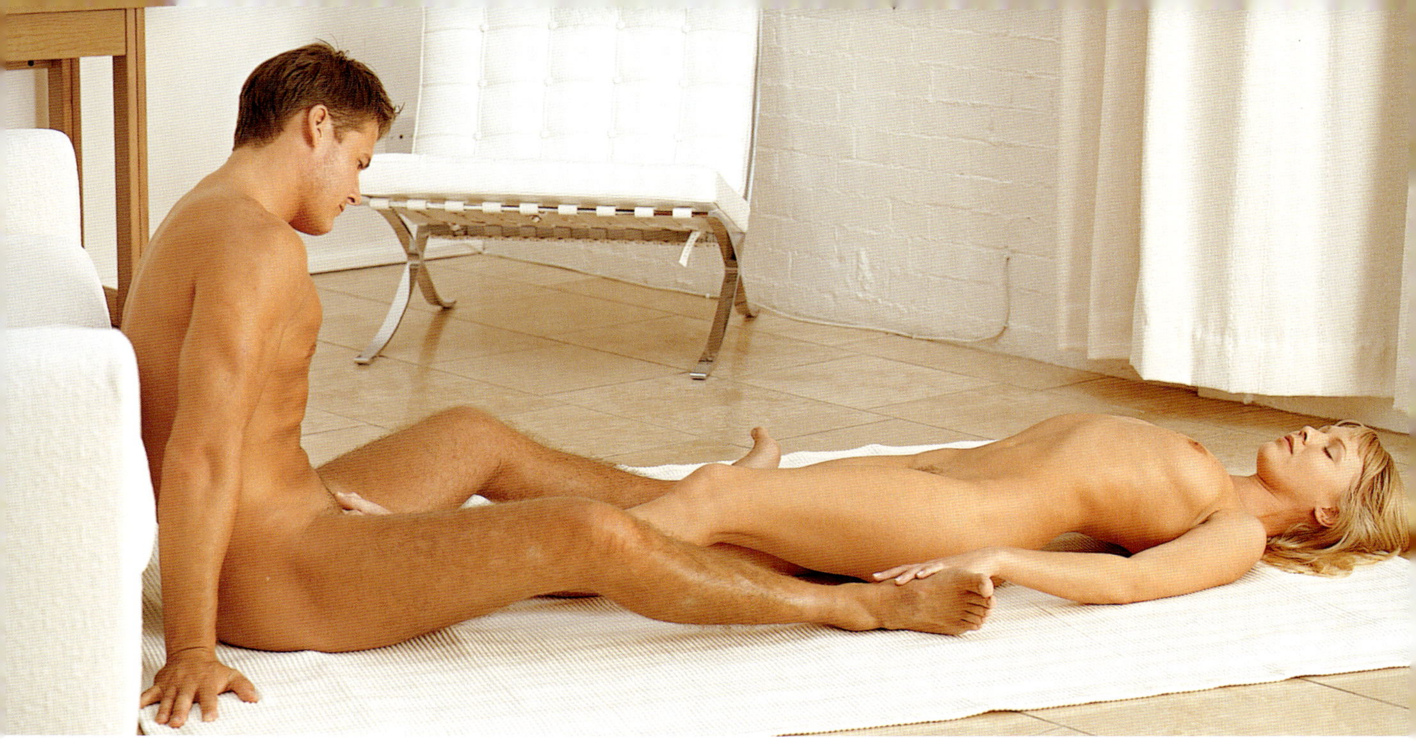

Der Mann sitzt mit geradem Rücken auf dem Boden, öffnet die Beine und lässt die Knie locker nach außen sinken. Bequemer ist es, wenn er sich mit dem Rücken an ein Sofa, einen Sessel oder eine Bettkante lehnt. Die Frau liegt zwischen seinen gespreizten Beinen auf dem Rücken und wendet ihm das Gesicht zu.

Dann legt er behutsam ihre Beine auf seine Schultern und dringt in sie ein. Dabei zieht er ihr Becken so nah wie möglich zu sich heran. Jetzt können beide kurz stillhalten und danach ihren eigenen Rhythmus finden, wenn er ihre Hüften hält und im Takt mit seinen Hüften bewegt. Er kann leicht mit ihrer Klitoris spielen und die Partnerin, wenn sie will, so zum Orgasmus bringen.

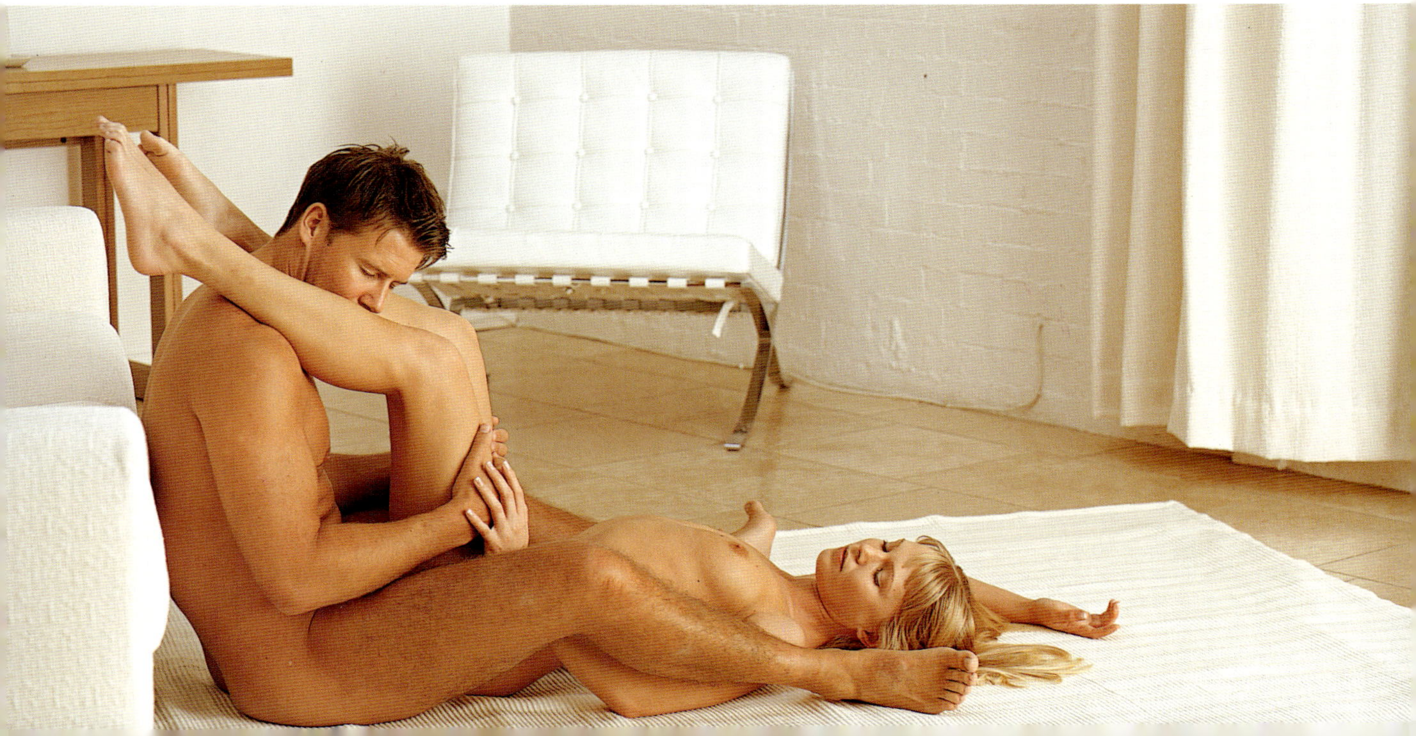

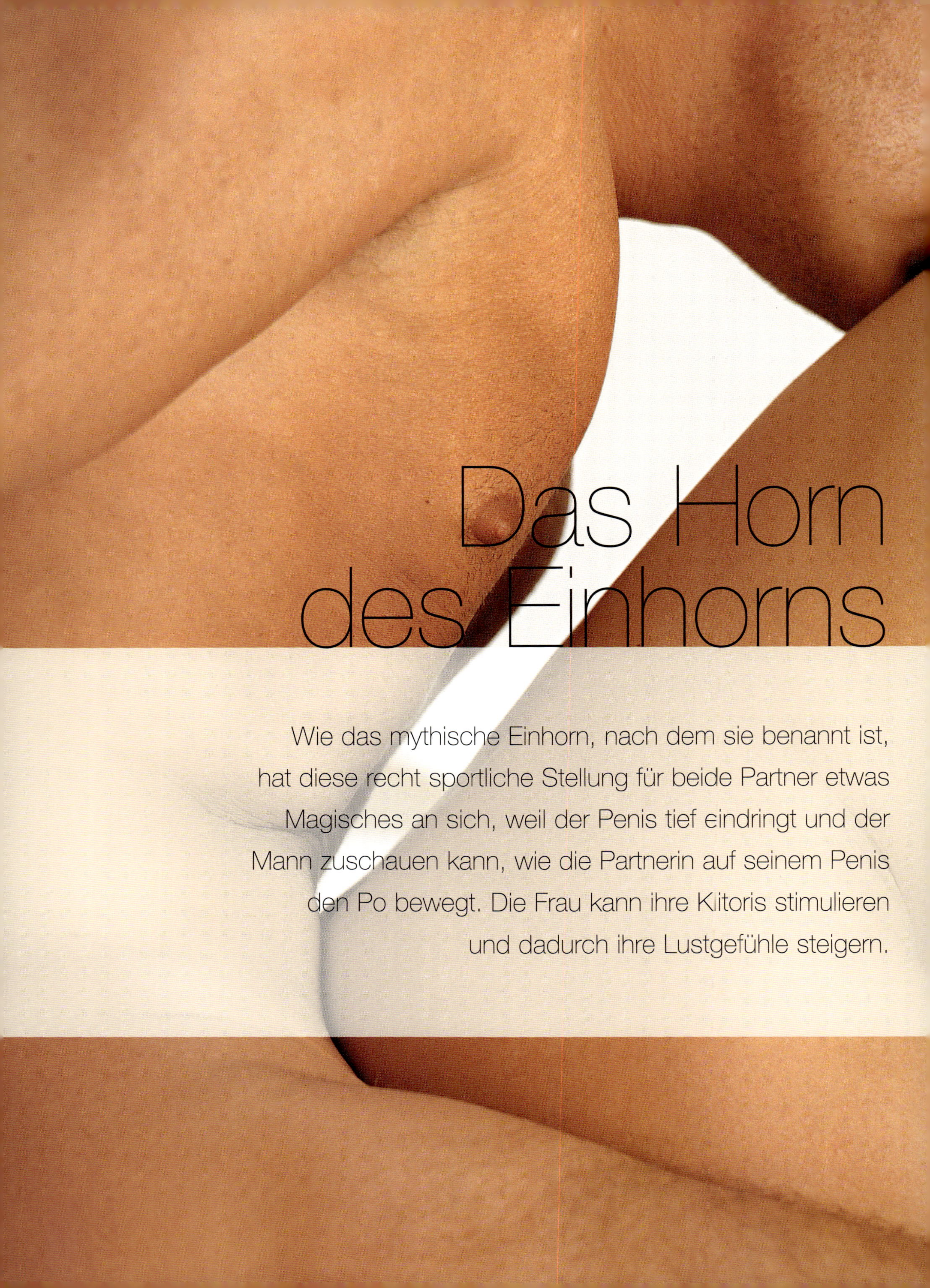

Das Horn des Einhorns

Wie das mythische Einhorn, nach dem sie benannt ist, hat diese recht sportliche Stellung für beide Partner etwas Magisches an sich, weil der Penis tief eindringt und der Mann zuschauen kann, wie die Partnerin auf seinem Penis den Po bewegt. Die Frau kann ihre Klitoris stimulieren und dadurch ihre Lustgefühle steigern.

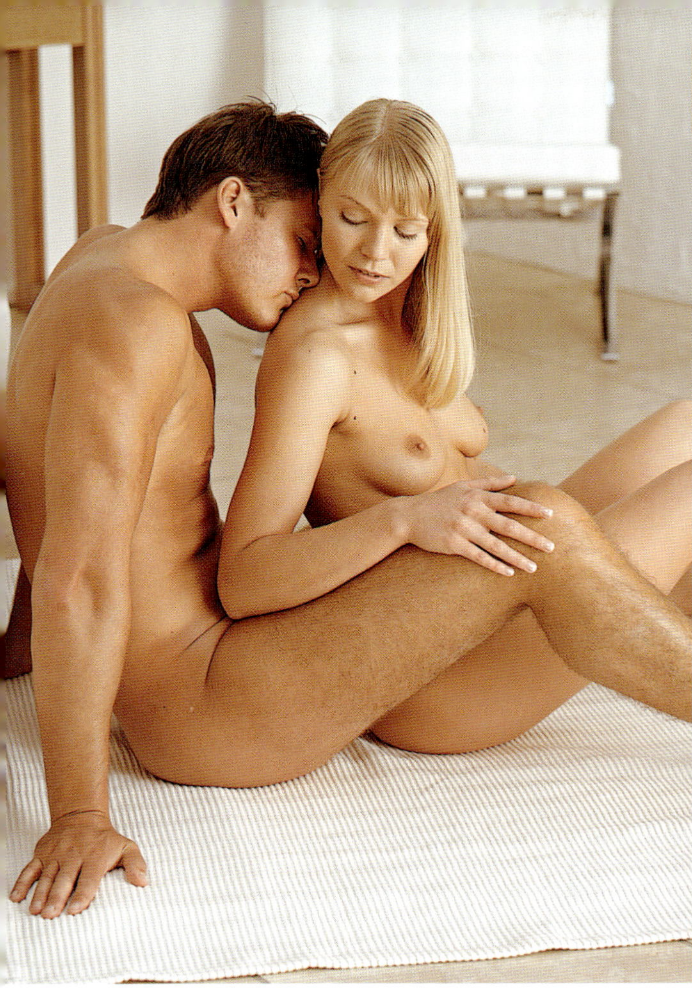

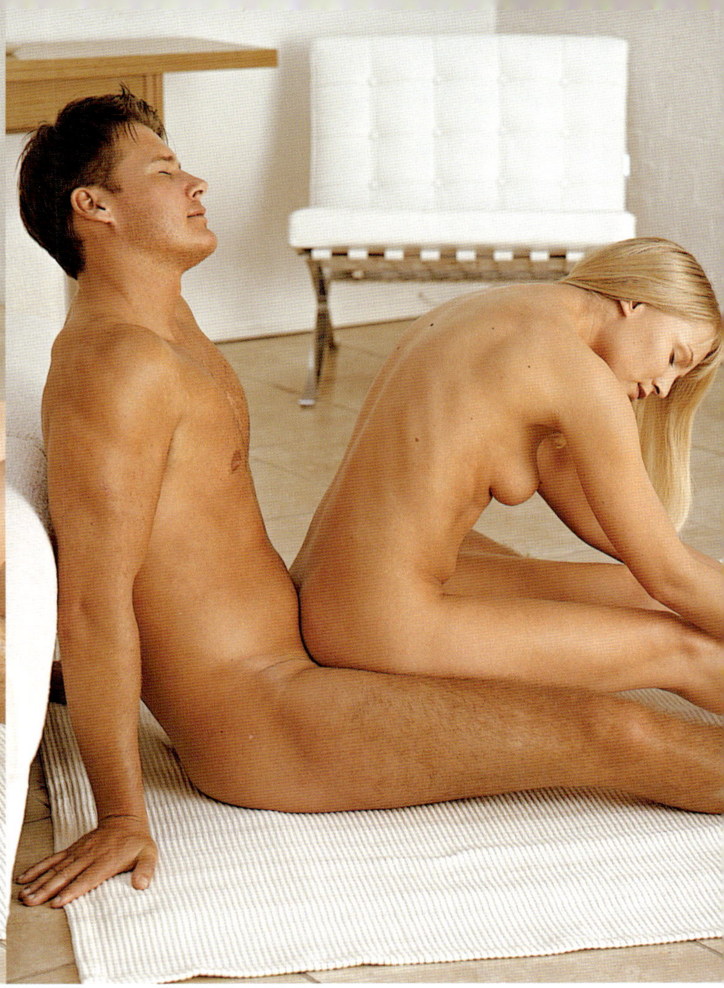

Der Mann sitzt mit geradem Rücken auf dem Boden, am besten an ein Möbelstück gelehnt. Er öffnet die Beine, so dass die Partnerin bequem zwischen ihnen sitzen kann. Sie wendet ihm den Rücken zu, senkt sich behutsam auf ihn herab und streckt die Beine nach vorne. Dabei stützt sie sich neben den Beinen mit den Händen ab, so dass sie den Po anheben kann, während sein Penis in sie hineingleitet. Er stützt sich ebenfalls mit den Händen ab.

Nun kann der Mann behutsam nach oben stoßen oder stillsitzen, und die Frau kann die Hüften kreisförmig oder auf und ab bewegen. Jede Bewegung sollte eher subtil als energisch sein. Da die Vagina in dieser Stellung jedoch sehr eng wird, löst jeder Positionswechsel äußerst lustvolle Empfindungen bei beiden Liebenden aus.

Vor einem großen, langen Spiegel wird diese Stellung noch erregender.

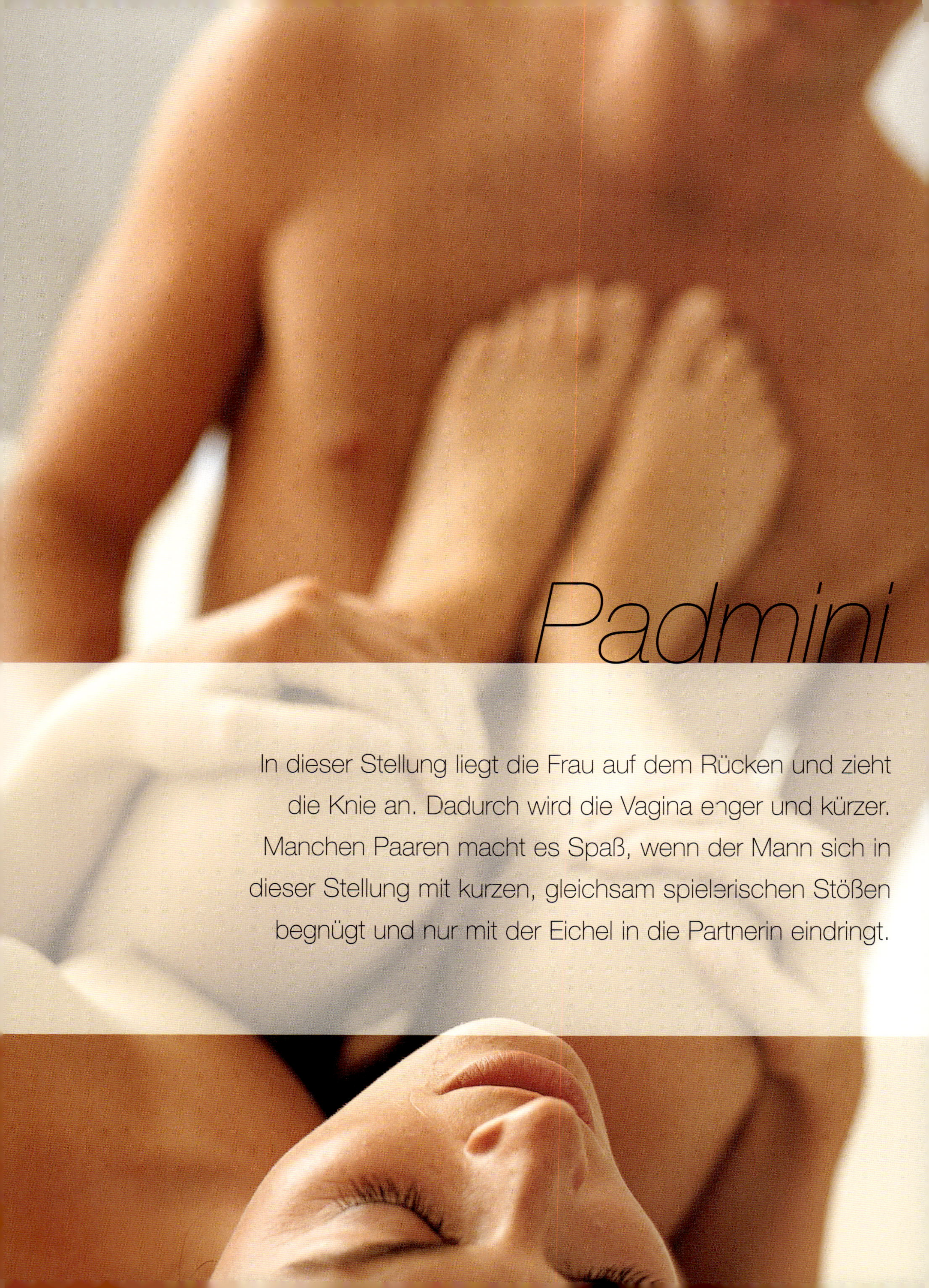

Padmini

In dieser Stellung liegt die Frau auf dem Rücken und zieht die Knie an. Dadurch wird die Vagina enger und kürzer. Manchen Paaren macht es Spaß, wenn der Mann sich in dieser Stellung mit kurzen, gleichsam spielerischen Stößen begnügt und nur mit der Eichel in die Partnerin eindringt.

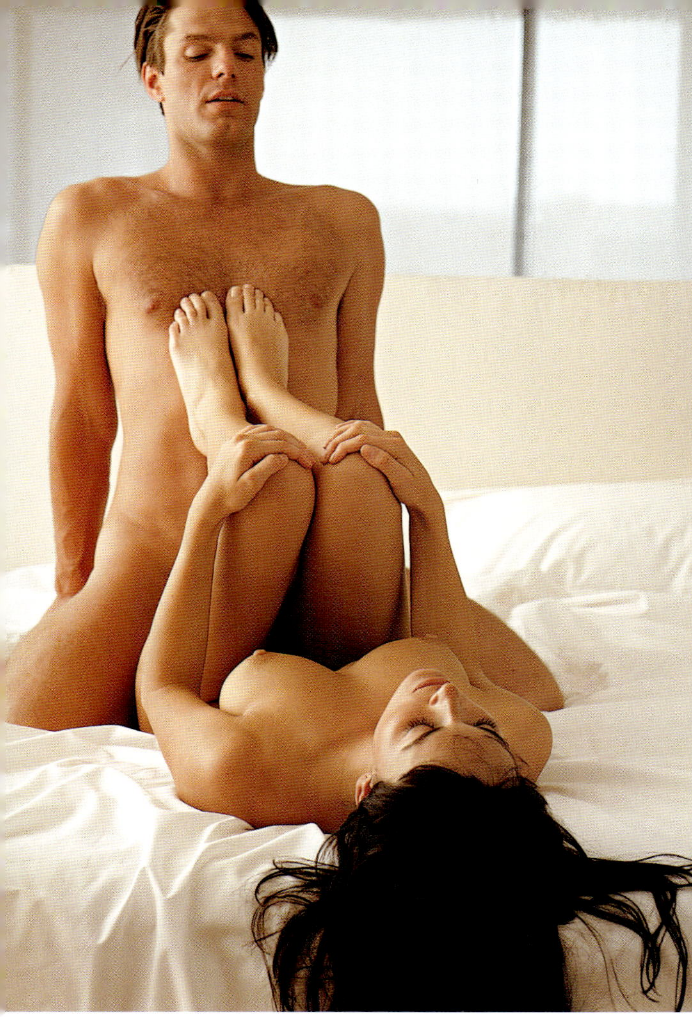

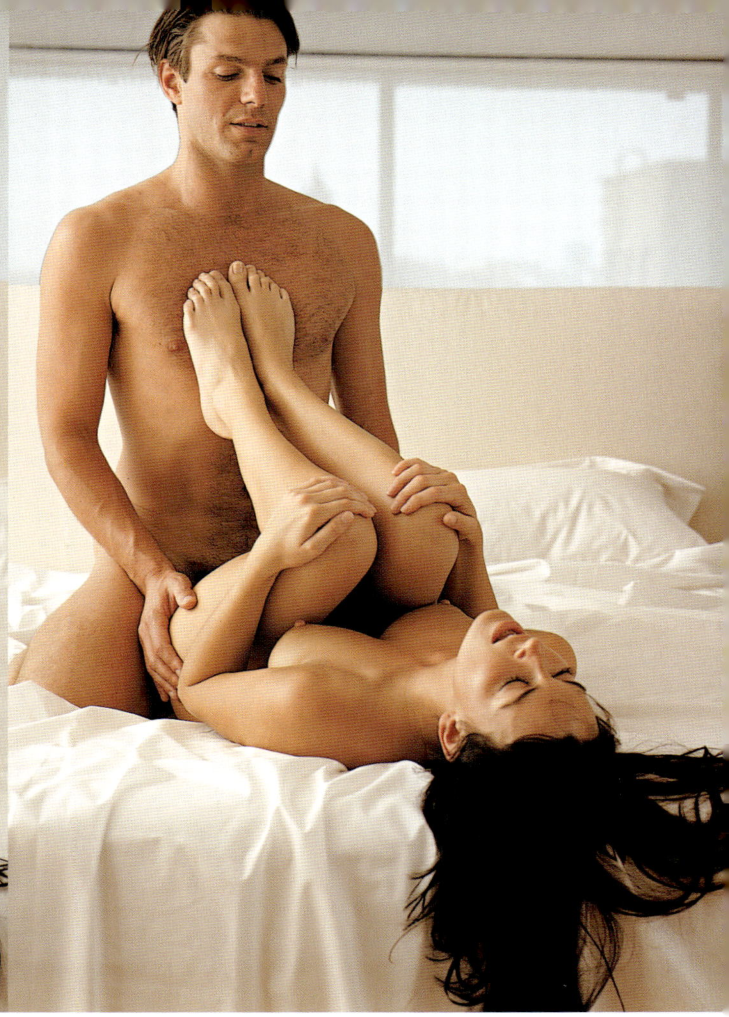

Manche Paare finden es angenehmer, für diese Stellung ein Gleitmittel zu benutzen, weil die Vagina sehr eng wird. Die Frau liegt auf dem Rücken und zieht die Knie an die Brust. Dann hält sie die Knie mit den Händen in dieser Position fest oder kreuzt die Hände über ihnen, während sie die Schultern entspannt. Der Mann kniet vor ihr, nimmt ihr Becken zwischen die Beine und dringt ein.

Die Frau stützt sich mit den Füßen auf seinem Solarplexus ab. Während er sich in ihr bewegt, hält er ihr Becken gut fest. Diese Stellung eignet sich hervorragend für jene Kunst des Stoßens, die dem *Kamasutra* zufolge höchste Lust bei der Frau auslöst. Wenn das Paar die »Neunerserie« anwendet, dringt der Mann neunmal flach und einmal tief ein, dann achtmal flach und zweimal tief und so weiter. Den Schluss bilden ein flacher und neun tiefe Stöße.

Der Mann steuert die Bewegungen und die Tiefe der Stöße, und er sieht, wie sein Penis sich in der Partnerin hin und her bewegt, was seine Erregung steigert.

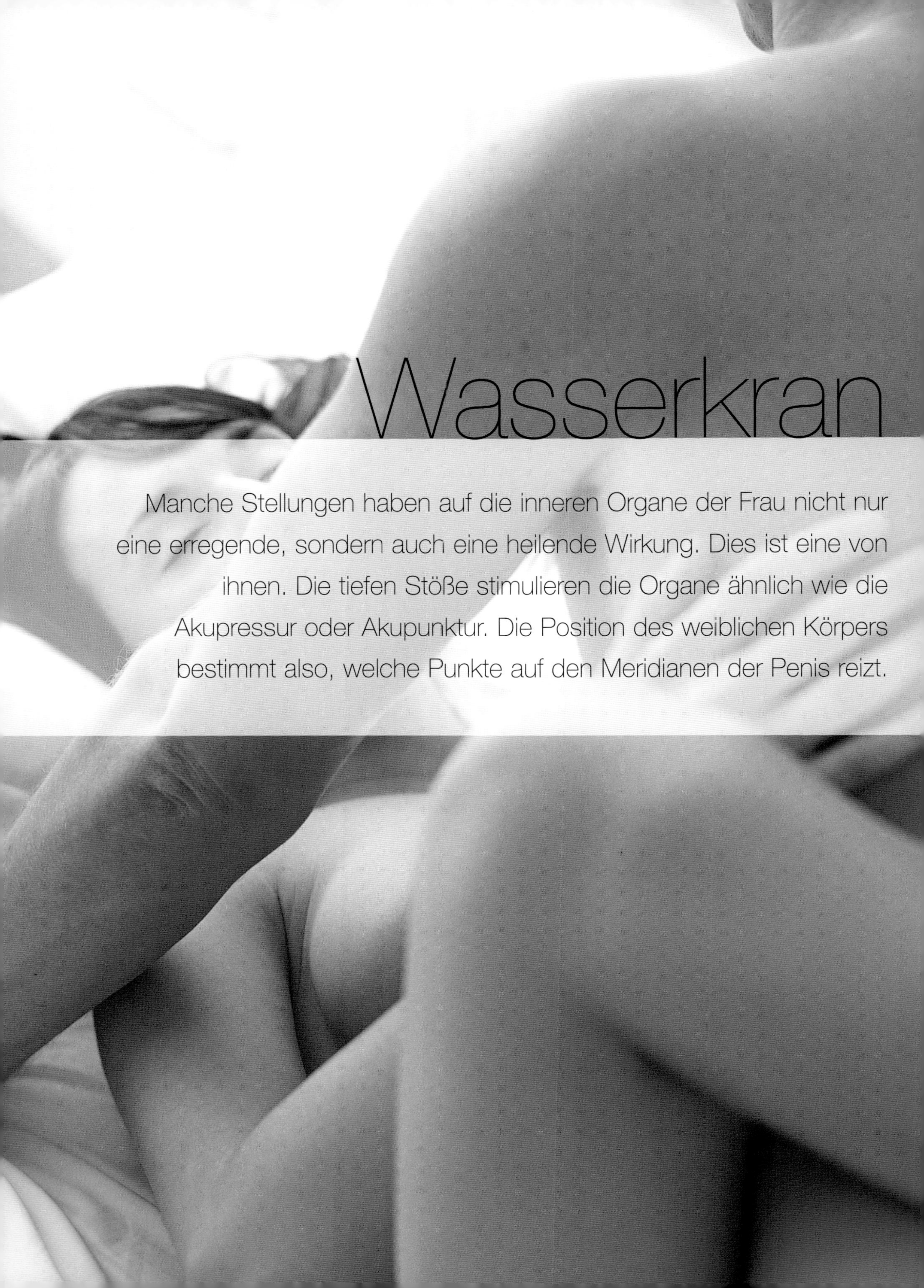

Wasserkran

Manche Stellungen haben auf die inneren Organe der Frau nicht nur eine erregende, sondern auch eine heilende Wirkung. Dies ist eine von ihnen. Die tiefen Stöße stimulieren die Organe ähnlich wie die Akupressur oder Akupunktur. Die Position des weiblichen Körpers bestimmt also, welche Punkte auf den Meridianen der Penis reizt.

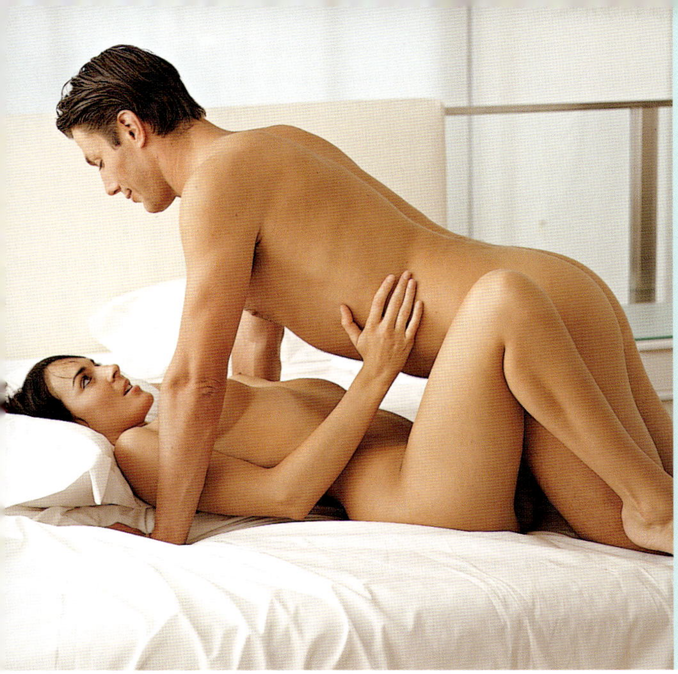

Die Bewegungen der Frau verhindern, dass die Erektion des Mannes abflaut. Sein Penis massiert die Partnerin von innen.

Die Frau liegt auf dem Rücken. Kissen stützen ihren Kopf und ihren Oberkörper. Wenn sie bequem liegt und bereit ist, kniet der Partner zwischen ihren Beinen und beugt sich aus den Hüften nach vorne, so dass sein Oberkörper parallel zu ihrem liegt. Er stützt sich an beiden Seiten ihres Körpers mit den Händen ab.

Dann dringt er ein, aber nicht weit. Sie hebt die Beine und schlingt sie fest um seine Taille, damit sie mehr Halt hat. Er bewegt sich nicht, während sie das Becken zuerst im Urzeigersinn, dann in der anderen Richtung so lange wie möglich kreisen lässt, bis beide Liebenden sich im Orgasmus winden.

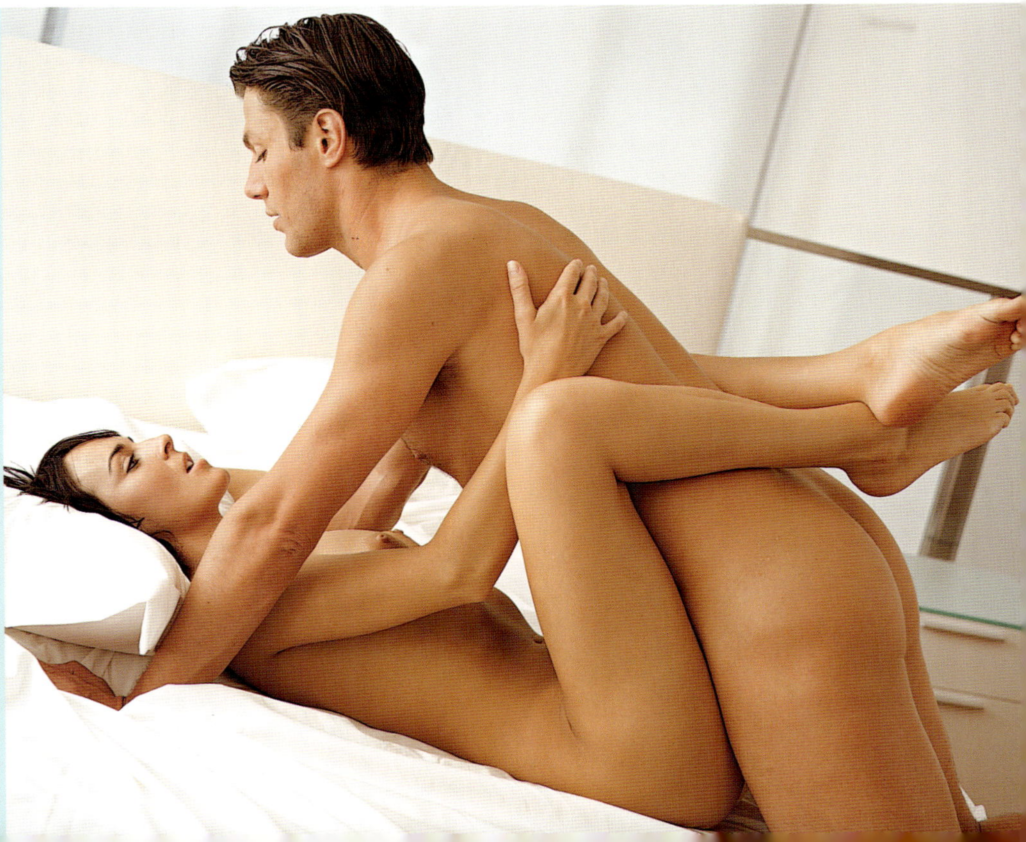

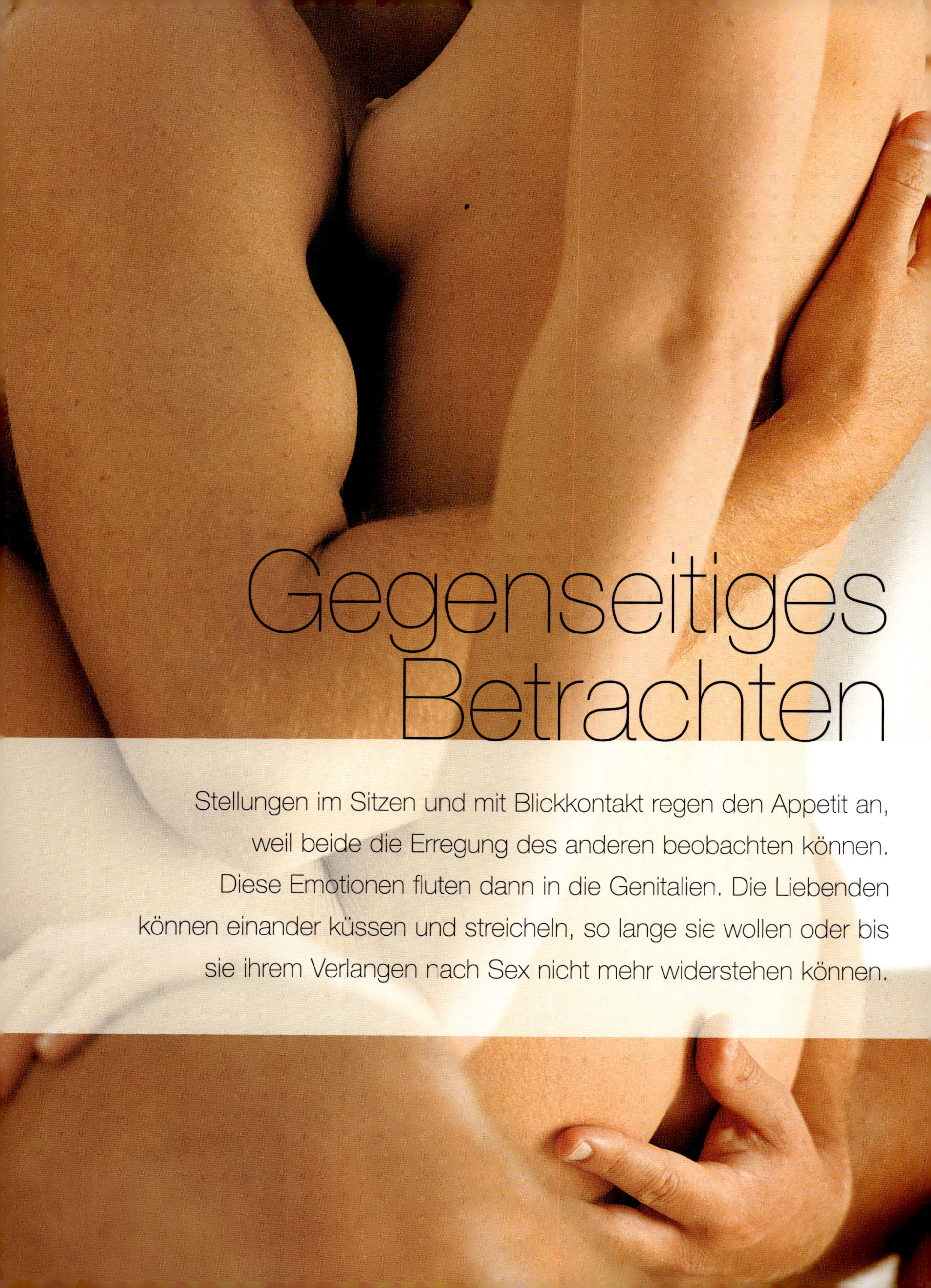

Gegenseitiges Betrachten

Stellungen im Sitzen und mit Blickkontakt regen den Appetit an, weil beide die Erregung des anderen beobachten können. Diese Emotionen fluten dann in die Genitalien. Die Liebenden können einander küssen und streicheln, so lange sie wollen oder bis sie ihrem Verlangen nach Sex nicht mehr widerstehen können.

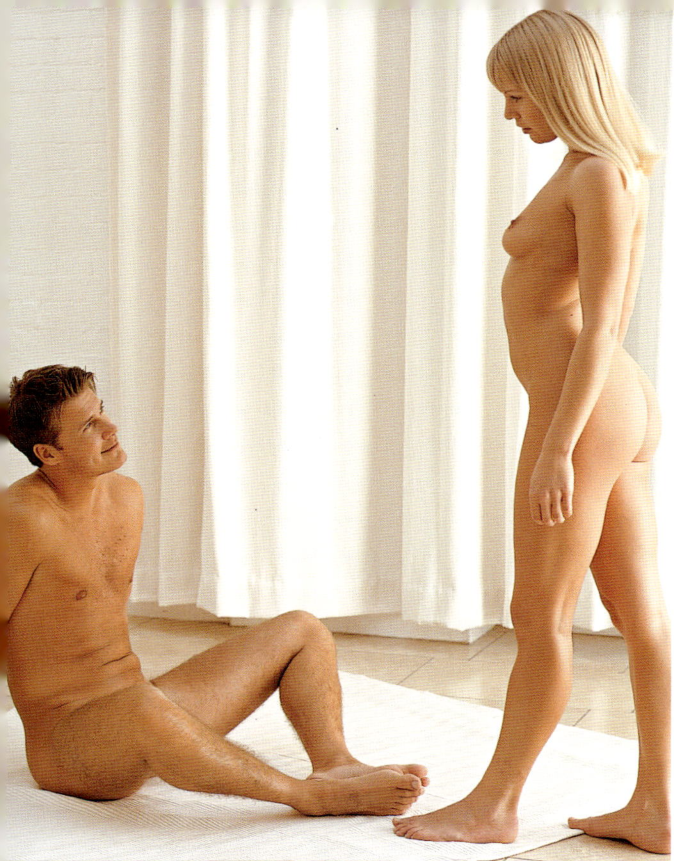

Der Mann sitzt aufrecht auf einem Teppich oder auf einem großen Kissen, damit er es bequem hat. Wenn er möchte, kann er sich an einen Sessel oder an ein Bett lehnen. Er spreizt die Beine und beugt die Knie so, dass die Fußsohlen aneinander liegen. So entsteht ein »Sitz« für die Frau.

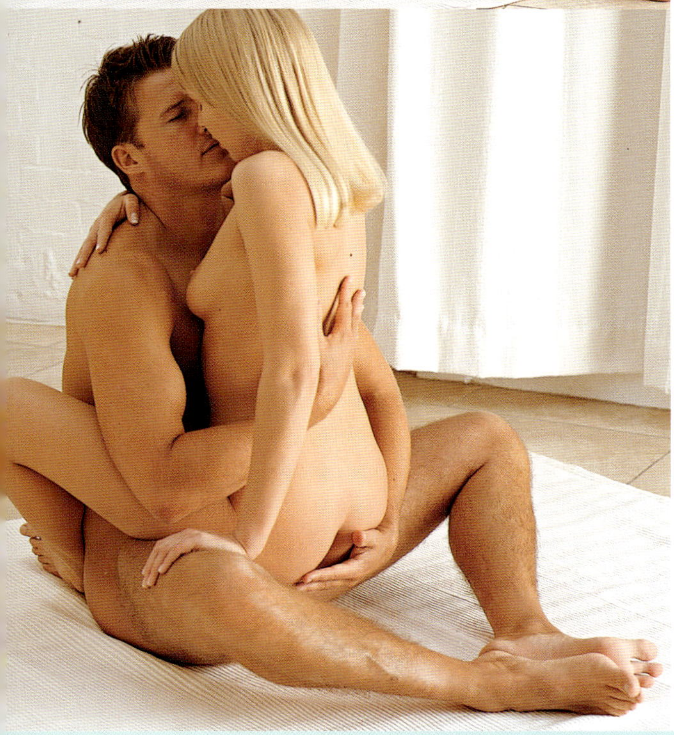

Die Frau setzt sich mit gespreizten Beinen auf ihn und kreuzt die Beine hinter seinem Rücken. Die Arme legt sie sanft auf seine Schultern oder Oberschenkel. Er stützt sie mit den Händen im Kreuz und am Po. In dieser Position können die Liebenden sich küssen und die Genitalien behutsam aneinander reiben, so dass sie schon vor dem Eindringen in Erregung geraten. Sie können still ihre Empfindungen genießen oder meditieren, so lange sie wollen. Natürlich kann der Mann auch sofort eindringen; dann sollte sich aber nur die Frau bewegen und das Becken kreisen oder nach links und rechts gleiten lassen. Der Mann kann ihr helfen oder zumindest mitmachen, indem er ihr Becken mit den Händen steuert.

In dieser engen und intimen Stellung kann der Mann eindringen oder auch nicht, je nach Stimmung des Paares.

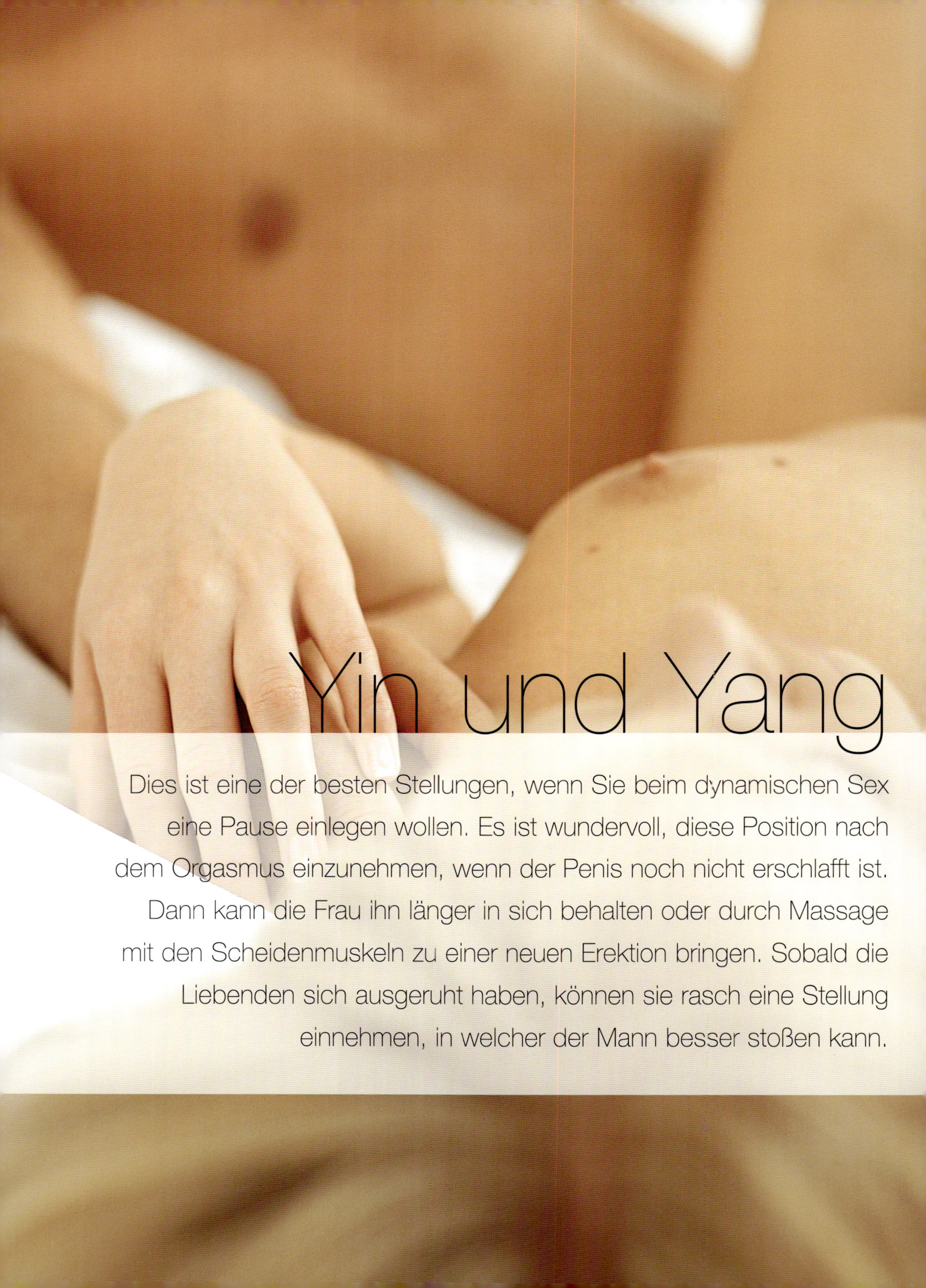

Yin und Yang

Dies ist eine der besten Stellungen, wenn Sie beim dynamischen Sex eine Pause einlegen wollen. Es ist wundervoll, diese Position nach dem Orgasmus einzunehmen, wenn der Penis noch nicht erschlafft ist. Dann kann die Frau ihn länger in sich behalten oder durch Massage mit den Scheidenmuskeln zu einer neuen Erektion bringen. Sobald die Liebenden sich ausgeruht haben, können sie rasch eine Stellung einnehmen, in welcher der Mann besser stoßen kann.

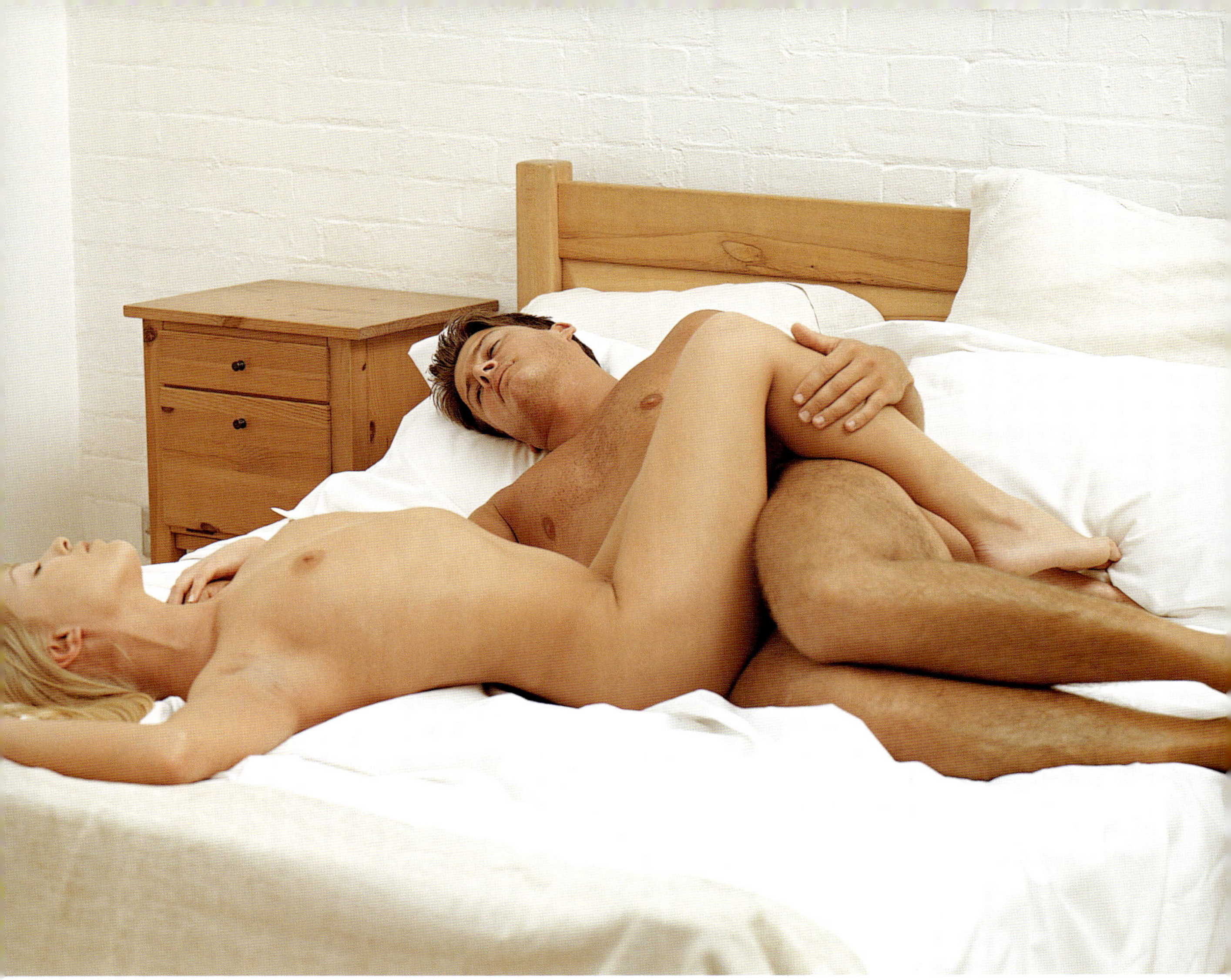

Der Mann liegt quer über dem Bett auf der Seite und legt den Kopf auf die Hand oder, falls er das bequemer findet, auf ein Kissen, so dass er den Arm ausstrecken kann. Die Frau legt sich entspannt auf den Rücken, und zwar im rechten Winkel zum Partner. Die Beine legt sie auf seine Hüften. Er legt eine Hand auf ihr Bein und streichelt sie mit der anderen. In dieser Stellung kann er eindringen; aber das Paar kann die Position auch einnehmen, wenn er bereits eingedrungen ist. In beiden Fällen ist dies eine Stellung zum Stillhalten – nur die Scheidenmuskeln der Frau bewegen sich.

Dies ist eine schöne und sehr intime Stellung, in der Sie nach dem Sex einschlafen können.

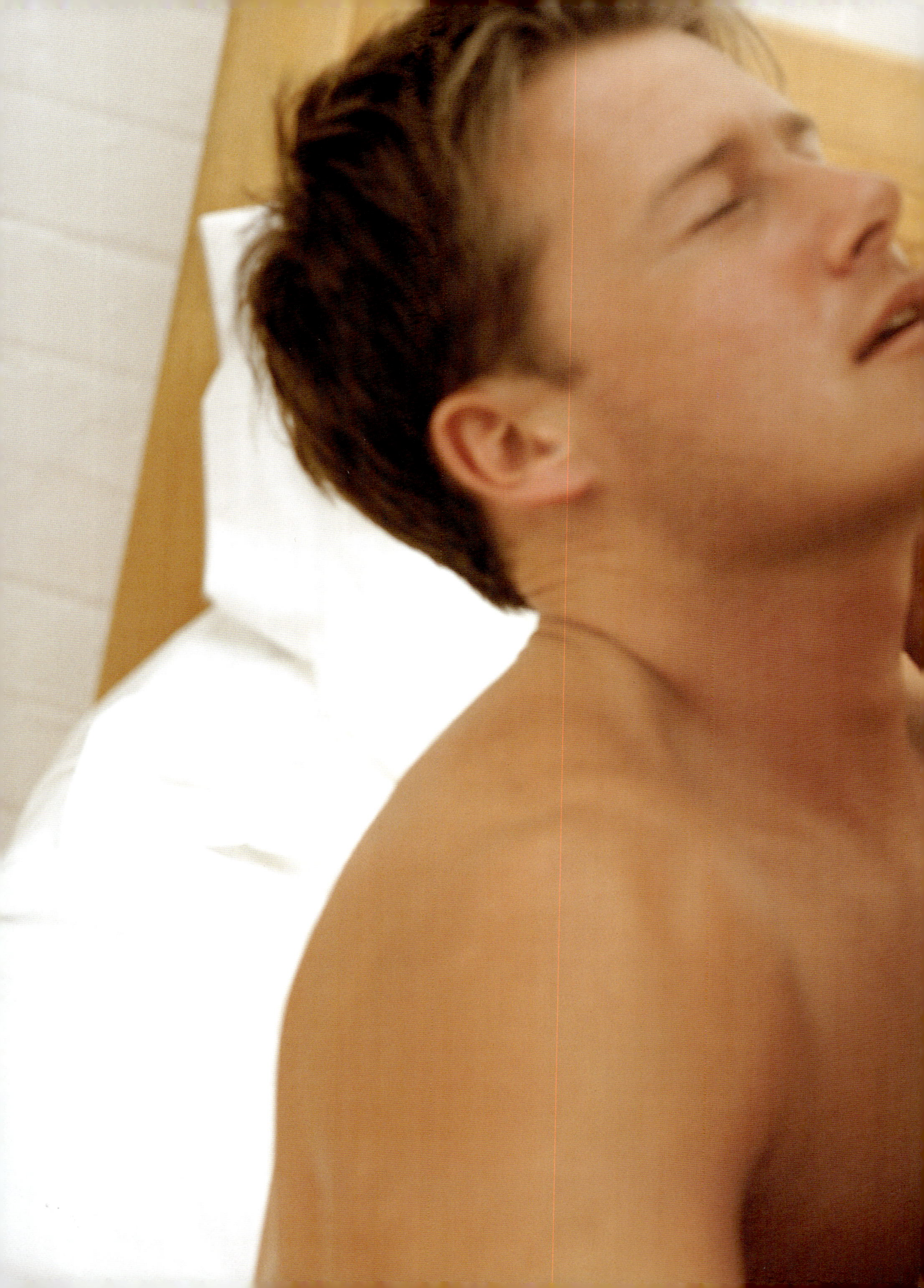

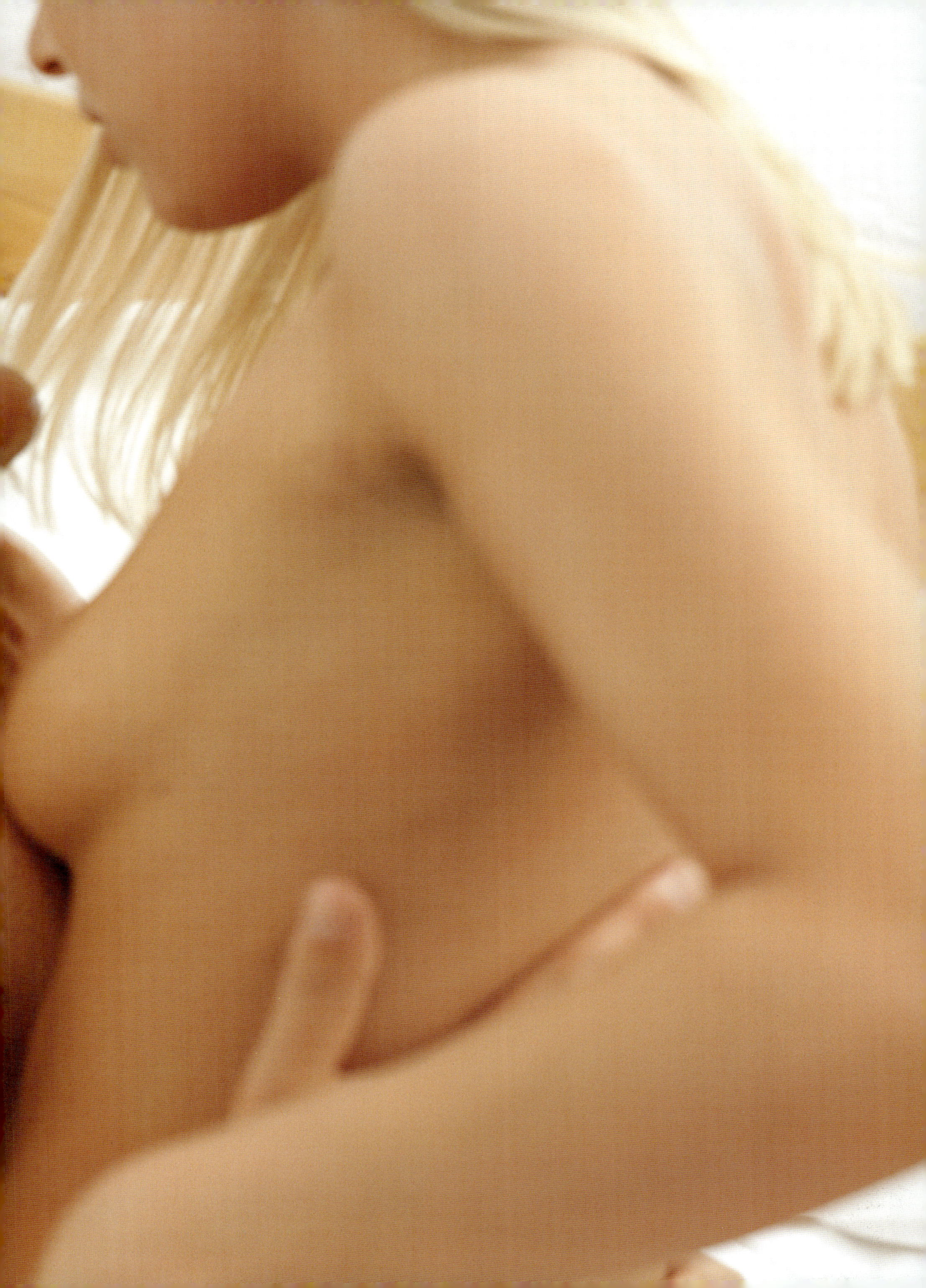

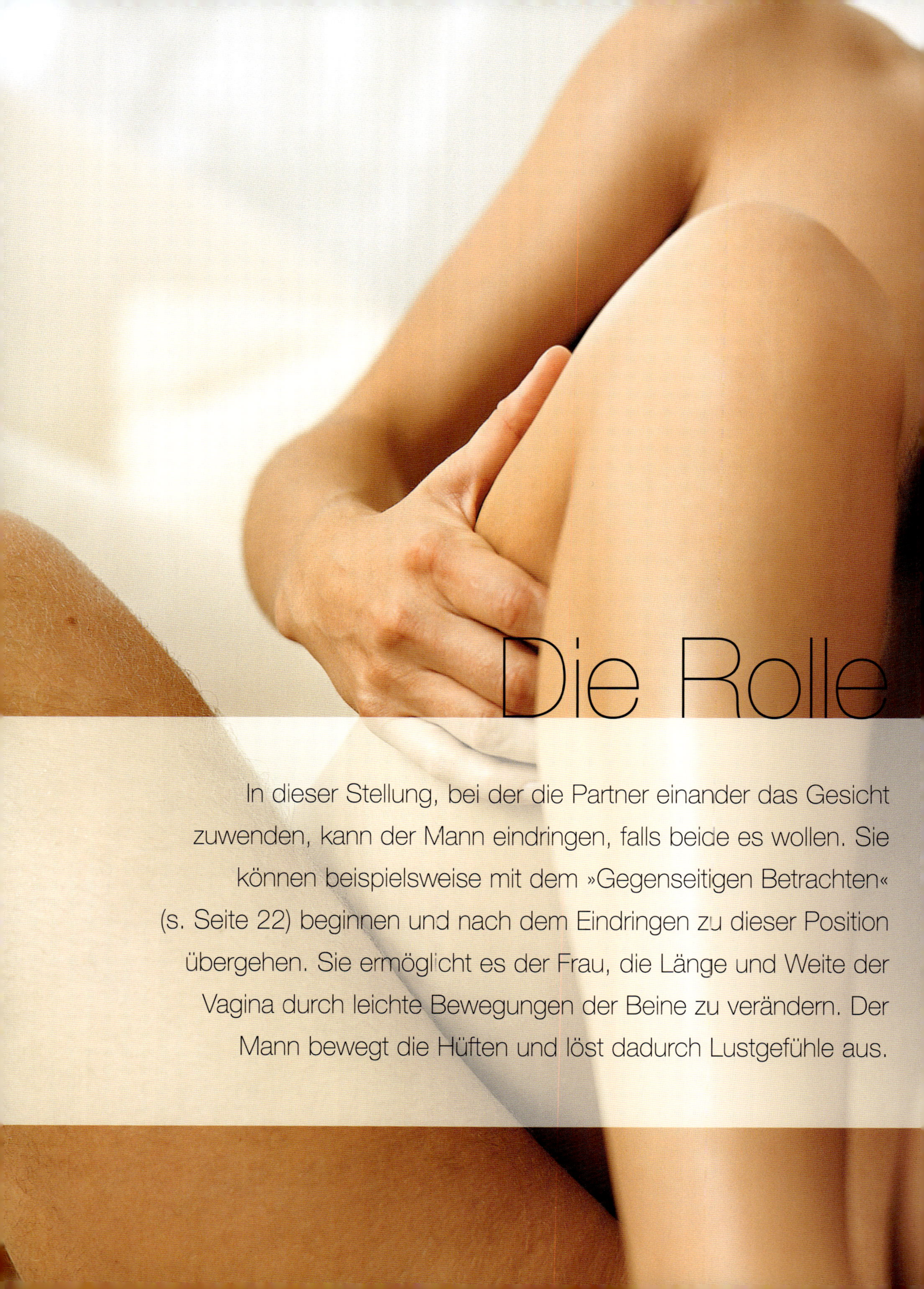

Die Rolle

In dieser Stellung, bei der die Partner einander das Gesicht zuwenden, kann der Mann eindringen, falls beide es wollen. Sie können beispielsweise mit dem »Gegenseitigen Betrachten« (s. Seite 22) beginnen und nach dem Eindringen zu dieser Position übergehen. Sie ermöglicht es der Frau, die Länge und Weite der Vagina durch leichte Bewegungen der Beine zu verändern. Der Mann bewegt die Hüften und löst dadurch Lustgefühle aus.

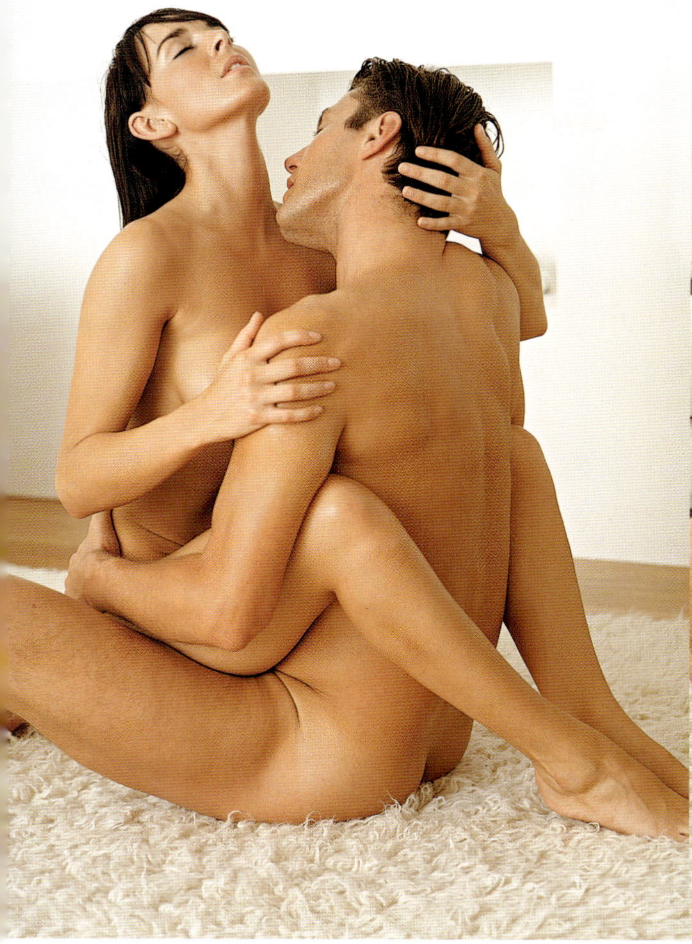

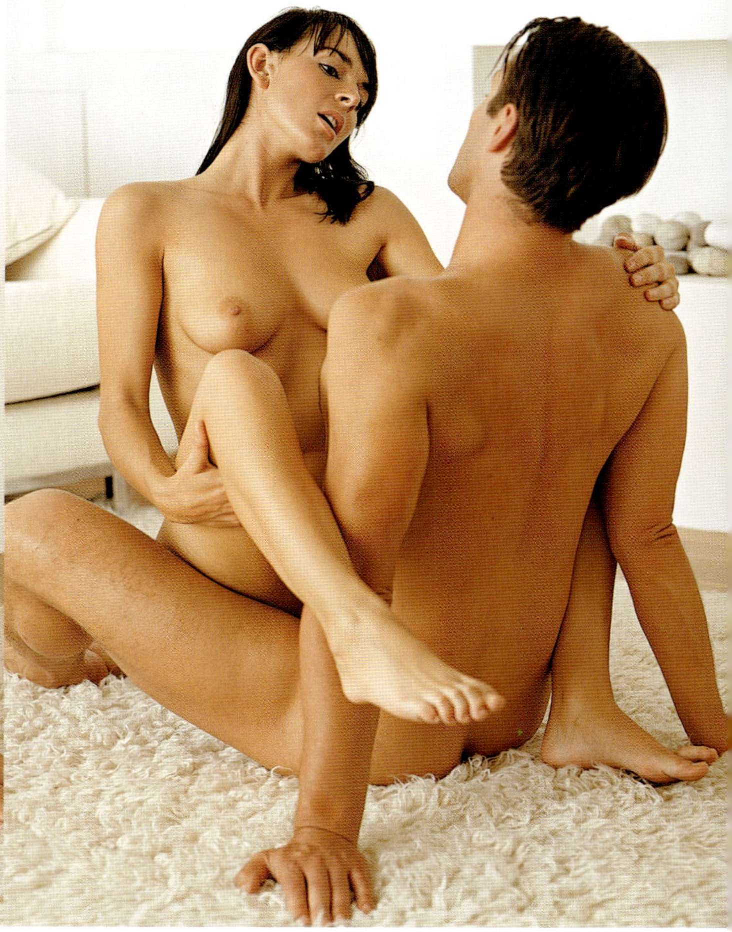

Der Mann sitzt aufrecht auf einem Teppich oder großen Kissen. Er spreizt die Beine und beugt die Knie so, dass die Fußsohlen aneinander liegen. So entsteht ein »Sitz« für die Frau. Sie sitzt auf seinen Oberschenkeln, wendet ihm das Gesicht zu und schlingt die Beine um seinen Rücken. Ihre Füße ruhen auf dem Boden.

Sie hebt ein Bein an seiner Seite etwas hoch und hält ihren Oberschenkel mit einer Hand fest, so dass sie das Bein ein wenig auf und ab bewegen kann. Mit diesen subtilen Bewegungen verändert sie ihre Empfindungen und die des Partners. Den anderen Arm legt sie um seinen Nacken. In dieser Position ist es für die Frau schwierig, andere Bewegungen zu machen: Aber der Mann, der sich mit den Händen abstützt, kann das Becken seitwärts verlagern oder »rollen«.

Hier steuern leichte Bewegungen der Beine die Erregung.

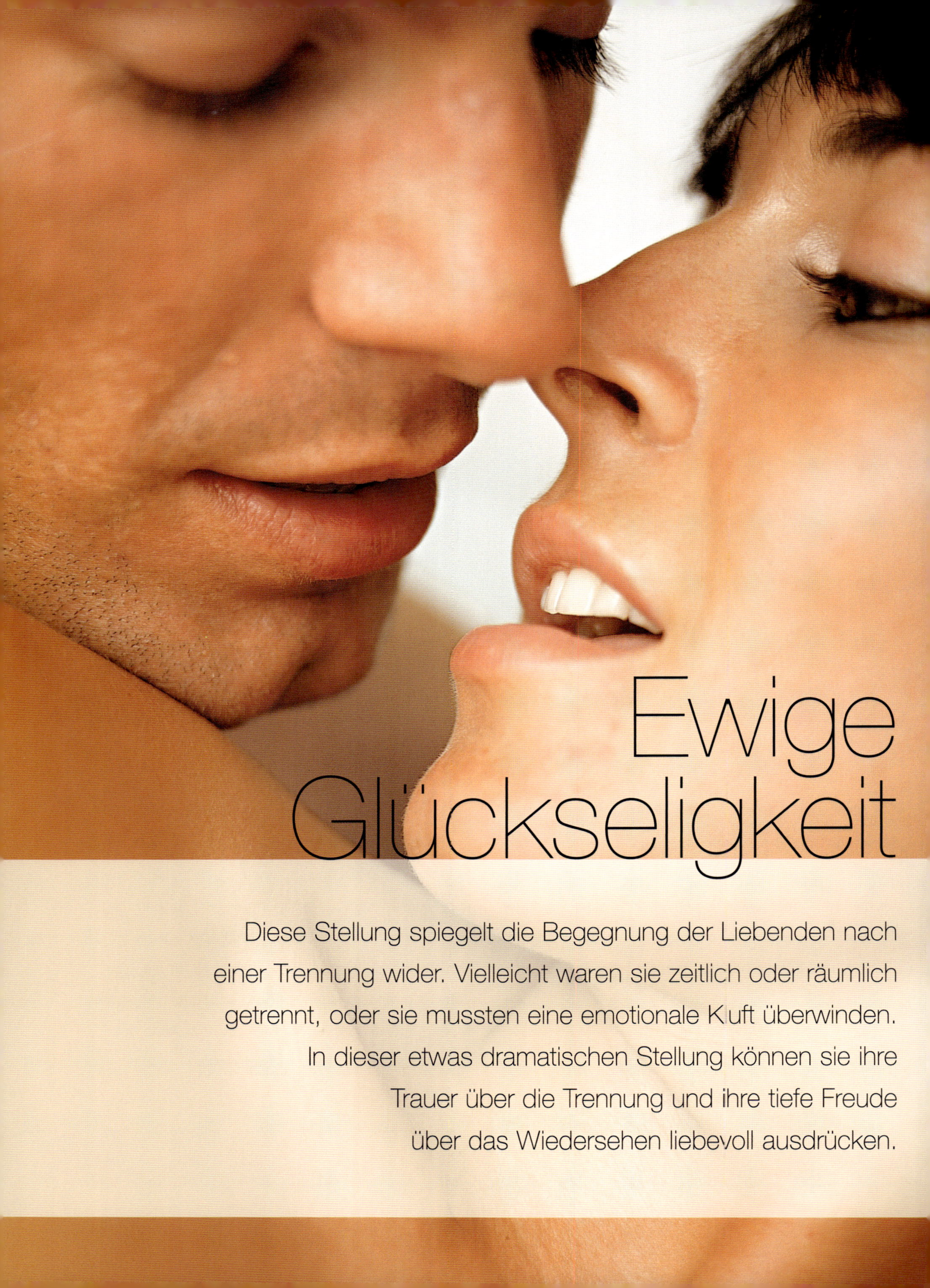

Ewige Glückseligkeit

Diese Stellung spiegelt die Begegnung der Liebenden nach einer Trennung wider. Vielleicht waren sie zeitlich oder räumlich getrennt, oder sie mussten eine emotionale Kluft überwinden. In dieser etwas dramatischen Stellung können sie ihre Trauer über die Trennung und ihre tiefe Freude über das Wiedersehen liebevoll ausdrücken.

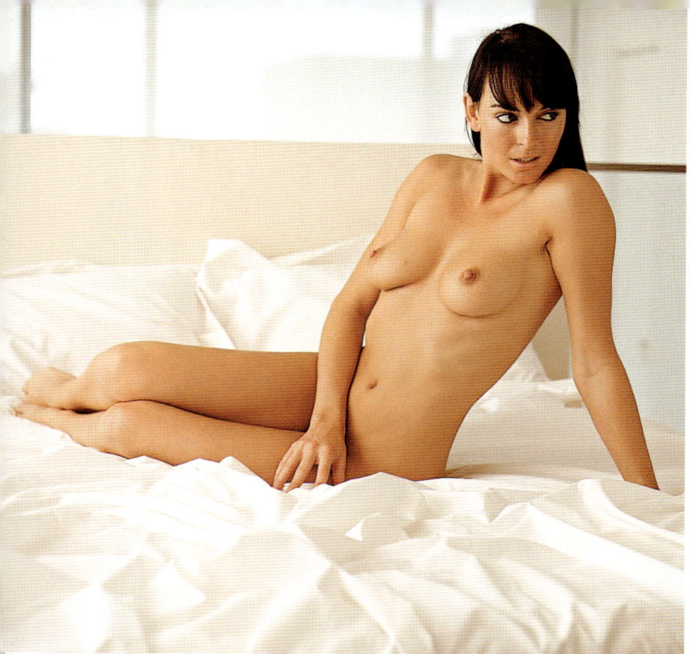

Die Frau sitzt auf dem Bett, sofern sie nicht ein Kissen auf dem Boden bevorzugt. Knie und Knöchel bleiben zusammen. Nun dreht sie sich seitwärts, so dass der Rücken von der Zimmertür abgewandt ist. Sie stützt sich mit den Händen ab, neigt den Kopf und schaut über die Schulter, als lausche sie den Schritten ihres sich nähernden Partners.

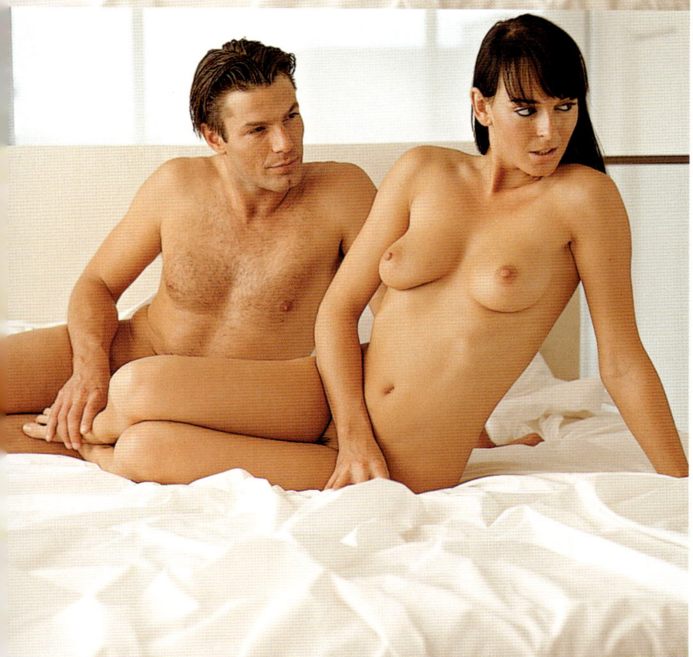

Der Mann sitzt neben ihren Füßen und liebkost sie zärtlich, um ihr zu sagen, dass er zurückgekehrt ist. Nun dreht die Partnerin, immer noch auf die Hände gestützt, den Oberkörper, bis sie dem Mann zugewandt ist. Der Partner nähert sich ihr langsam, und seine zärtlichen Hände wandern nach oben über ihre Beine, ihren Po und ihren Rücken, bis er die Arme um ihre Schultern legt.

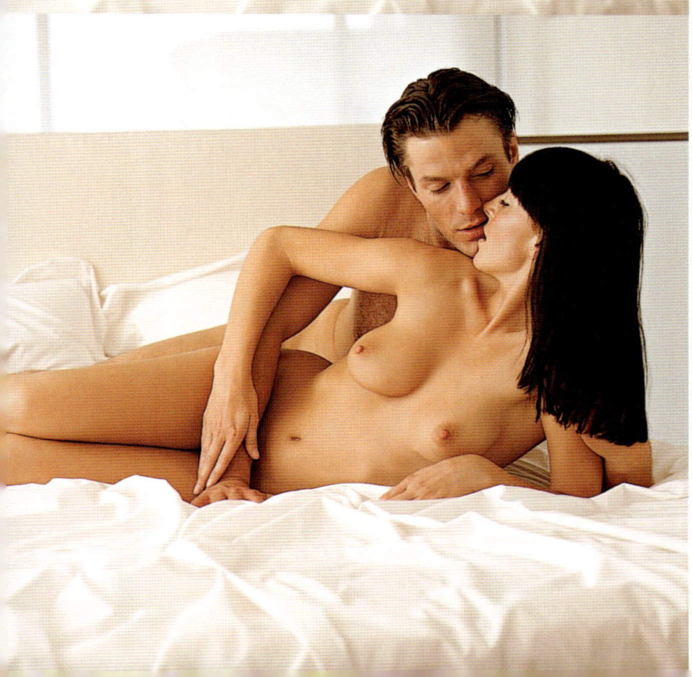

Nun küsst er sie voll auf den Mund, und sie öffnet die Beine, so dass er von hinten eindringen kann, während er seinen Körper schützend an ihren schmiegt. Seine tiefen, langsamen Stöße vertreiben das Gefühl der Distanz zwischen den Liebenden, und schließlich erreichen beide einen Höhepunkt, der die ersehnte Eintracht wieder herstellt.

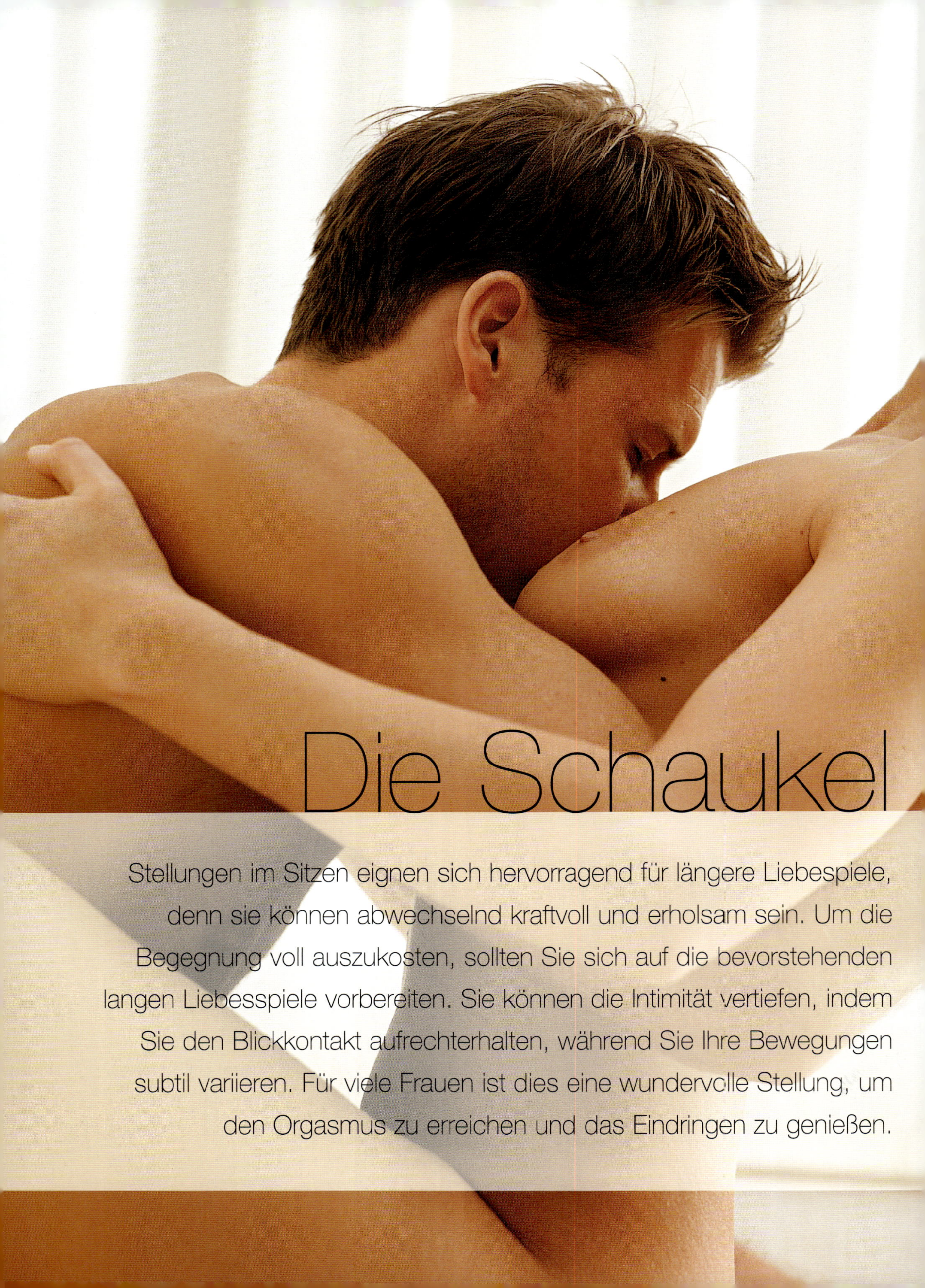

Die Schaukel

Stellungen im Sitzen eignen sich hervorragend für längere Liebespiele, denn sie können abwechselnd kraftvoll und erholsam sein. Um die Begegnung voll auszukosten, sollten Sie sich auf die bevorstehenden langen Liebesspiele vorbereiten. Sie können die Intimität vertiefen, indem Sie den Blickkontakt aufrechterhalten, während Sie Ihre Bewegungen subtil variieren. Für viele Frauen ist dies eine wundervolle Stellung, um den Orgasmus zu erreichen und das Eindringen zu genießen.

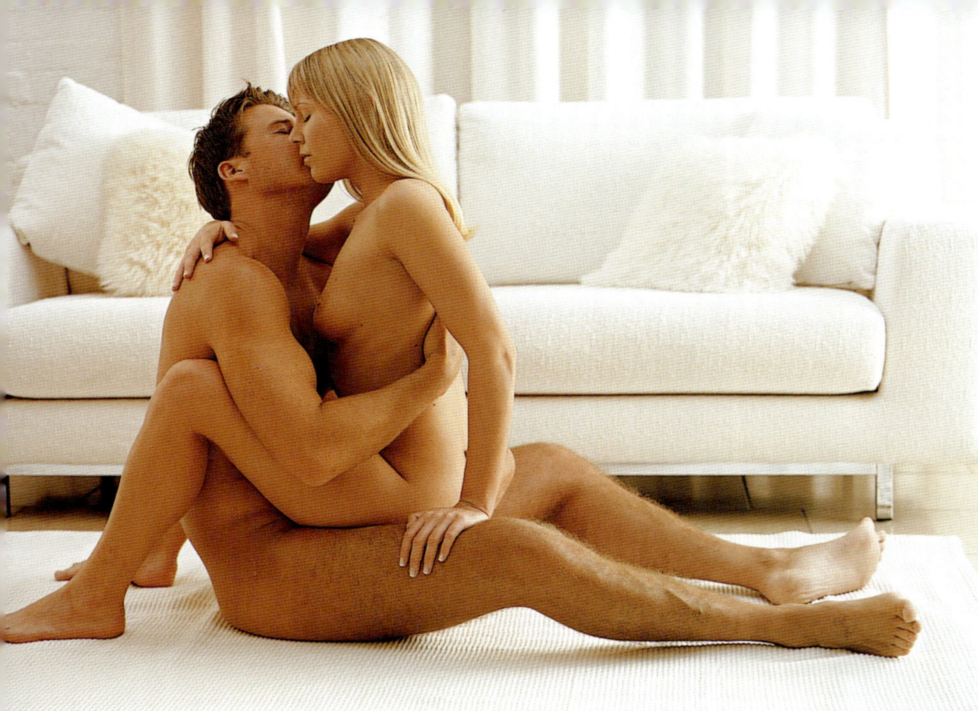

Die Liebenden sitzen eng beieinander und schauen sich an. Die Frau sitzt zwischen den gespreizten Beinen des Partners. Sie hebt behutsam die Beine und setzt die Füße hinter dem Rücken des Partners auf den Boden.

Sie schlingt die Arme um seinen Hals, während er seine Arme um ihr Kreuz legt. Dann lässt er sie auf seinen Penis sinken. Jetzt setzen beide ihr Körpergewicht ein und wippen nach vorne und hinten – wie eine Schaukel. Wenn das Paar zwischen energischen und sanften Bewegungen abwechselt, sind die Lustgefühle am stärksten, und das Liebesspiel dauert länger.

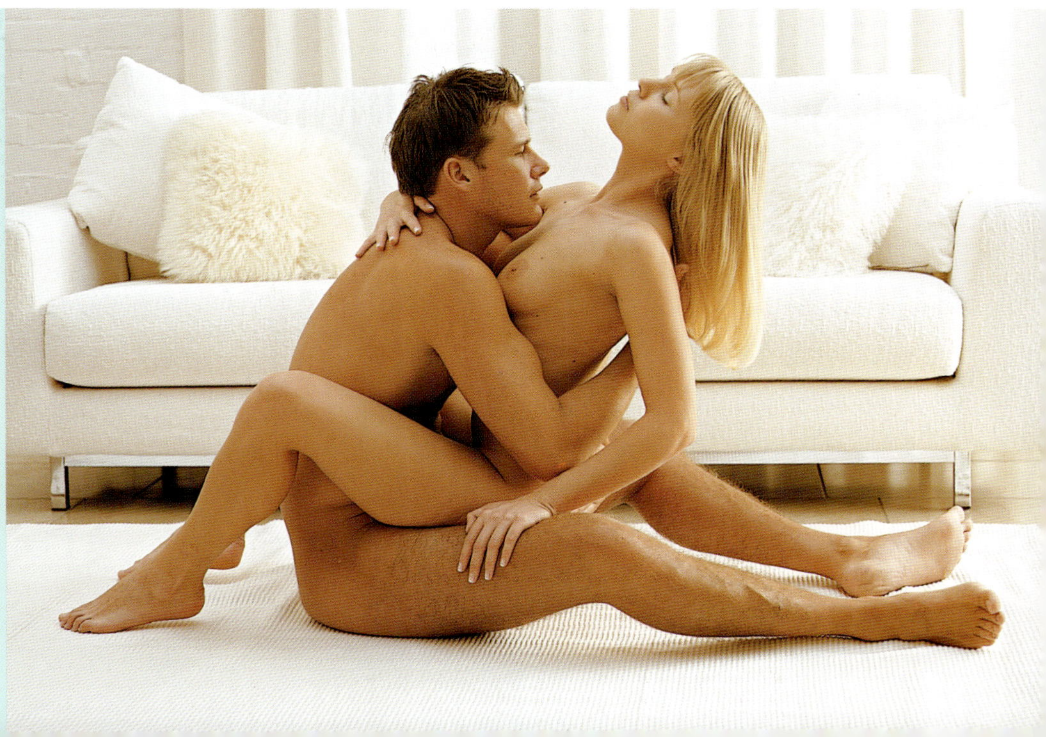

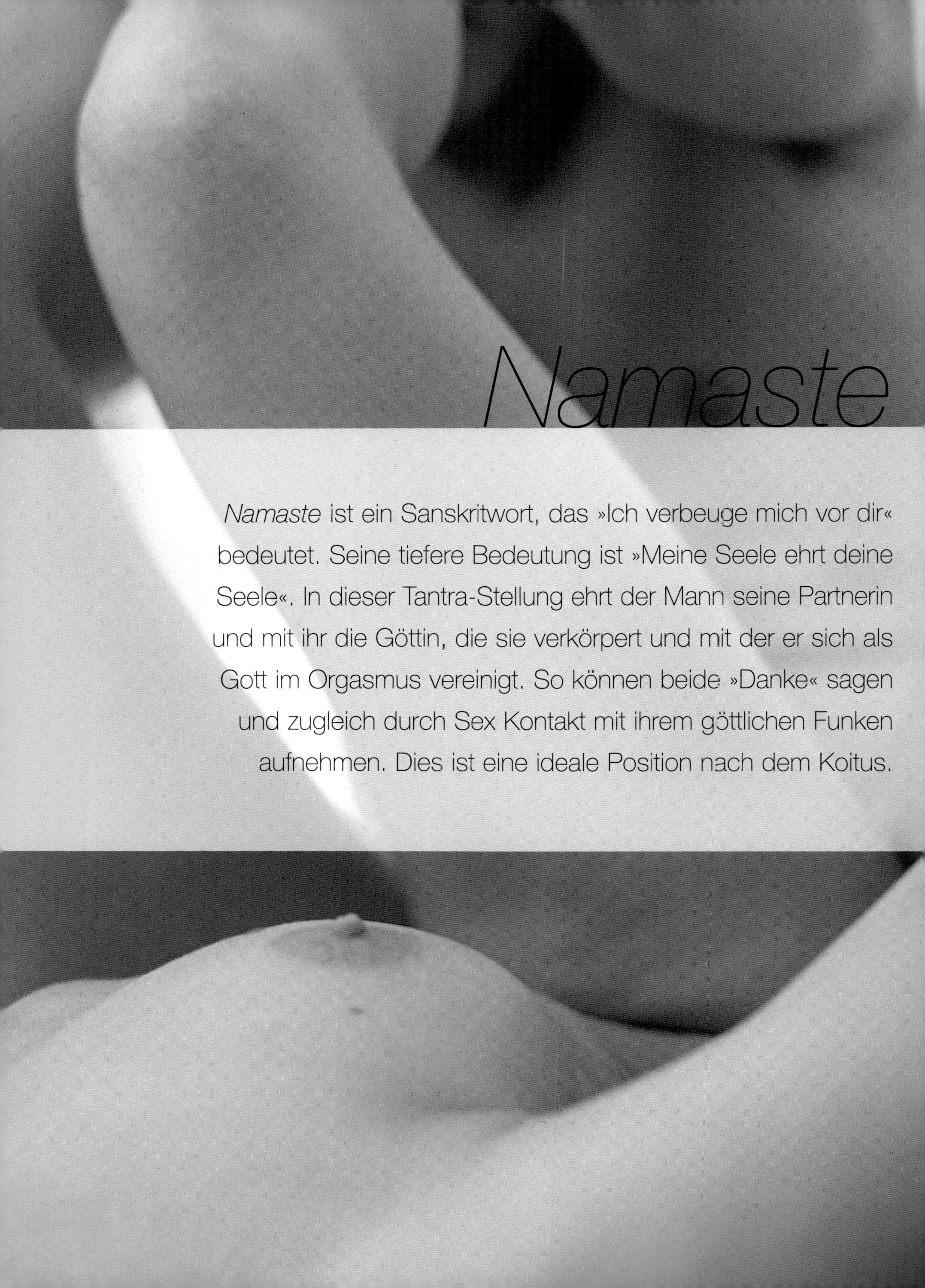

Namaste

Namaste ist ein Sanskritwort, das »Ich verbeuge mich vor dir« bedeutet. Seine tiefere Bedeutung ist »Meine Seele ehrt deine Seele«. In dieser Tantra-Stellung ehrt der Mann seine Partnerin und mit ihr die Göttin, die sie verkörpert und mit der er sich als Gott im Orgasmus vereinigt. So können beide »Danke« sagen und zugleich durch Sex Kontakt mit ihrem göttlichen Funken aufnehmen. Dies ist eine ideale Position nach dem Koitus.

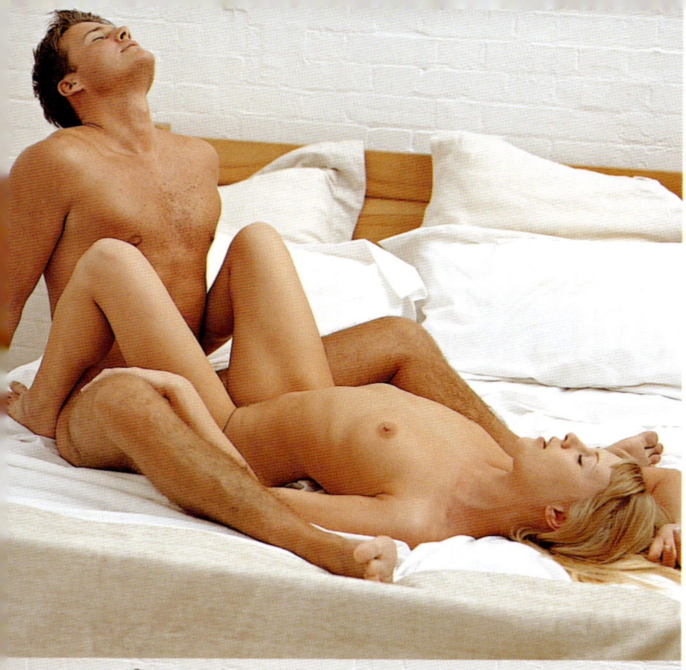

Der Mann sitzt mit geradem Rücken auf dem Bett, spreizt die Beine und beugt ein wenig die Knie. Die Frau liegt auf dem Rücken und setzt die Füße neben seine Hüften. Ihre Hüften befinden sich etwa in Höhe seiner Knie. Jetzt kann er eindringen, wenn er es wünscht; aber er kann sich auch mit engem Körperkontakt begnügen.

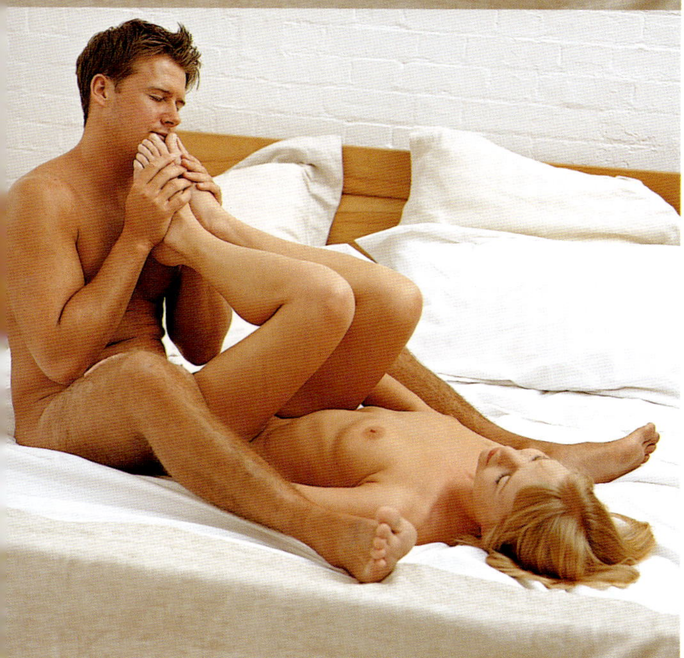

Der Mann hebt ihre Beine behutsam hoch und legt ihre Fußsohlen an seinen Mund, so dass er sie küssen kann. Ihre Knie bleiben gebeugt, ihre Beine geschlossen.

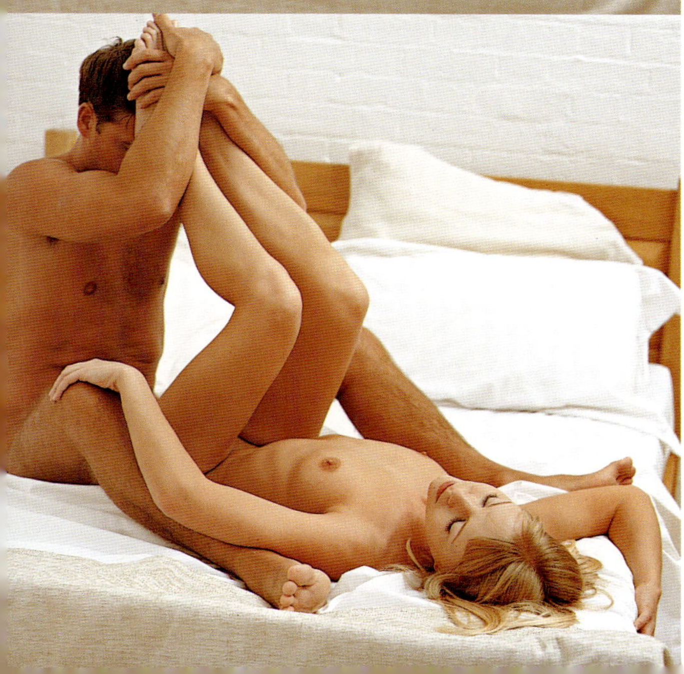

Dann legt er ihre Füße an seine Nase, an seine Augen, an seine Stirn und zum Schluss auf seinen Kopf. Durch diese Bewegungen, so sagt man, kann er alle seine Sehnsüchte erfüllen.

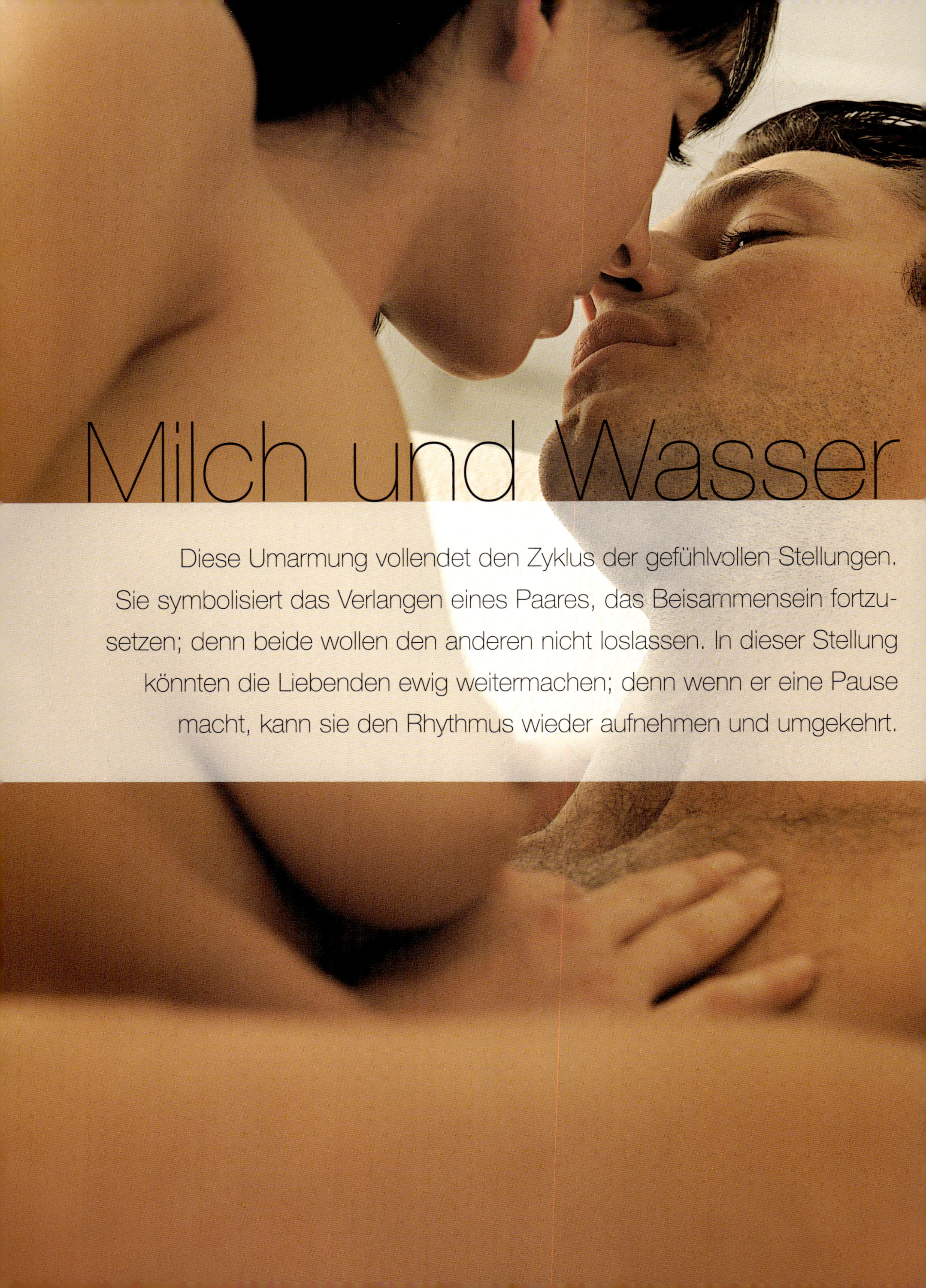

Milch und Wasser

Diese Umarmung vollendet den Zyklus der gefühlvollen Stellungen. Sie symbolisiert das Verlangen eines Paares, das Beisammensein fortzusetzen; denn beide wollen den anderen nicht loslassen. In dieser Stellung könnten die Liebenden ewig weitermachen; denn wenn er eine Pause macht, kann sie den Rhythmus wieder aufnehmen und umgekehrt.

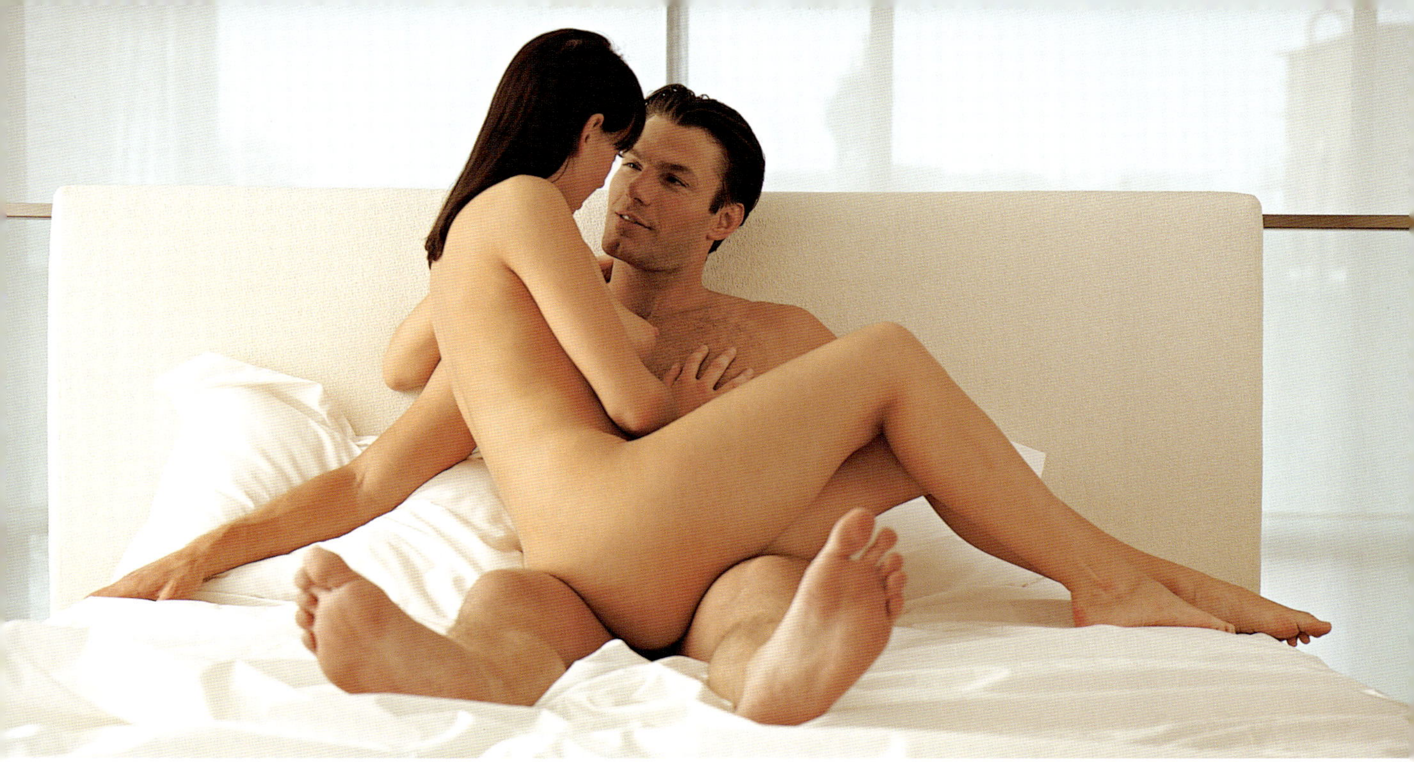

Die Frau liegt quer über dem Schoß des Mannes und legt ihm einen Arm locker um die Schulter. Dann küsst sie leidenschaftlich jeden Teil seines Körpers, den sie erreicht, und schmiegt sich ab und zu eng an ihn. Dabei umarmt und drückt sie ihn mit beiden Armen und hält ihn fest, als wolle sie ihn nie mehr loslassen.

Der Mann legt die Arme um ihre Taille und erwidert ihre Küsse. Er zieht sie fest an sich, wann immer ihm danach ist. Auf diese Weise spielen die Liebenden abwechselnd eine aktive und eine passive Rolle.

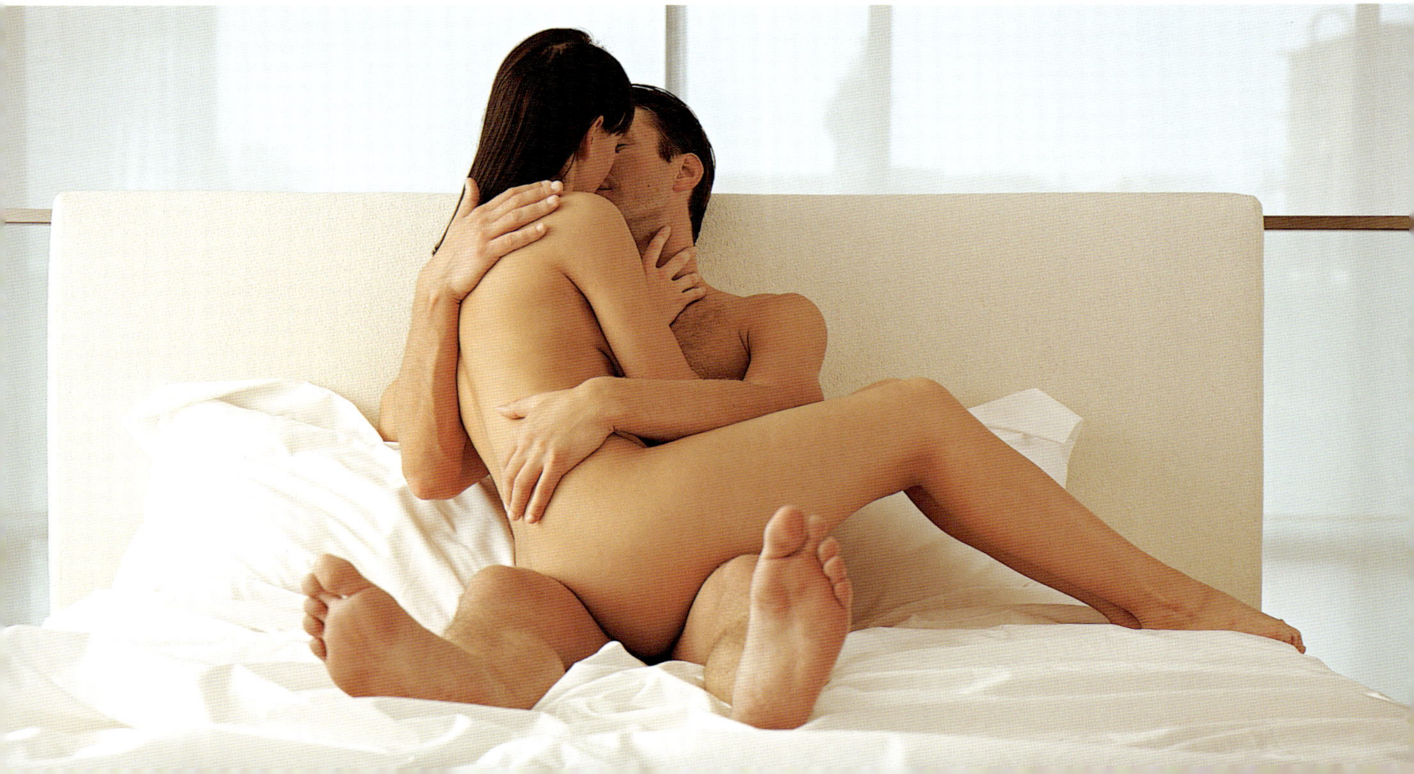

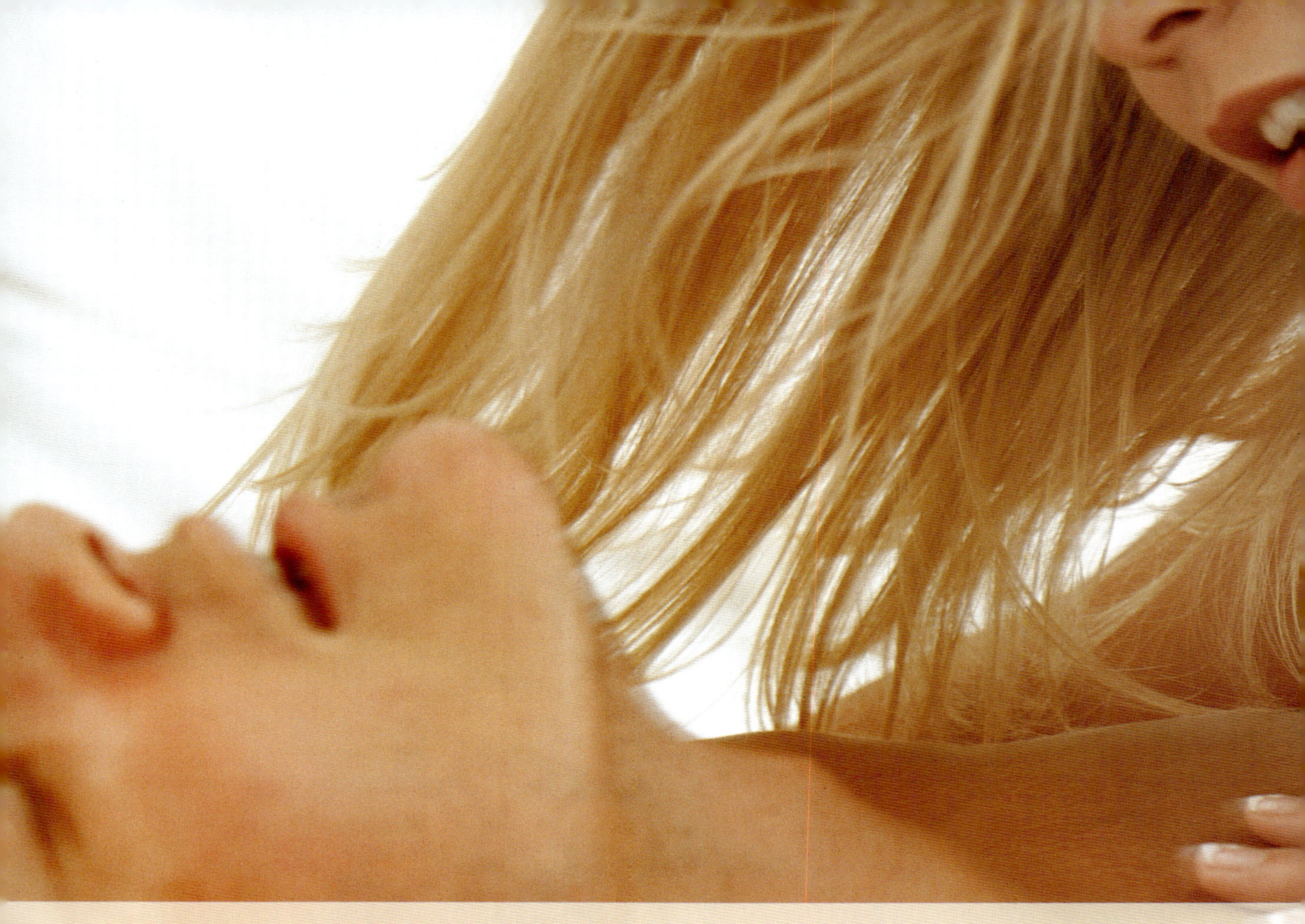

Leidenschaftlich

Leidenschaft ist tief; sie kann sich spontan einstellen oder allmählich entwickeln. Leidenschaftlicher Sex kann extrem körperlich sein, aber auch langsam und sinnlich. Geben Sie sich Ihrem starken Verlangen hin, und beobachten Sie, wie das emotionale Band zwischen Ihnen beiden immer stärker wird.

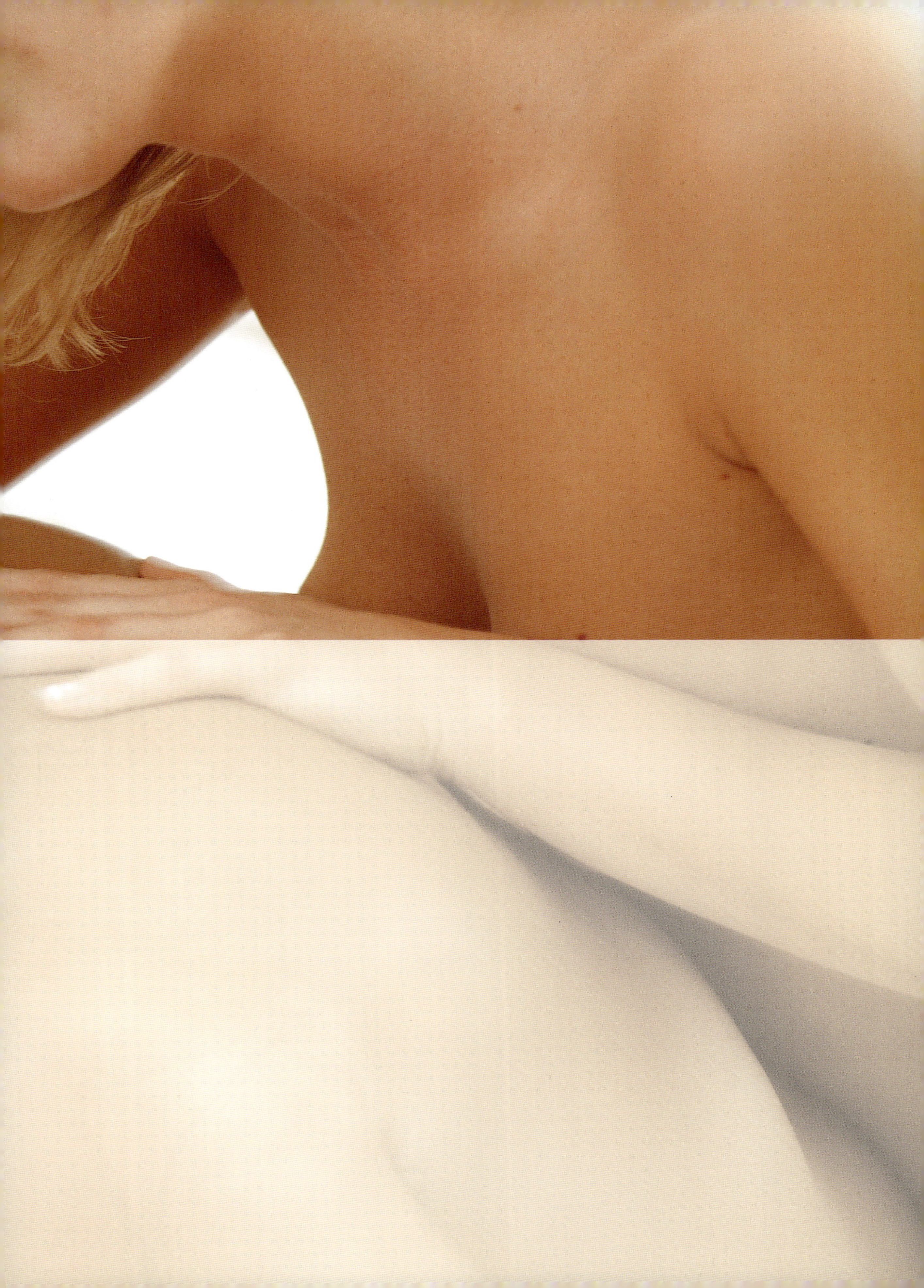

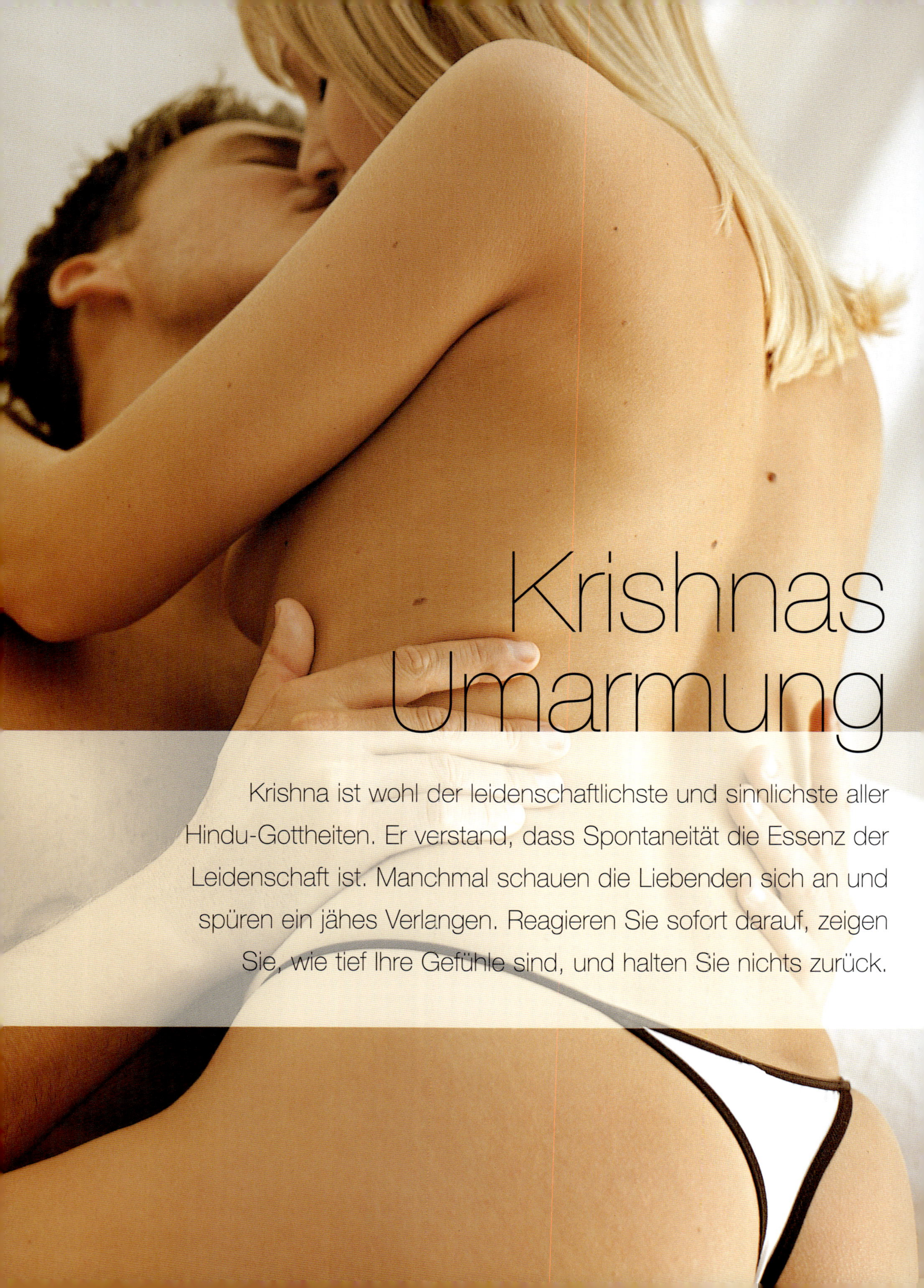

Krishnas Umarmung

Krishna ist wohl der leidenschaftlichste und sinnlichste aller Hindu-Gottheiten. Er verstand, dass Spontaneität die Essenz der Leidenschaft ist. Manchmal schauen die Liebenden sich an und spüren ein jähes Verlangen. Reagieren Sie sofort darauf, zeigen Sie, wie tief Ihre Gefühle sind, und halten Sie nichts zurück.

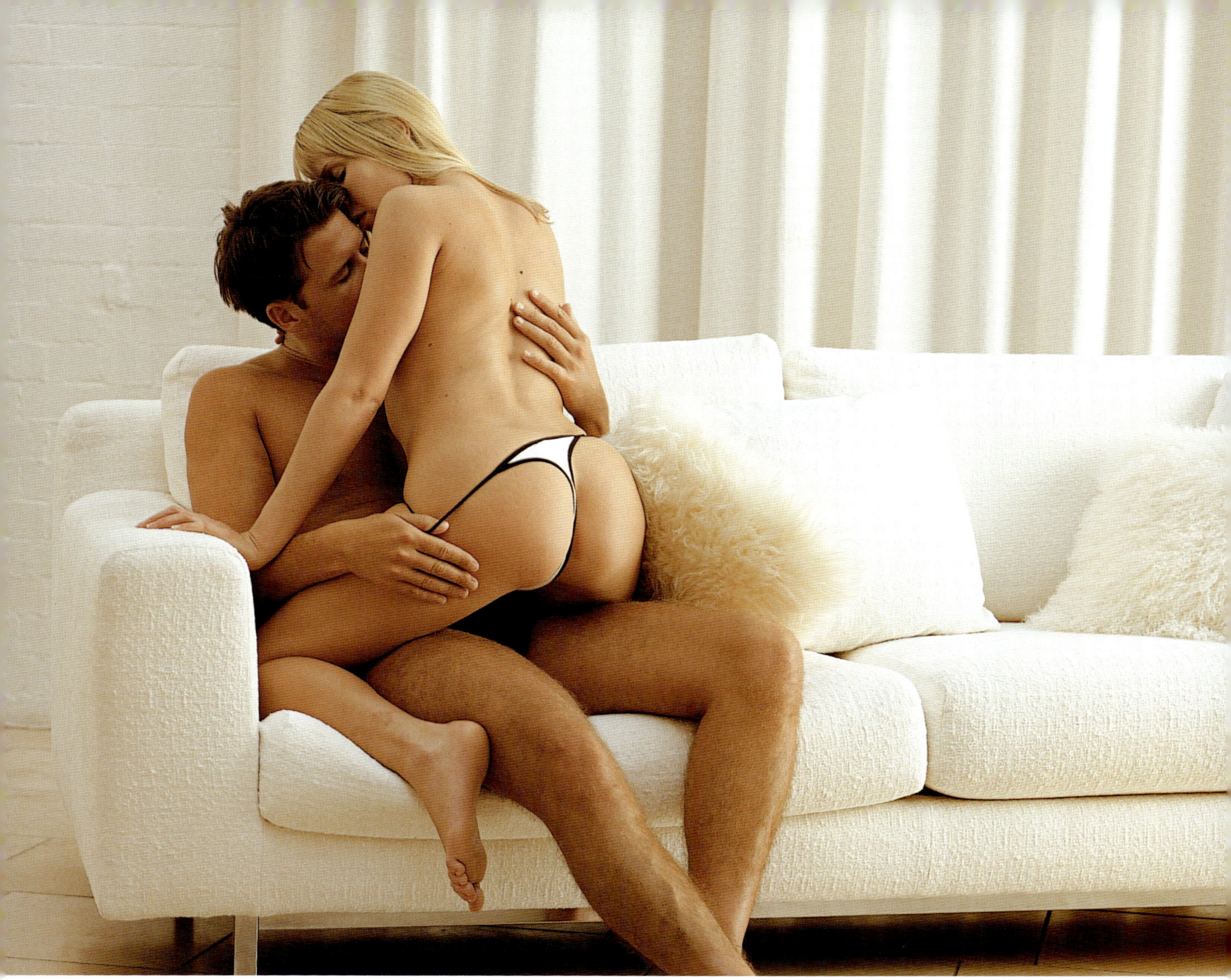

Der Mann sitzt, die Frau zieht Bluse und BH aus und zeigt ihm die Brüste. Rasch setzt sie sich mit gespreizten Beinen auf ihn und reibt ihre Genitalien an seinen Schenkeln. Wenn die Erregung zunimmt, presst sie die Brüste an ihn, zieht ihn zu sich heran und küsst leidenschaftlich sein Gesicht, seine Augen und seinen Mund.

Bei dieser Umarmung ist die Frau die Verführerin. Sie wirft sich voller Leidenschaft auf ihren Geliebten.

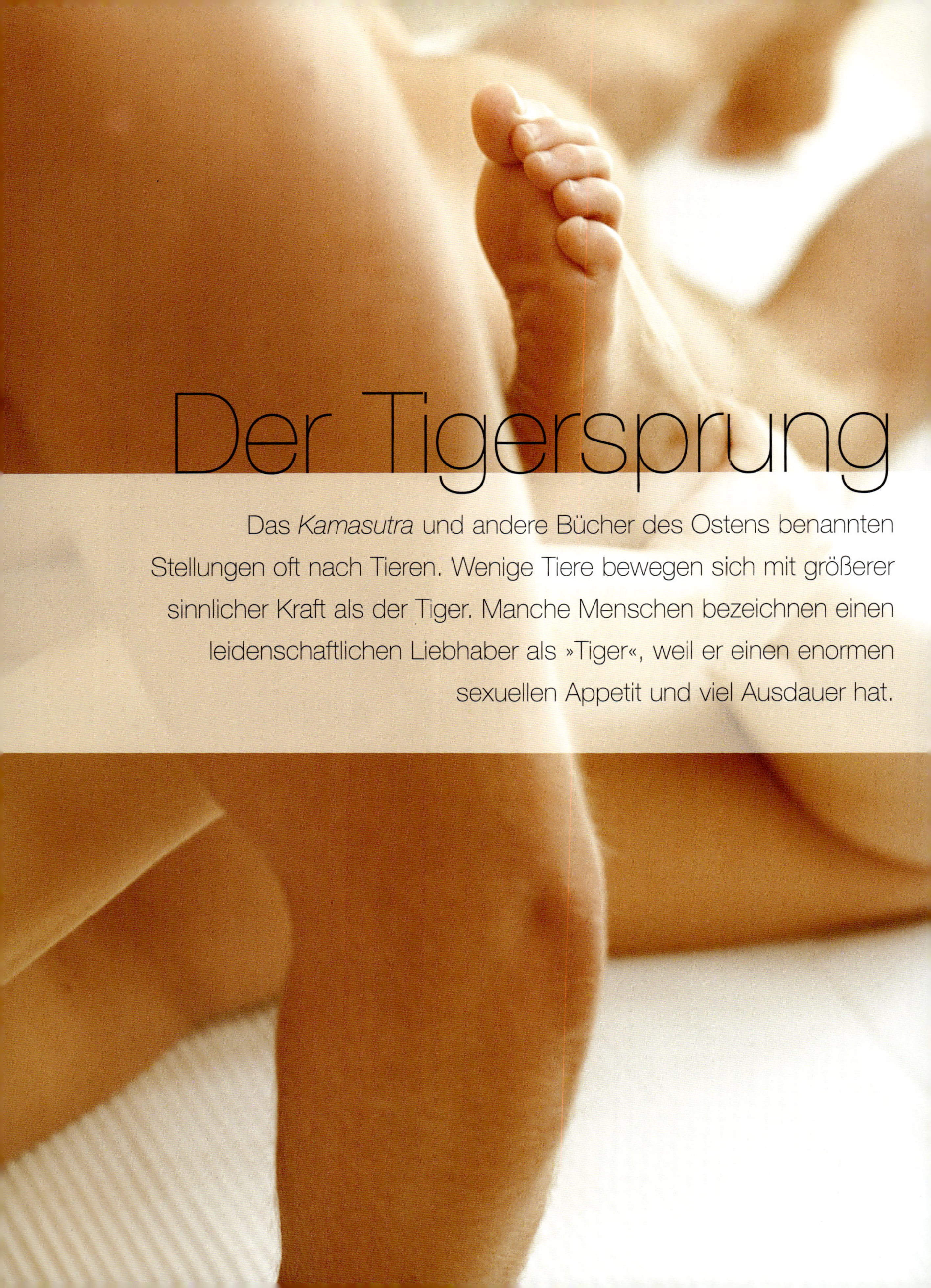

Der Tigersprung

Das *Kamasutra* und andere Bücher des Ostens benannten Stellungen oft nach Tieren. Wenige Tiere bewegen sich mit größerer sinnlicher Kraft als der Tiger. Manche Menschen bezeichnen einen leidenschaftlichen Liebhaber als »Tiger«, weil er einen enormen sexuellen Appetit und viel Ausdauer hat.

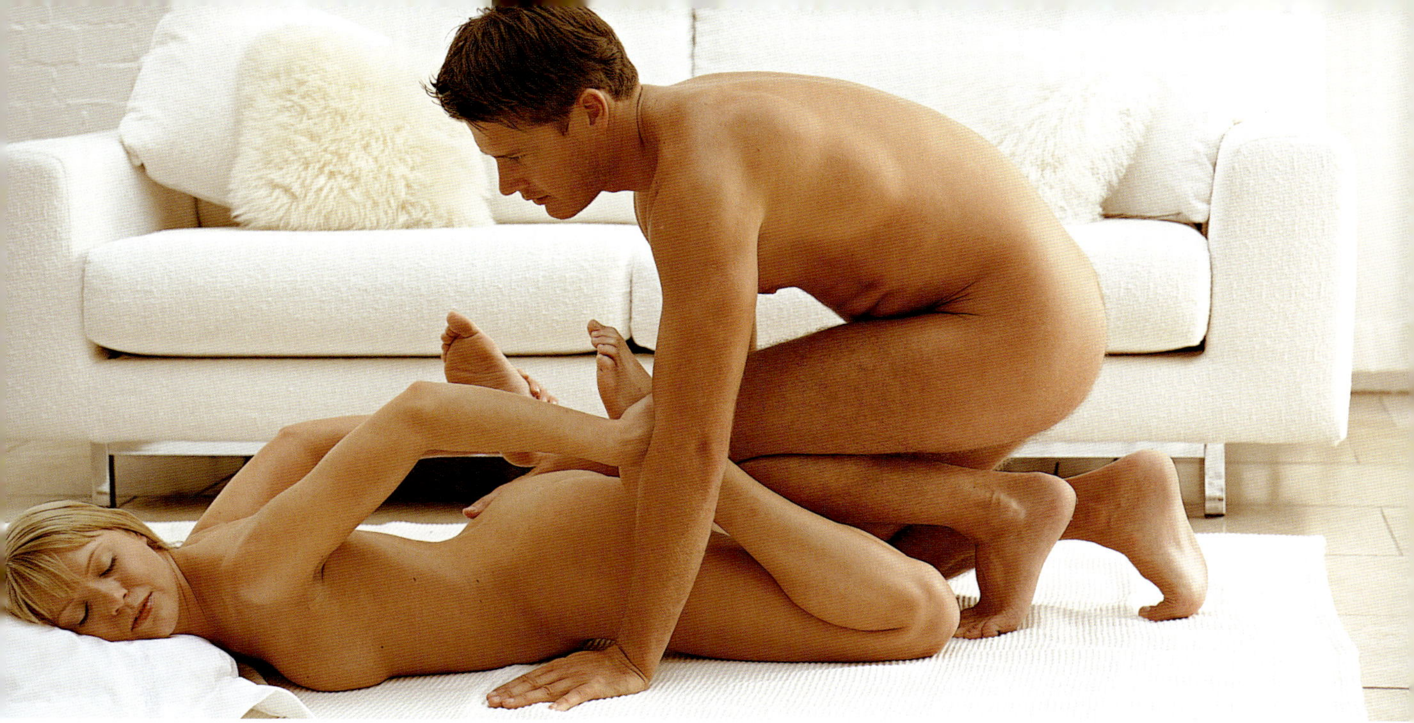

Die Frau liegt flach auf dem Bauch. Hüften und Brüste ruhen auf weichen Kissen oder auf einem flauschigen Teppich; den Kopf legt sie ebenfalls auf ein Kissen. Sie beugt die Knie, hebt die Füße hoch, greift nach den Knöcheln und hält sie fest. Der Mann kniet hinter ihr und schiebt seine Schenkel zwischen ihre, bis er ihr nahe genug ist, um eindringen zu können. Er beugt sich über ihren Rücken und hält sie an den Hüften fest oder stützt sich mit den Händen auf dem Boden ab, während er tief eindringt. Wer Rückenprobleme hat, sollte diese Stellung abwandeln, um Schmerzen zu vermeiden.

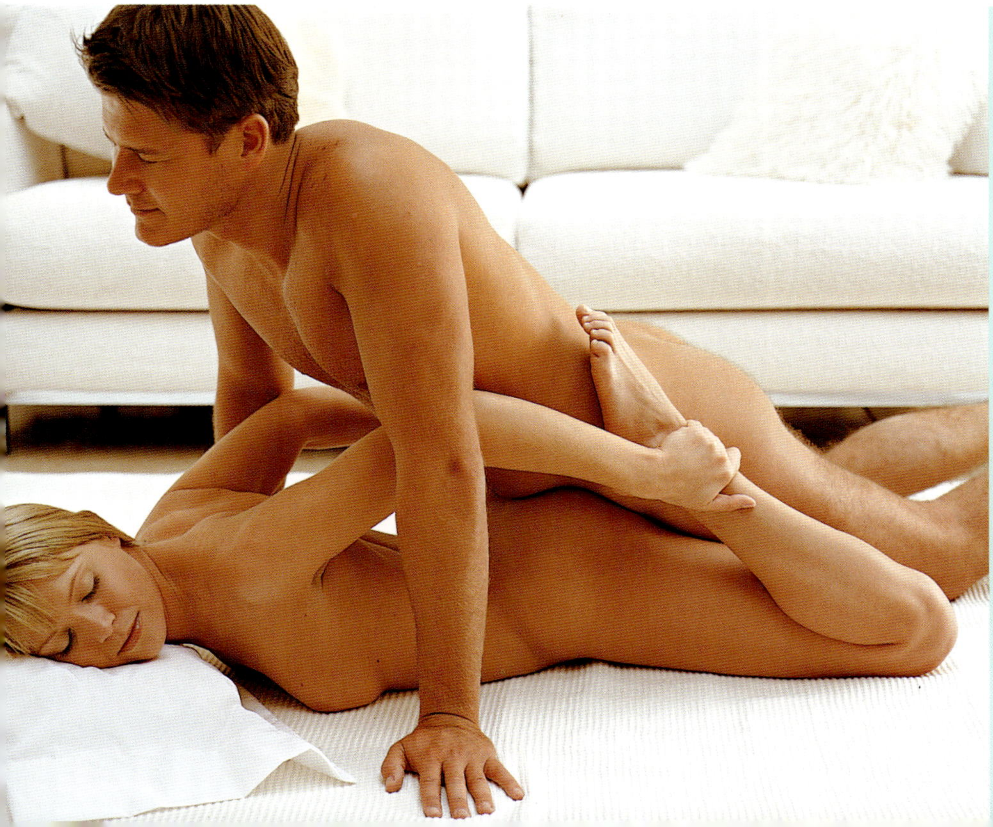

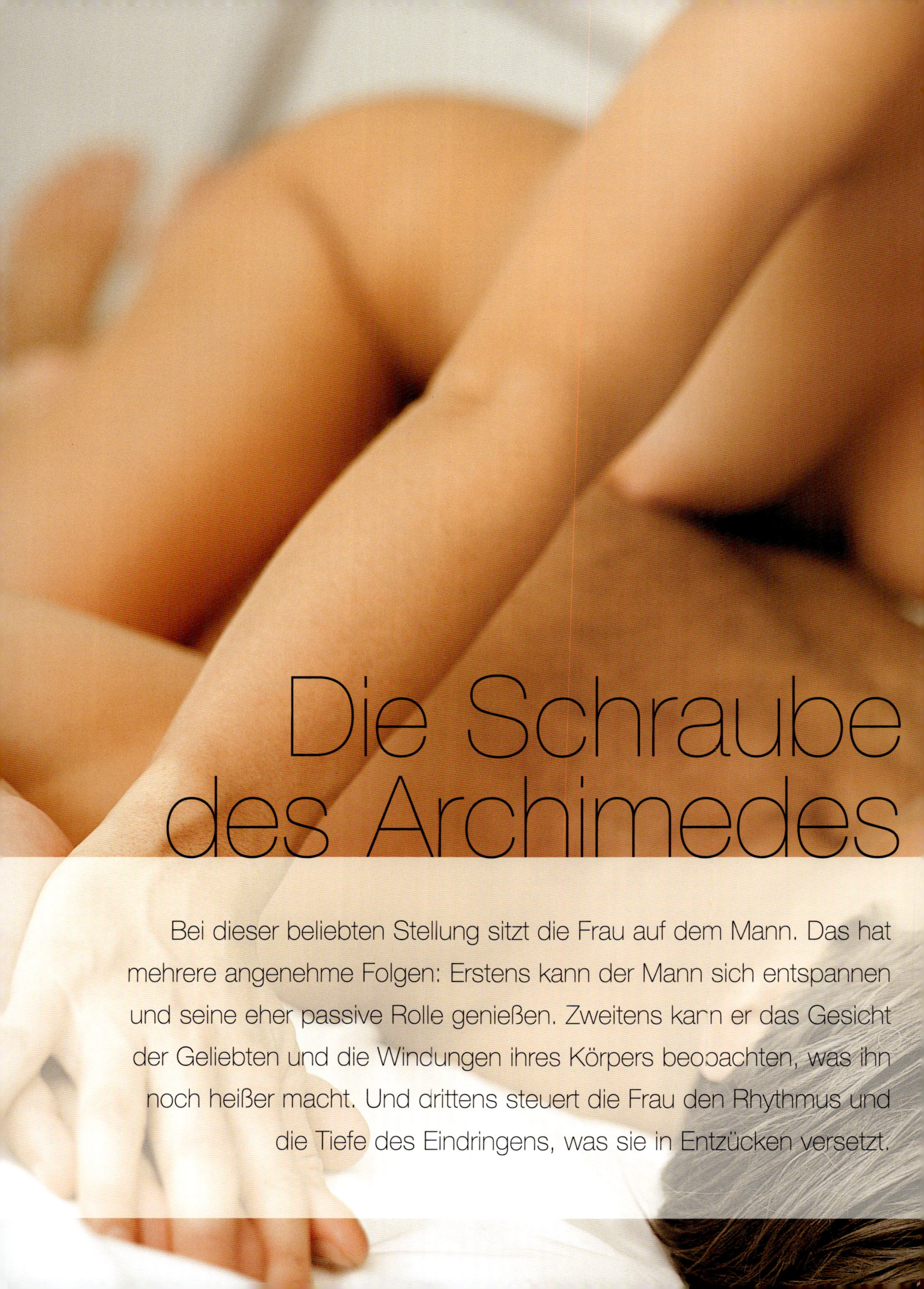

Die Schraube des Archimedes

Bei dieser beliebten Stellung sitzt die Frau auf dem Mann. Das hat mehrere angenehme Folgen: Erstens kann der Mann sich entspannen und seine eher passive Rolle genießen. Zweitens kann er das Gesicht der Geliebten und die Windungen ihres Körpers beobachten, was ihn noch heißer macht. Und drittens steuert die Frau den Rhythmus und die Tiefe des Eindringens, was sie in Entzücken versetzt.

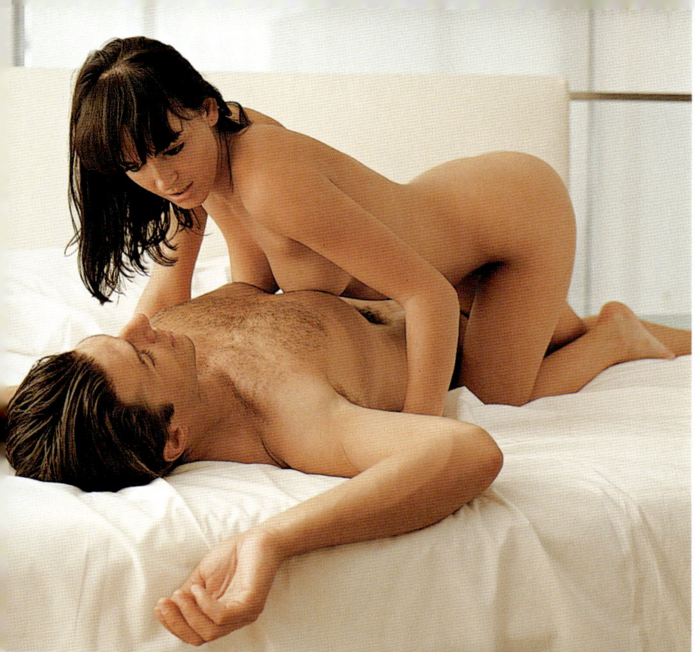

Der Mann liegt rücklings auf dem Bett und stützt den Kopf mit den Händen, wenn er es wünscht. Die Frau sitzt mit gespreizten Beinen auf seinen Oberschenkeln. Sie kann seine Reaktionen auf ihre Bewegungen genau sehen, und beide haben Blickkontakt, wann immer sie wollen.

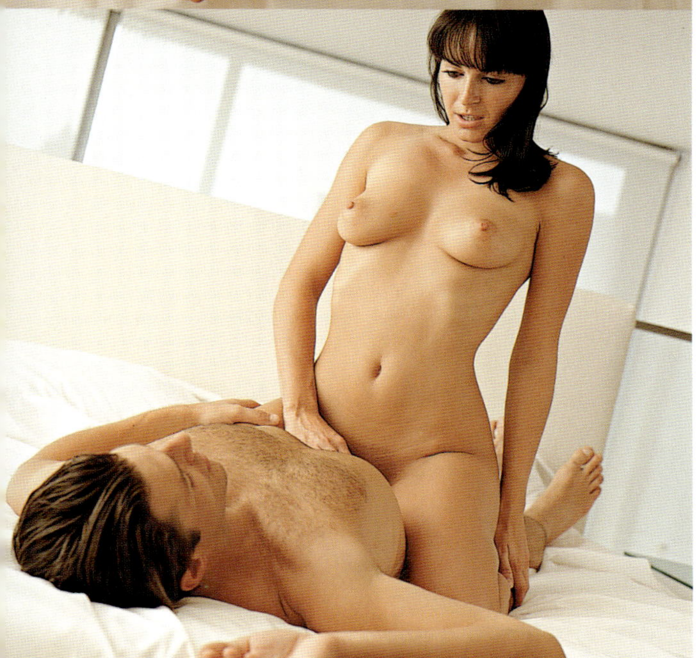

Nun hebt sie sich auf den Knien so weit wie nötig nach oben, führt seinen Penis ein und lässt sich dann langsam sinken, bis sie über seinen Genitalien sitzt. In dieser Position kann sie auch ihre Klitoris streicheln und hat dadurch ihre Orgasmen besser im Griff. Wenn Sie Hemmungen haben, sich vom Partner so genau beobachten zu lassen, sollten Sie daran denken, dass Männer den Körper der Geliebten beim Sex kaum kritisch beäugen und dass sie es genießen, wenn sie das Kommando übernimmt.

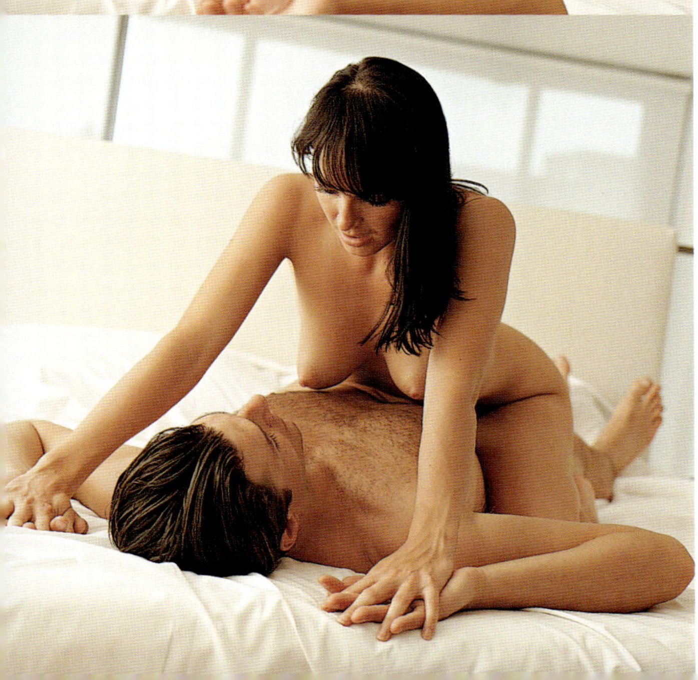

Die Frau stützt sich mit den Händen neben seinem Kopf ab und beugt sich nach vorne, ohne seinen Bauch zu berühren. Dann steuert sie die Bewegungen und das Tempo. Ihr Becken tanzt auf und ab oder beschreibt Kreise, und sie variiert die Bewegungen und den Rhythmus nach Belieben. Das alles löst bei beiden Partnern vielfältige Empfindungen aus.

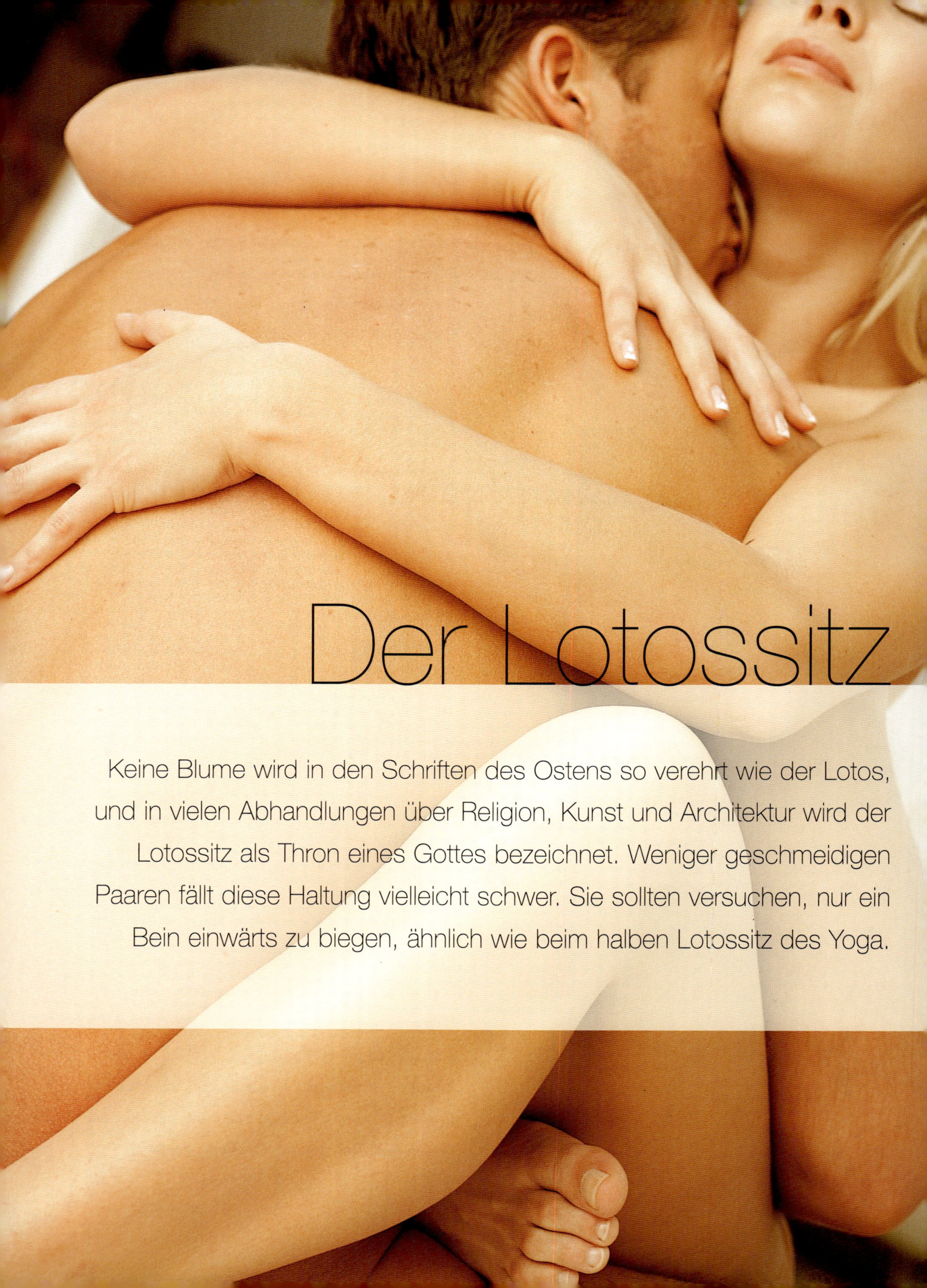

Der Lotossitz

Keine Blume wird in den Schriften des Ostens so verehrt wie der Lotos, und in vielen Abhandlungen über Religion, Kunst und Architektur wird der Lotossitz als Thron eines Gottes bezeichnet. Weniger geschmeidigen Paaren fällt diese Haltung vielleicht schwer. Sie sollten versuchen, nur ein Bein einwärts zu biegen, ähnlich wie beim halben Lotossitz des Yoga.

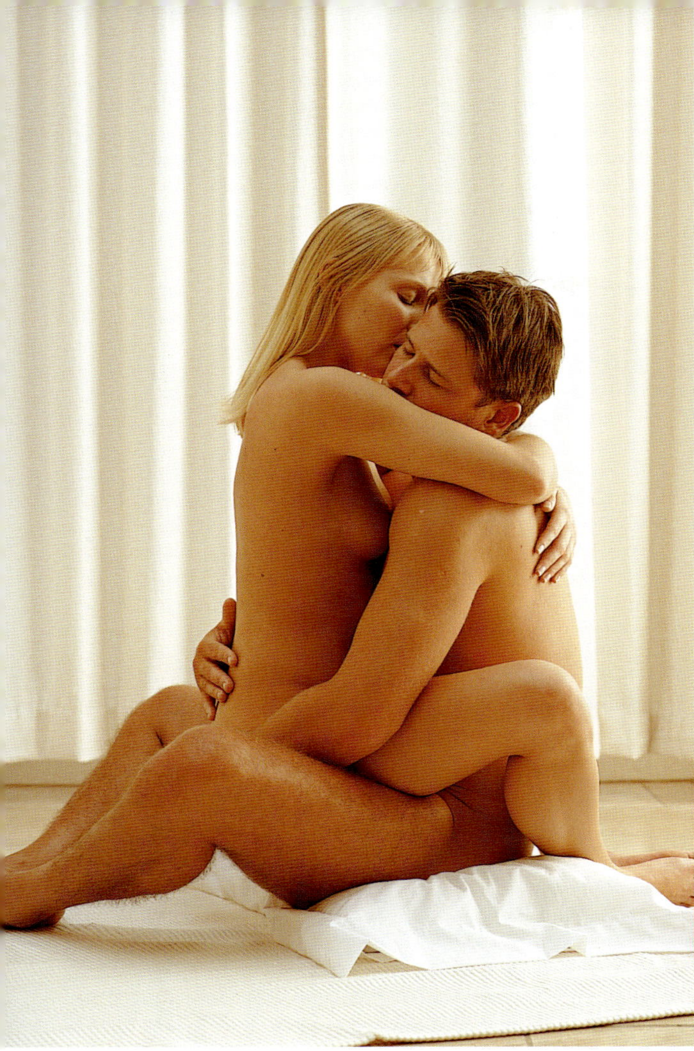
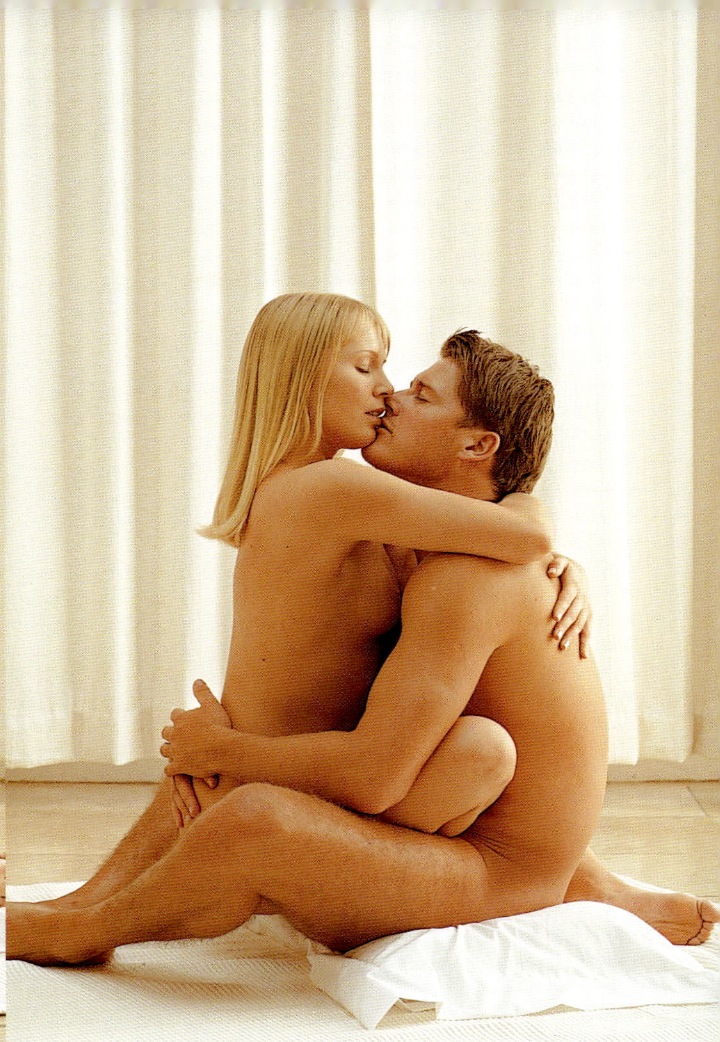

Beide Partner stehen einander gegenüber und lassen sich dann zu Boden sinken, bis die Frau in der Mulde zwischen seinen Oberschenkeln sitzt. Nun schlingt er die Beine locker um ihren Rücken. Sie kreuzt die Beine so, dass sie eine Lotosposition einnimmt. Den linken Fuß legt sie auf seinen linken Oberschenkel und den rechten auf seinen rechten Oberschenkel. Einfacher ist es, wenn sie ein Bein um die Taille des Partners und das andere auf seinen Schenkel legt. Sie schlingt die Arme um seinen Hals, und er zieht sie an sich und dringt in sie ein. Dabei hält er sie an der Taille fest oder schiebt die Hände unter ihren Po. Nur sehr geschmeidige Paare können sich in dieser Haltung ausgiebig bewegen; aber der Mann kann die Frau unter dem Po halten und sie auf und ab bewegen.

Experimentieren Sie mit dieser Stellung, um sie Ihren körperlichen Fähigkeiten anzupassen. Sie ist ideal für ein langes, sinnliches Liebesspiel.

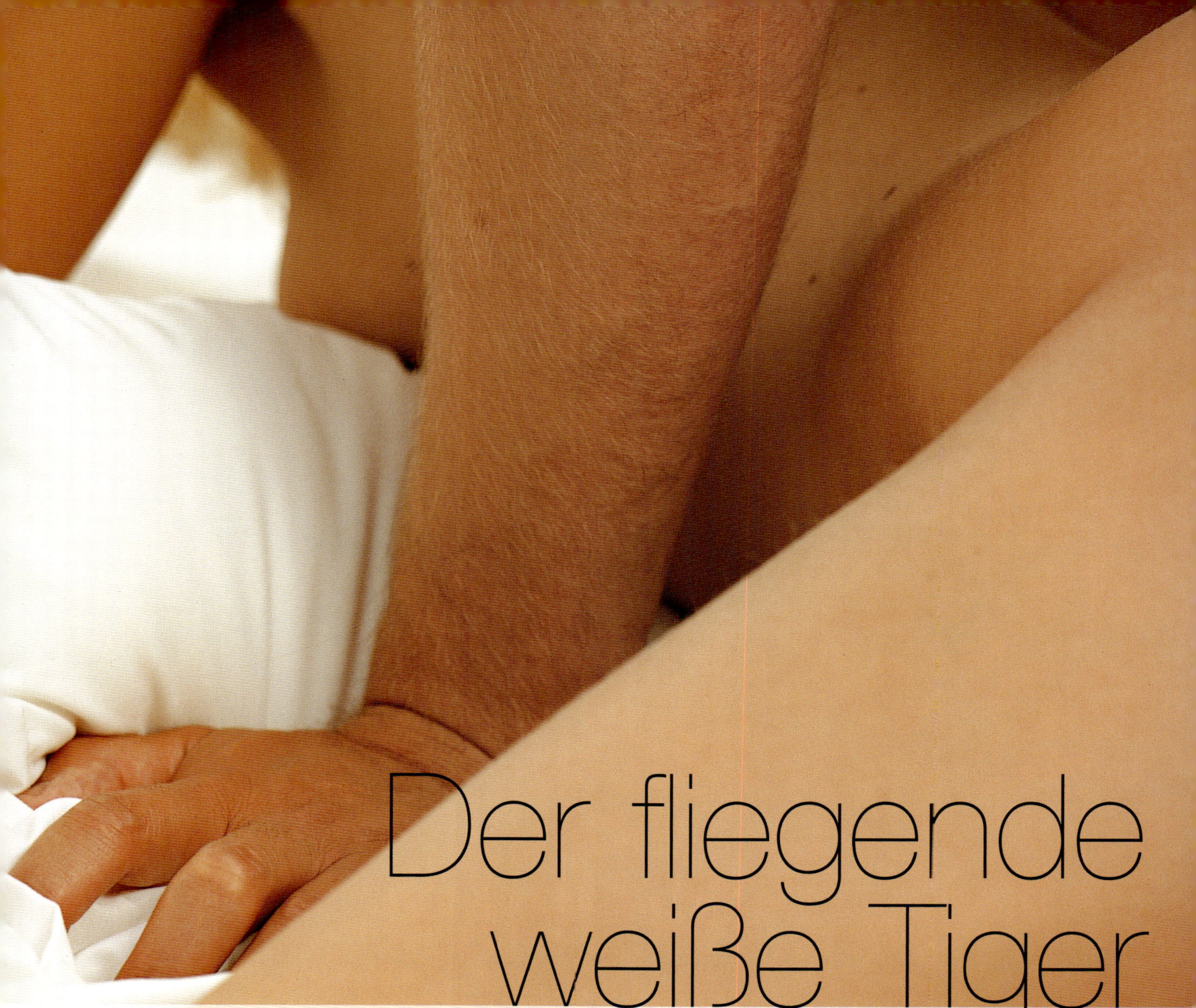

Der fliegende weiße Tiger

Männer finden es extrem erregend, von hinten in die Partnerin einzudringen. Ihre Stöße sind dann tiefer, und sie können sie besser steuern. Außerdem bietet die Partnerin in dieser Position einen besonders aufreizenden Anblick. Bei der Frau wird die Stimulation des G-Punktes erleichtert, und sie kann die Tiefe des Eindringens durch die Zahl der Kissen unter dem Bauch und den Hüften bestimmen.

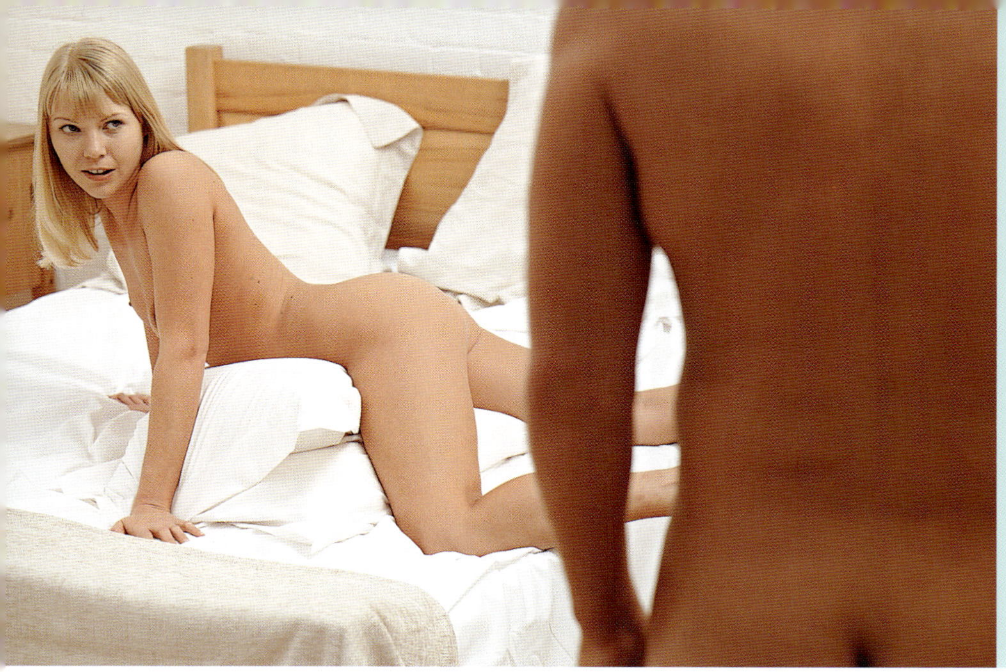

Während der Mann die Frau beobachtet, nimmt sie eine bequeme Stellung auf den Knien ein. Sie sollte sich so abstützen, dass sie die Position einige Zeit durchhält, und sich beim Einnehmen der Stellung genügend Zeit lassen – denn ihr Geliebter wird erregt, wenn er ihre Bewegungen verfolgt. Sie kann Kissen unter den Oberkörper schieben, um die Arme zu entlasten, und mit Kissen unter dem Bauch die Tiefe des Eindringens bestimmen. Der mittlerweile sehr erregte Mann kniet sich hinter die Partnerin und dringt sofort ein. Er hält sie an der Taille fest und zieht sie an sich. Eine Mischung aus tiefen und flachen Stößen ist in dieser Position ideal und verlängert den Genuss. Die Frau erreicht zwar ihre Klitoris nicht, aber sie kann sie am Rand eines Kissens reiben, um den Orgasmus zu beschleunigen.

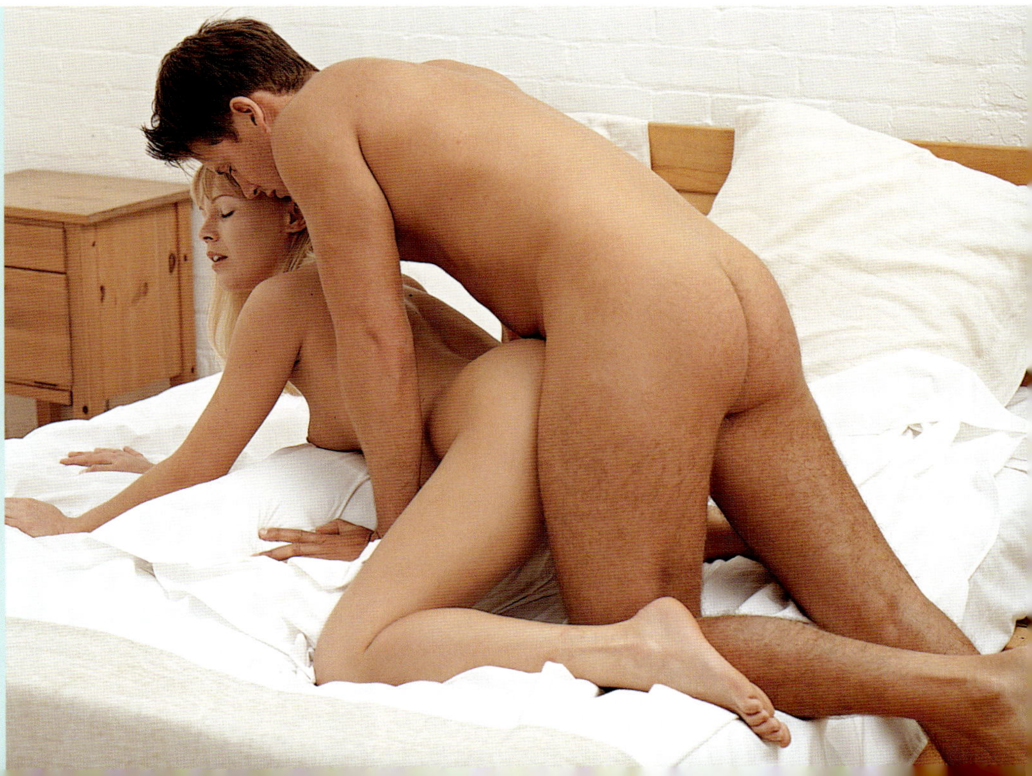

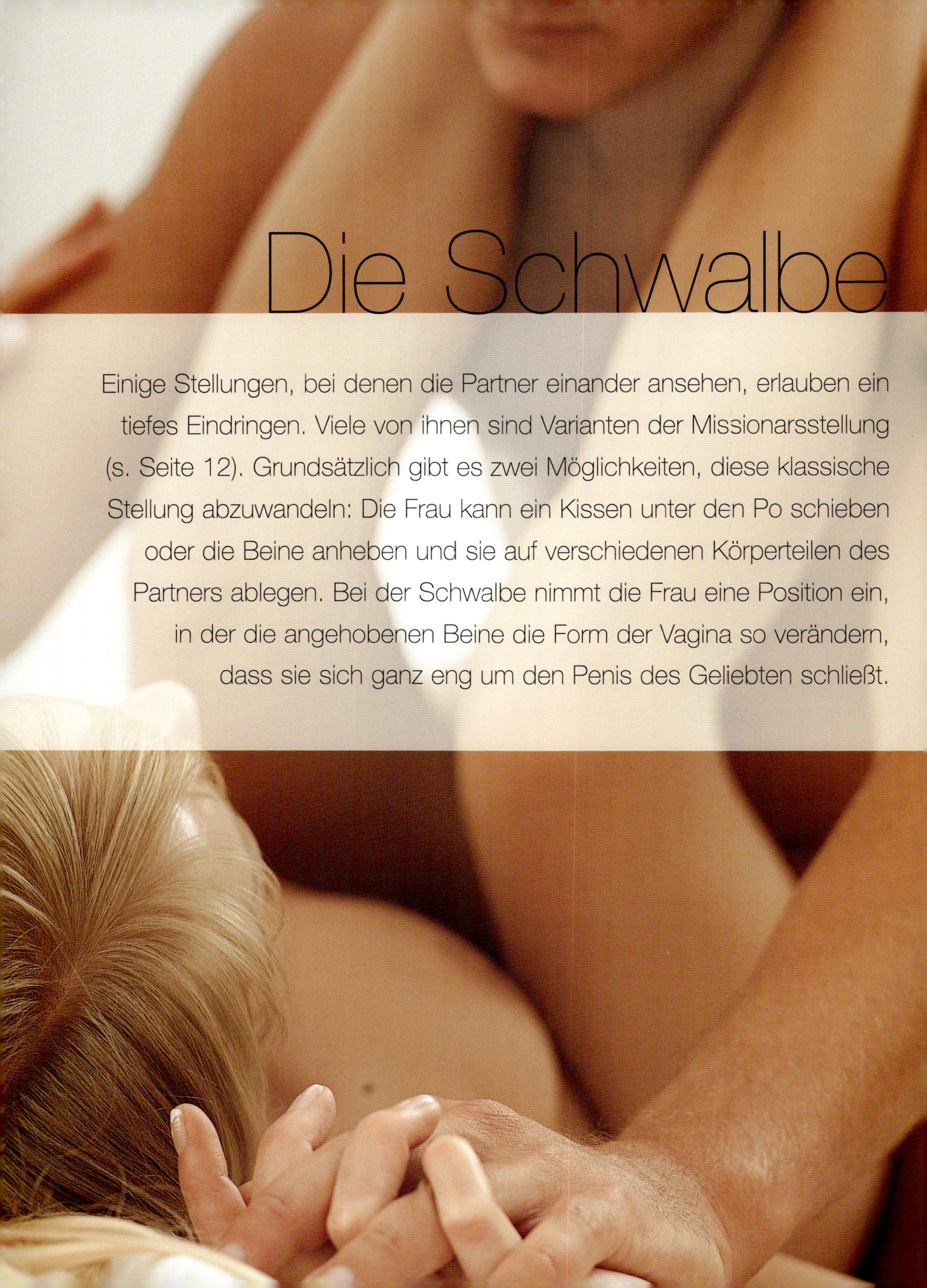

Die Schwalbe

Einige Stellungen, bei denen die Partner einander ansehen, erlauben ein tiefes Eindringen. Viele von ihnen sind Varianten der Missionarsstellung (s. Seite 12). Grundsätzlich gibt es zwei Möglichkeiten, diese klassische Stellung abzuwandeln: Die Frau kann ein Kissen unter den Po schieben oder die Beine anheben und sie auf verschiedenen Körperteilen des Partners ablegen. Bei der Schwalbe nimmt die Frau eine Position ein, in der die angehobenen Beine die Form der Vagina so verändern, dass sie sich ganz eng um den Penis des Geliebten schließt.

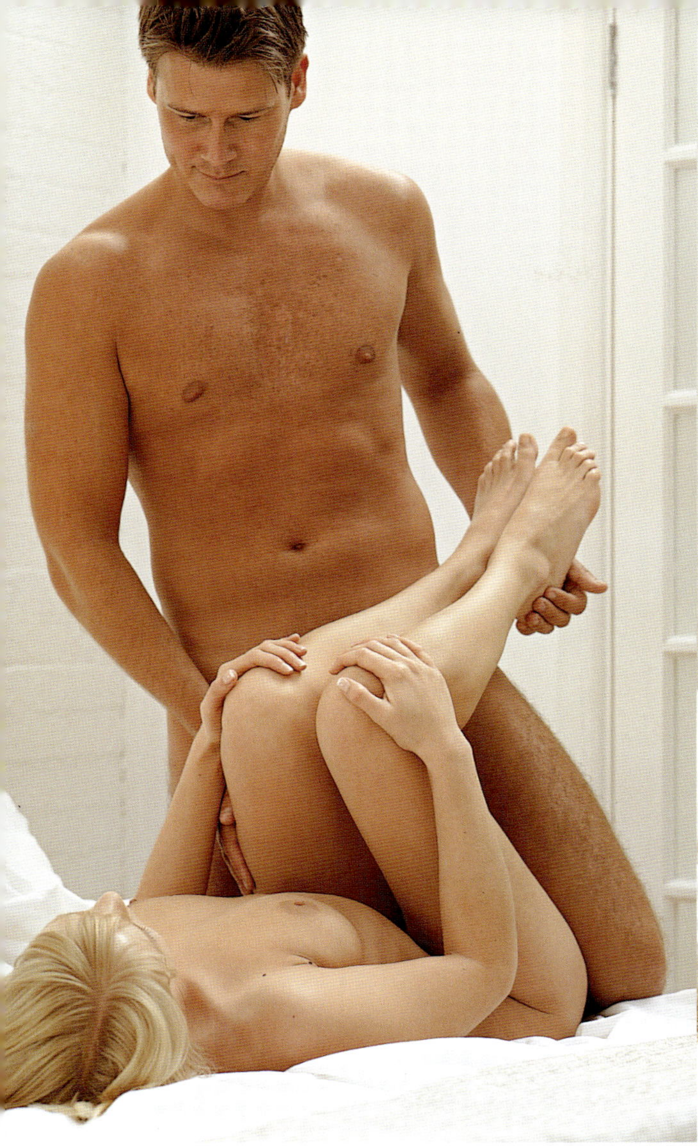

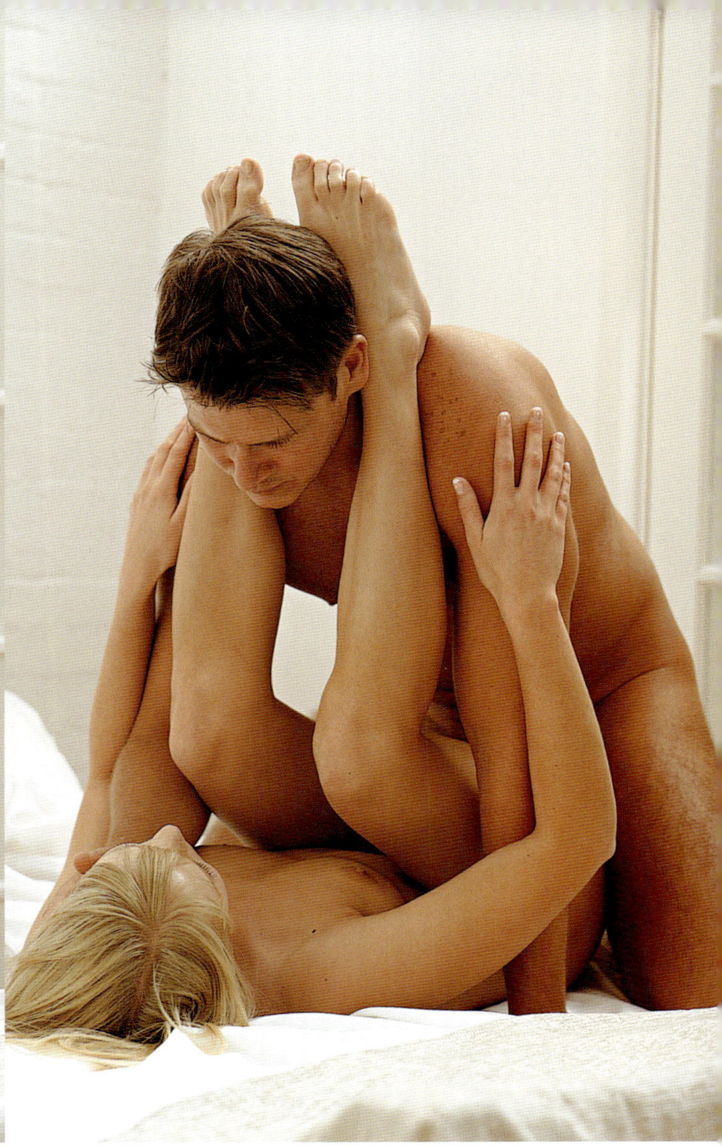

Die Frau liegt auf dem Rücken, ihr Kopf ruht auf einem Kissen. Sie zieht die Knie an die Brust, ihre Füße bleiben oben. In dieser Position stellt sie die Genitalien vor dem Partner zur Schau, und ihre Vagina wird kürzer und enger. Der Mann kniet vor ihr. Für ihn ist diese Stellung äußerst erregend.

Nun legt die Frau die Füße auf seine Schultern, damit ihre Beinmuskeln nicht zu müde werden. Die Liebenden können einander in die Augen schauen, während der Mann in die Frau eindringt und sich dabei mit den Händen abstützt. Er steuert die Bewegungen und variiert die Tiefe und den Rhythmus seiner Stöße, so dass beide vielfältige Empfindungen genießen können.

Die Schwalbe ist eine sehr lustvolle Stellung, weil sie tiefes Eindringen in eine enge Vagina ermöglicht.

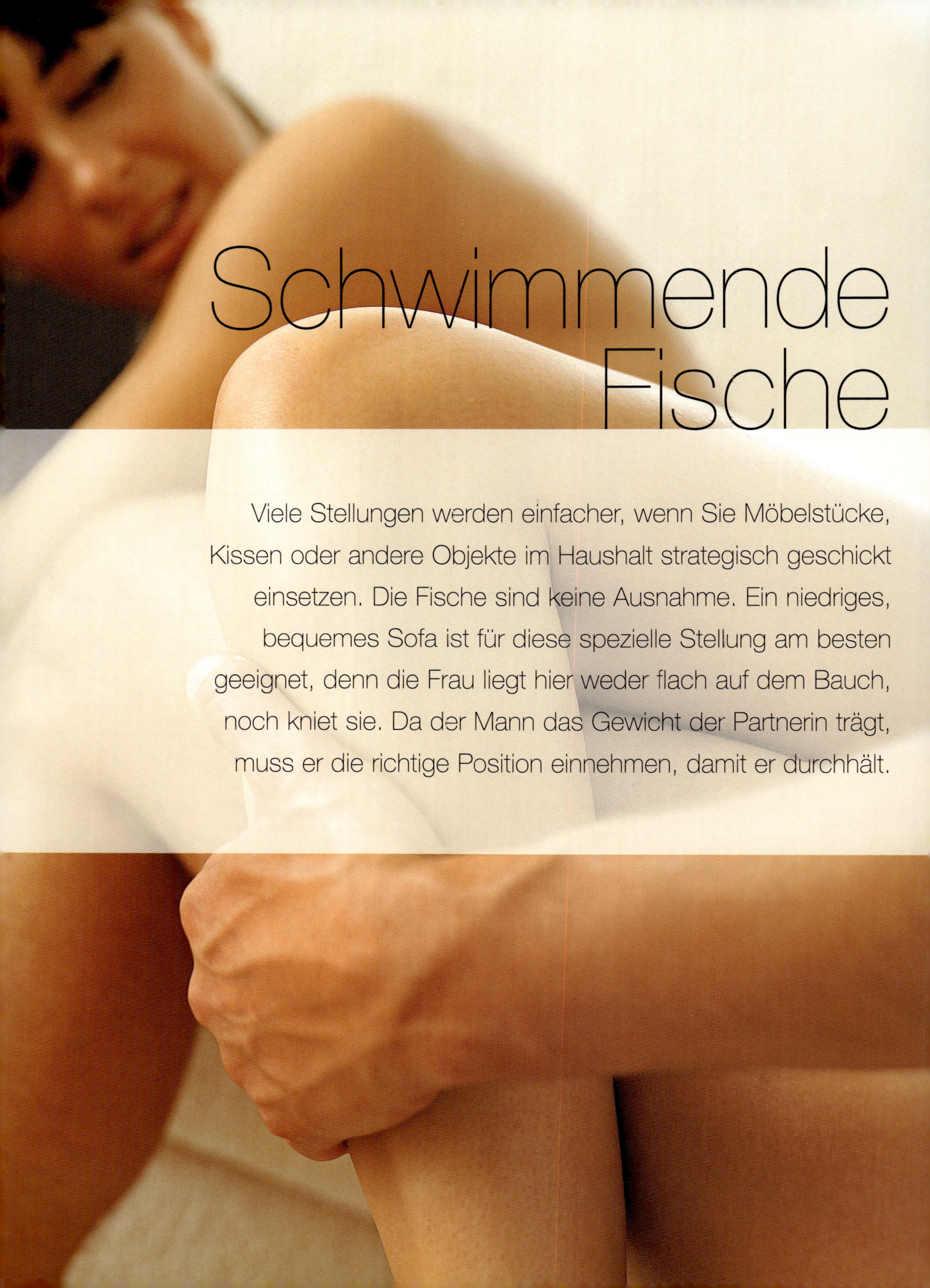

Schwimmende Fische

Viele Stellungen werden einfacher, wenn Sie Möbelstücke, Kissen oder andere Objekte im Haushalt strategisch geschickt einsetzen. Die Fische sind keine Ausnahme. Ein niedriges, bequemes Sofa ist für diese spezielle Stellung am besten geeignet, denn die Frau liegt hier weder flach auf dem Bauch, noch kniet sie. Da der Mann das Gewicht der Partnerin trägt, muss er die richtige Position einnehmen, damit er durchhält.

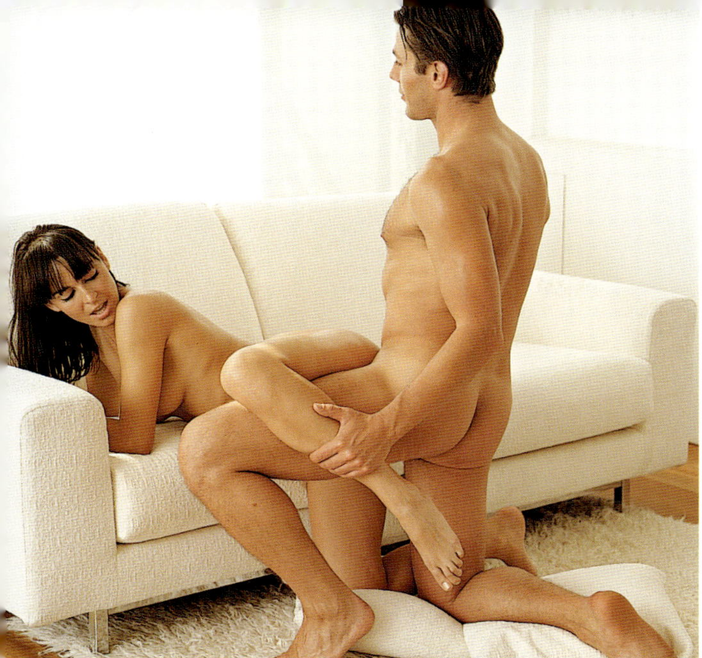

Die Frau legt den Oberkörper auf ein niedriges Sofa oder Bett. Der Mann nähert sich von hinten und setzt das rechte Knie auf ein Kissen; das andere Knie bleibt im rechten Winkel angehoben. Die Frau sitzt, von ihm abgewandt, auf seinem linken Oberschenkel; ihr linkes Knie zeigt nach vorne, das rechte ruht auf dem Boden vor dem rechten Knie des Partners. Die Ellbogen stützt sie auf den Sofa- oder Bettrand.

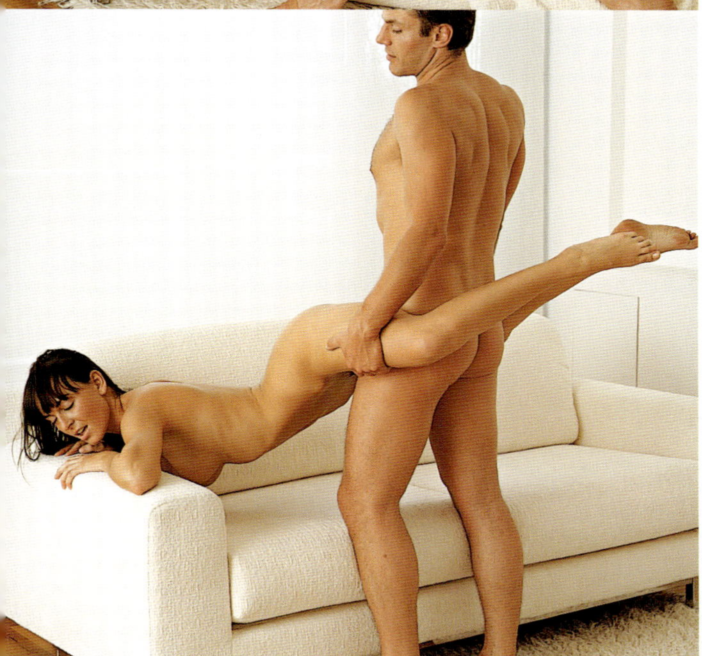

Während der Mann ihre Taille hält, lässt sie sich aufs Sofa sinken, so dass es den größten Teil ihres Oberkörpers trägt. Nun steht der Mann auf, lässt die Hände an den Oberschenkeln der Partnerin nach unten gleiten und hebt ihre Beine bis in Höhe seiner Taille hoch, so dass er in sie eindringen kann.

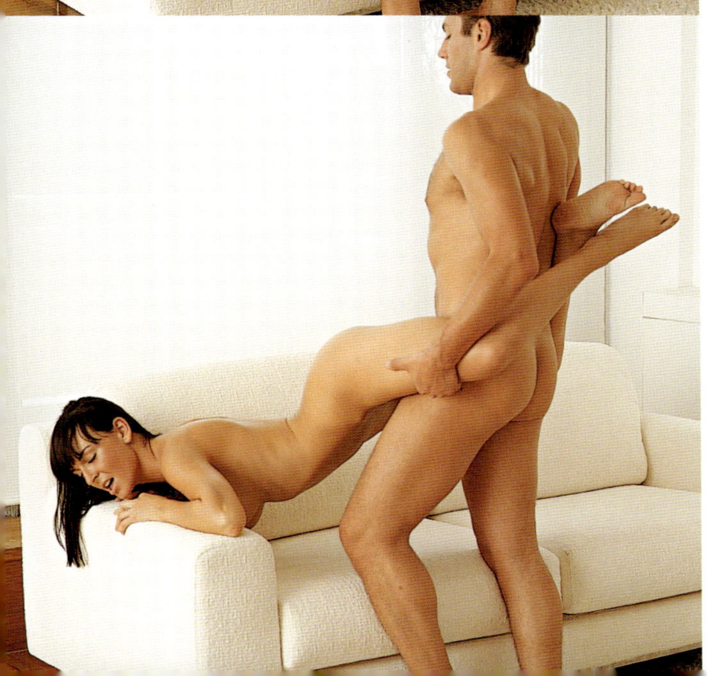

Sobald er in ihr ist, beugt sie die Knie und kreuzt die Unterschenkel hinter seinem Rücken, während er stößt. Dadurch schließt sich die Vagina eng um den Penis, und beide Liebenden genießen höchste Lustgefühle.

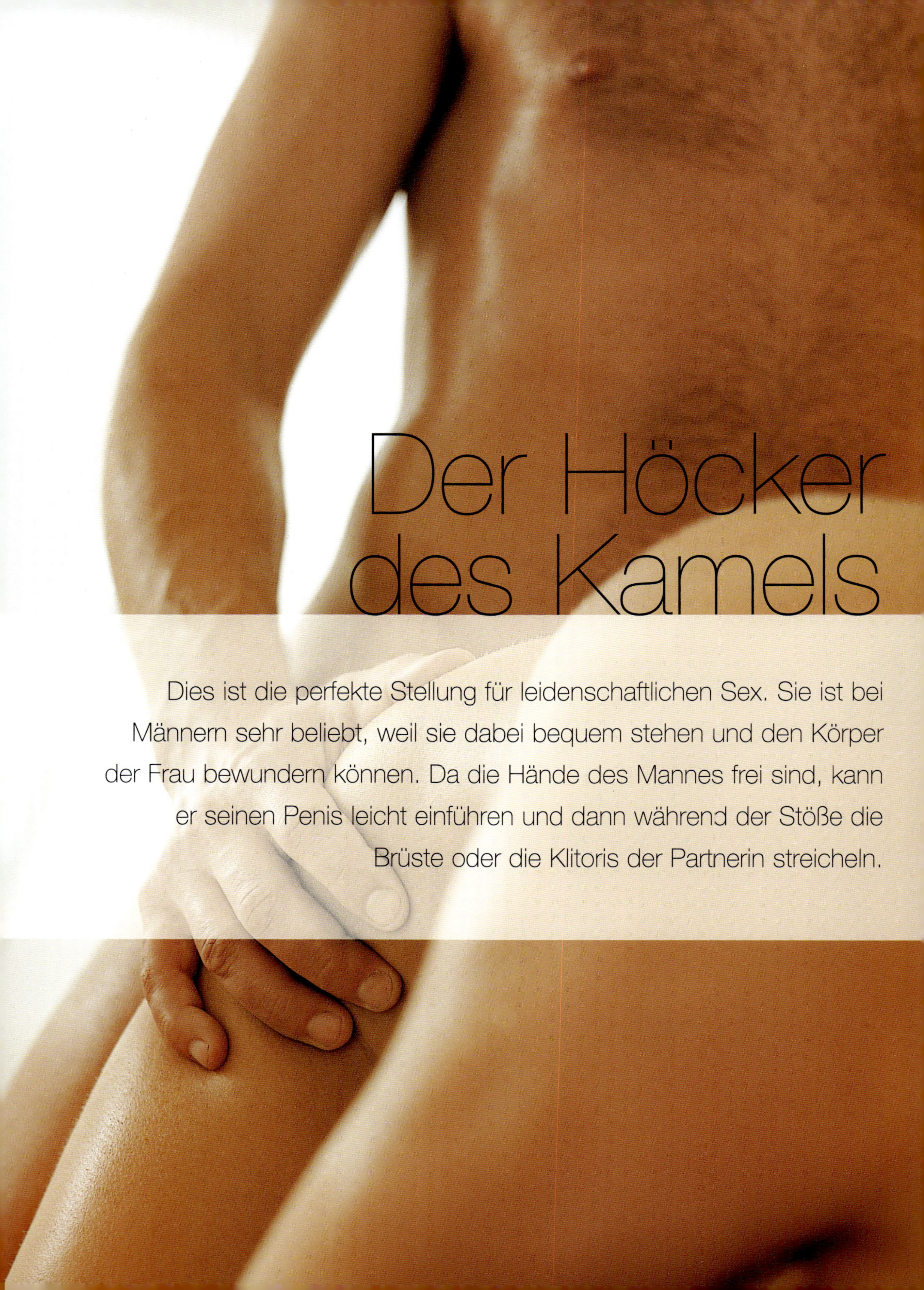

Der Höcker des Kamels

Dies ist die perfekte Stellung für leidenschaftlichen Sex. Sie ist bei Männern sehr beliebt, weil sie dabei bequem stehen und den Körper der Frau bewundern können. Da die Hände des Mannes frei sind, kann er seinen Penis leicht einführen und dann während der Stöße die Brüste oder die Klitoris der Partnerin streicheln.

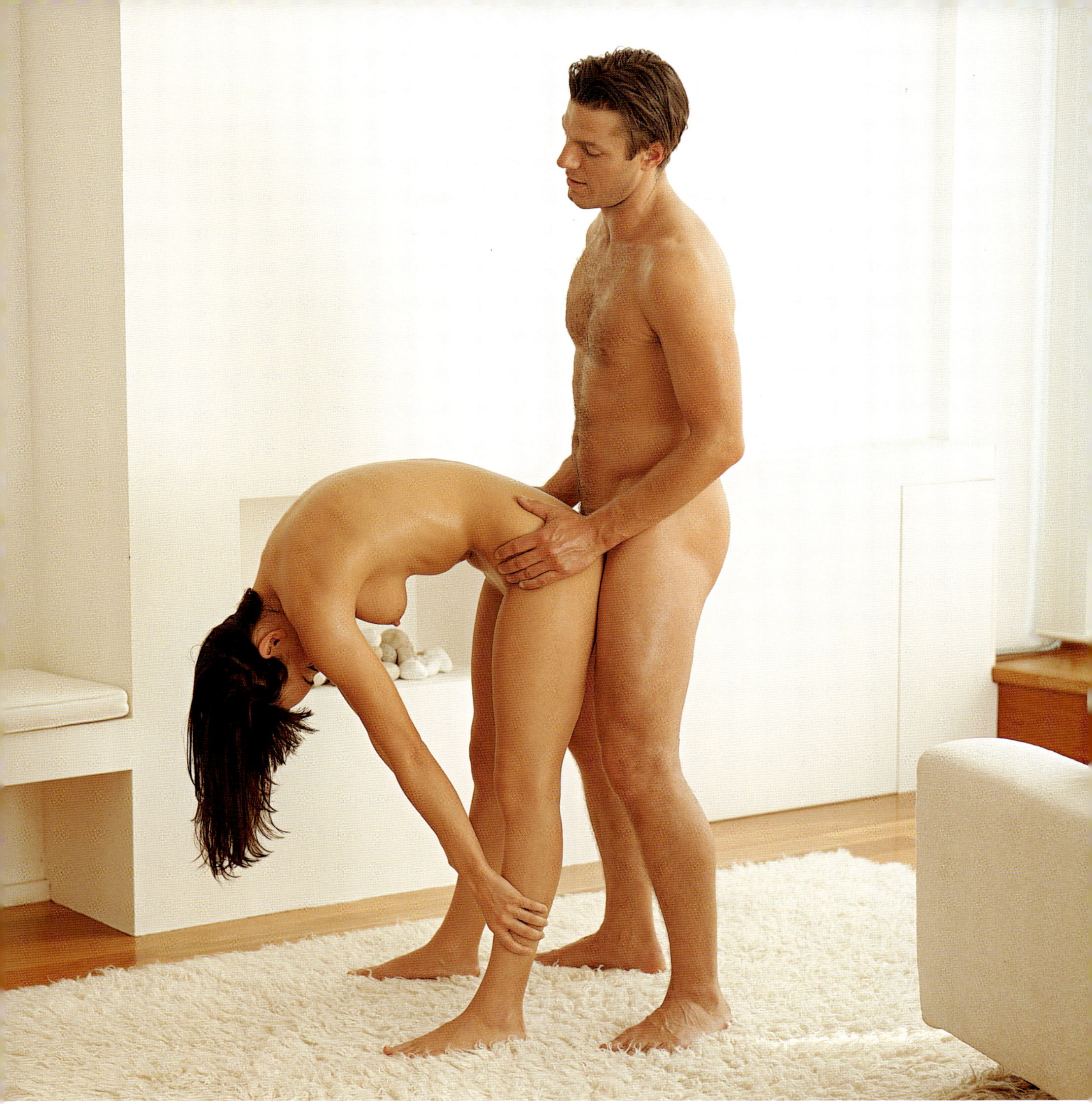

Die Frau steht vor dem Mann und wendet ihm den Rücken zu. Dann beugt sie sich aus der Taille so weit wie möglich vor. Wenn sie nicht so geschmeidig ist, dass sie den Boden erreicht, sollte sie den Oberkörper auf einen Kissenstapel oder auf ein Möbelstück lehnen (zum Beispiel auf die Kante eines Sofas oder Sessels), damit die Haltung nicht unbequem wird. Bewundernd stellt sich der Mann eng hinter die Partnerin und dringt in sie ein. Dabei hält er sie an den Hüften fest. In dieser erregenden Position kann er ihre Genitalien sehen und zugleich seine kräftigen Stöße steuern und beobachten.

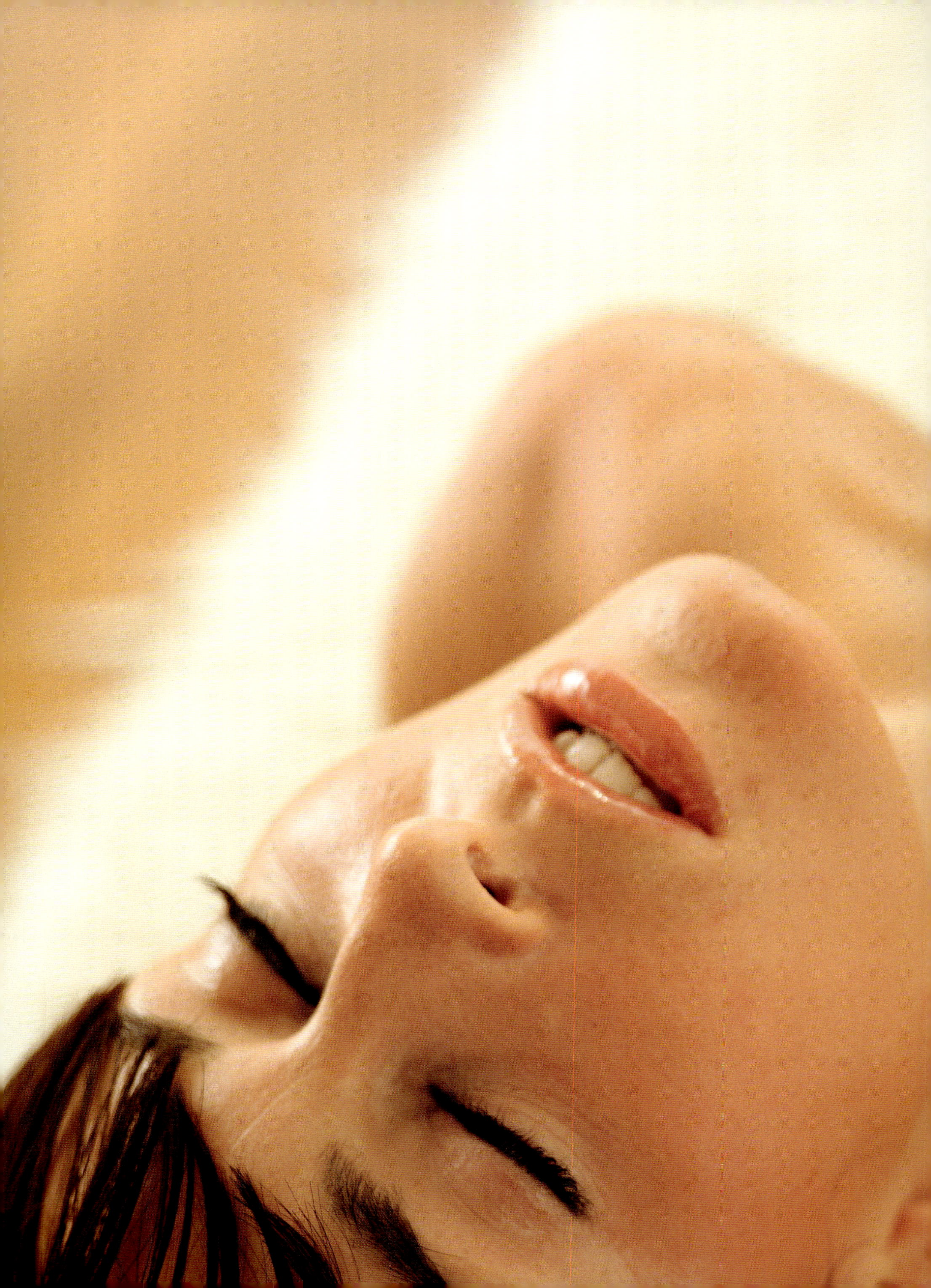

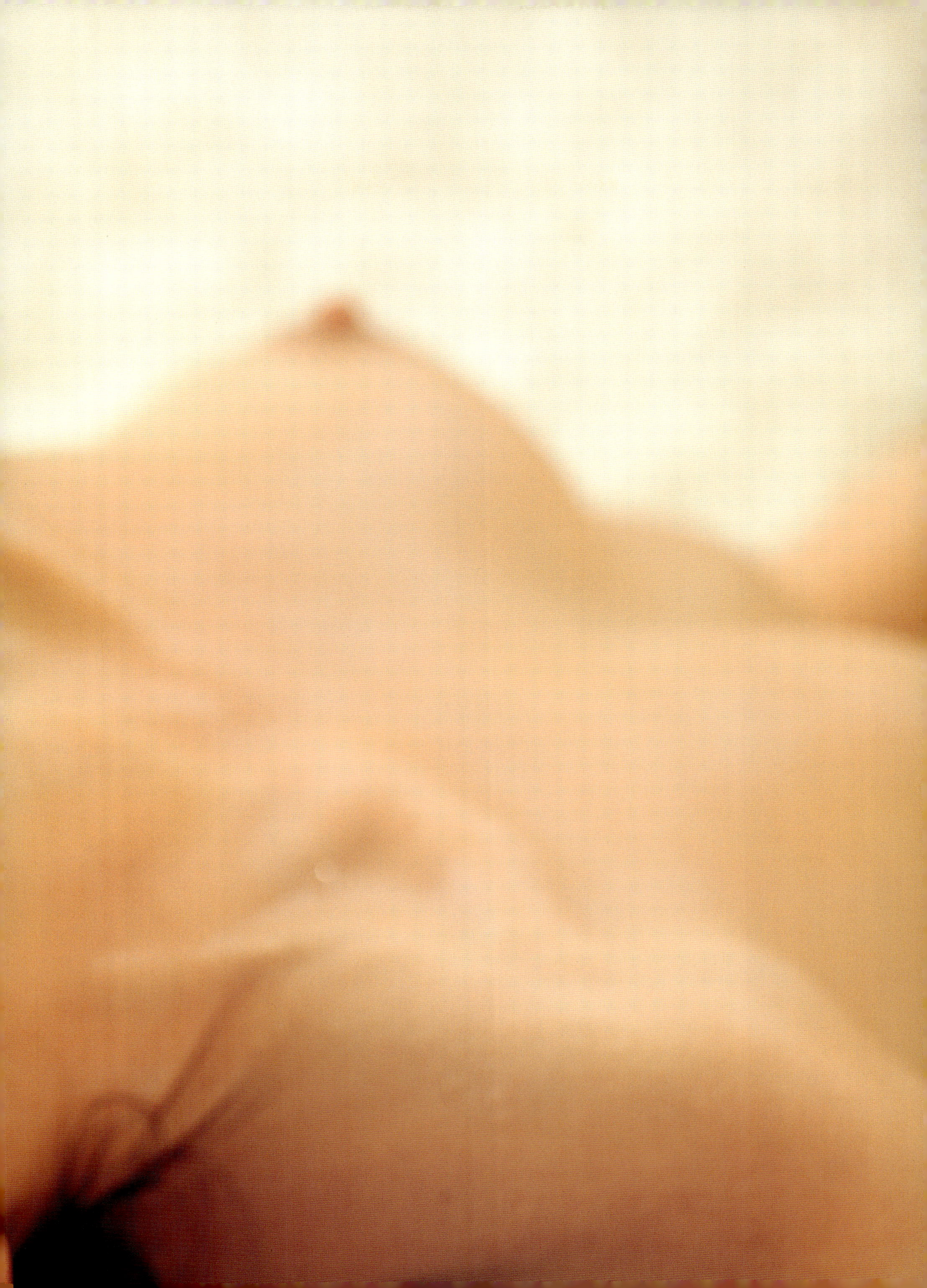

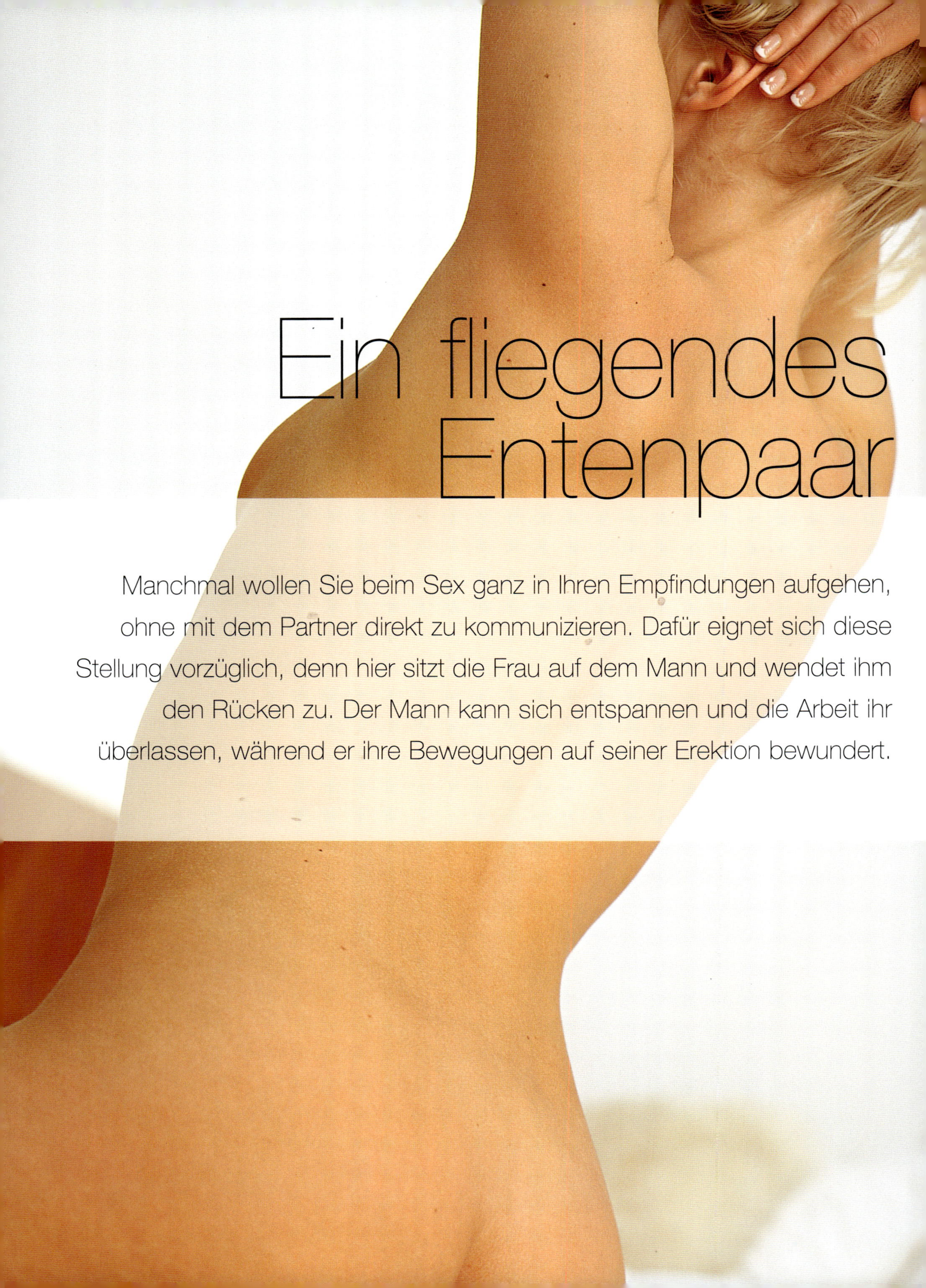

Ein fliegendes Entenpaar

Manchmal wollen Sie beim Sex ganz in Ihren Empfindungen aufgehen, ohne mit dem Partner direkt zu kommunizieren. Dafür eignet sich diese Stellung vorzüglich, denn hier sitzt die Frau auf dem Mann und wendet ihm den Rücken zu. Der Mann kann sich entspannen und die Arbeit ihr überlassen, während er ihre Bewegungen auf seiner Erektion bewundert.

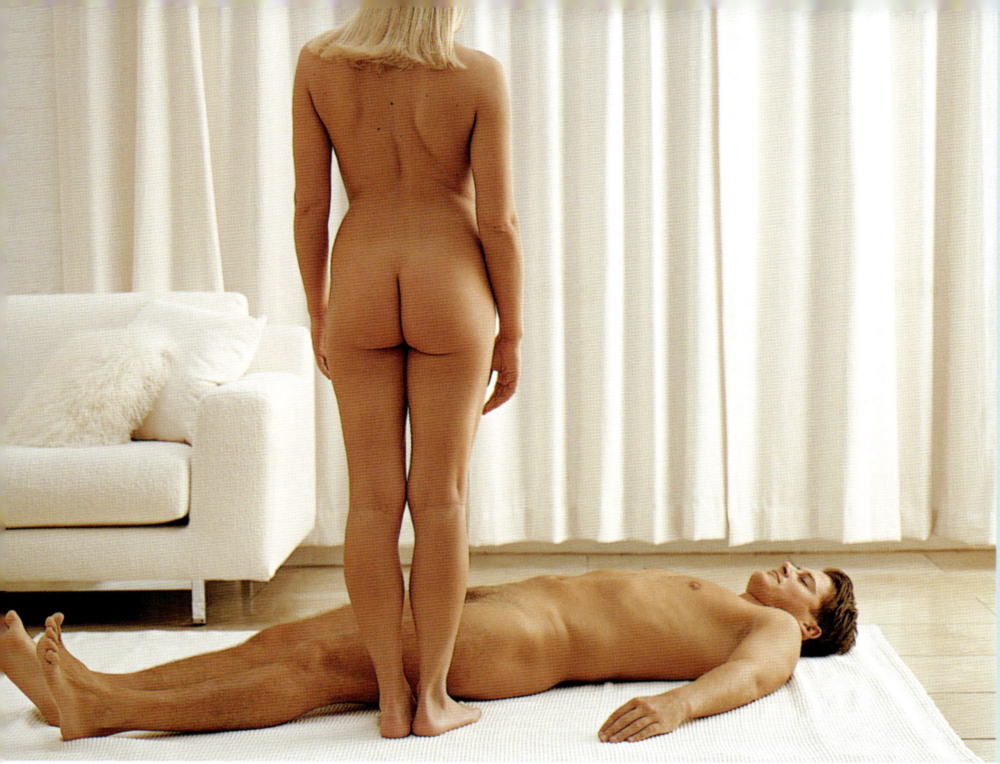

Der Mann liegt mit gestreckten und geschlossenen Beinen auf dem Rücken. Es ist am besten, wenn er stillhält und sich auf die Bewegungen der Partnerin konzentriert. Ein weicher Teppich oder ein festes Bett ist eine geeignete Unterlage.

Die Frau setzt sich in Reithaltung auf ihn und wendet ihm den Rücken zu. Kräftige und geschmeidige Frauen können auch in die Hocke gehen, um einen anderen Penetrationswinkel auszuprobieren. In beiden Fällen lässt die Frau sich auf den erigierten Penis sinken und bewegt das Becken kreisförmig oder auf und ab. Da ihre Hände frei sind, kann sie die Klitoris und die Brüste streicheln, während der Partner ihren Po und ihren Rücken liebkost.

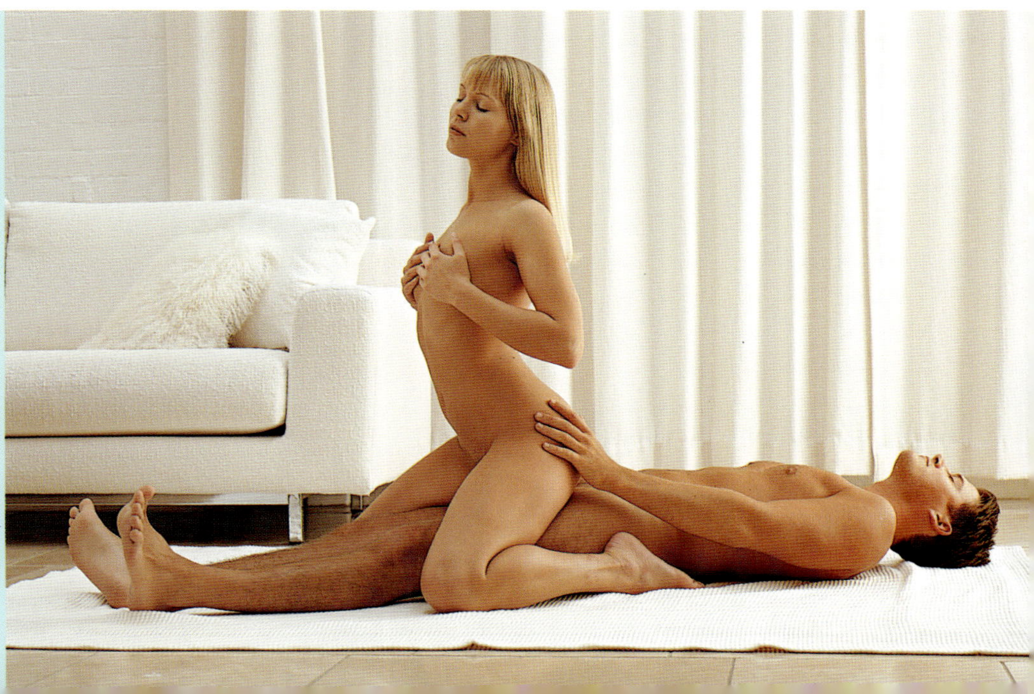

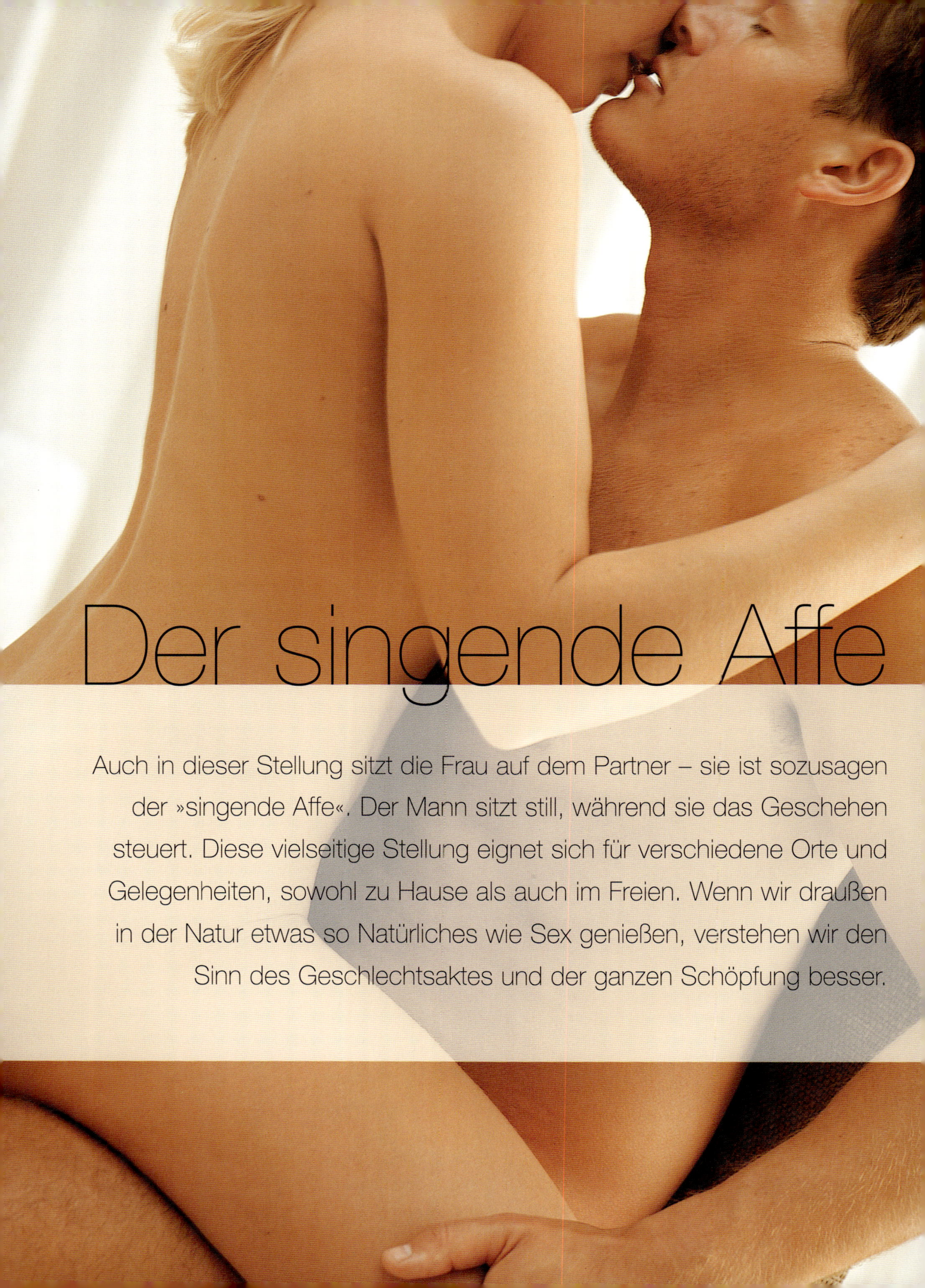

Der singende Affe

Auch in dieser Stellung sitzt die Frau auf dem Partner – sie ist sozusagen der »singende Affe«. Der Mann sitzt still, während sie das Geschehen steuert. Diese vielseitige Stellung eignet sich für verschiedene Orte und Gelegenheiten, sowohl zu Hause als auch im Freien. Wenn wir draußen in der Natur etwas so Natürliches wie Sex genießen, verstehen wir den Sinn des Geschlechtsaktes und der ganzen Schöpfung besser.

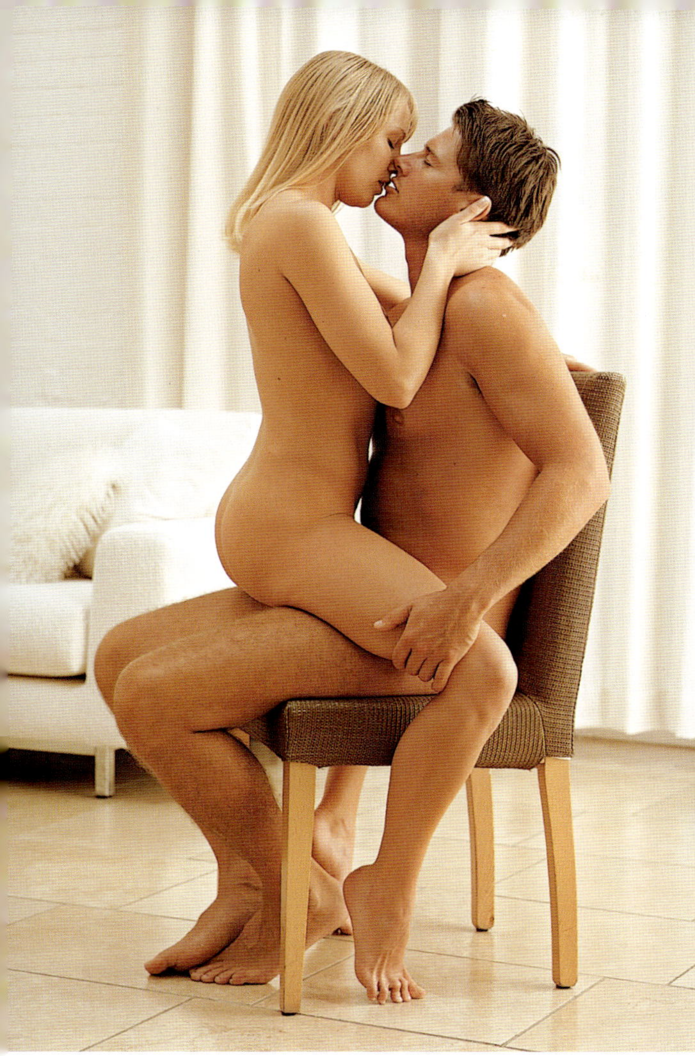

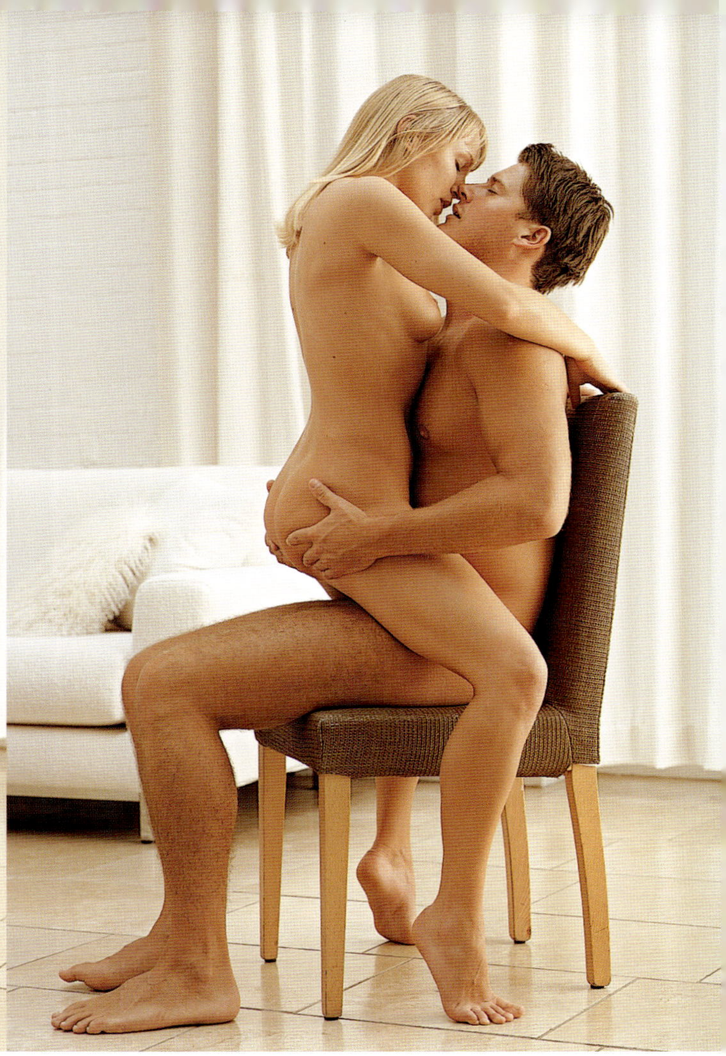

Der Mann setzt sich auf einen gepolsterten Stuhl mit senkrechter Lehne. Die Frau setzt sich auf seinen Schoß und schlingt die Arme um seinen Hals. Sie stützt sich mit den Füßen auf dem Boden ab, hebt sich hoch und hilft dem Partner beim Eindringen.

Der Mann streichelt ihren Po und steuert ihre Bewegungen, wenn er möchte. Das Paar kann zwischen energischen und sanften Bewegungen abwechseln, und der »Steuermann« kann seine Rolle jederzeit an die Partnerin abgeben. Eine Variante dieser Stellung besteht darin, dass die Frau die Hände im Nacken des Partners verschränkt und sich zurücklehnt, wobei sie vielleicht die Füße auf der unteren Strebe des Stuhls balanciert, falls dieser eine hat. Dann hat sie mehr Bewegungsspielraum und kann mit den Hüften kreisen.

Probieren Sie diese Stellung zu Hause und im Freien, wenn Sie Lust auf etwas Neues haben.

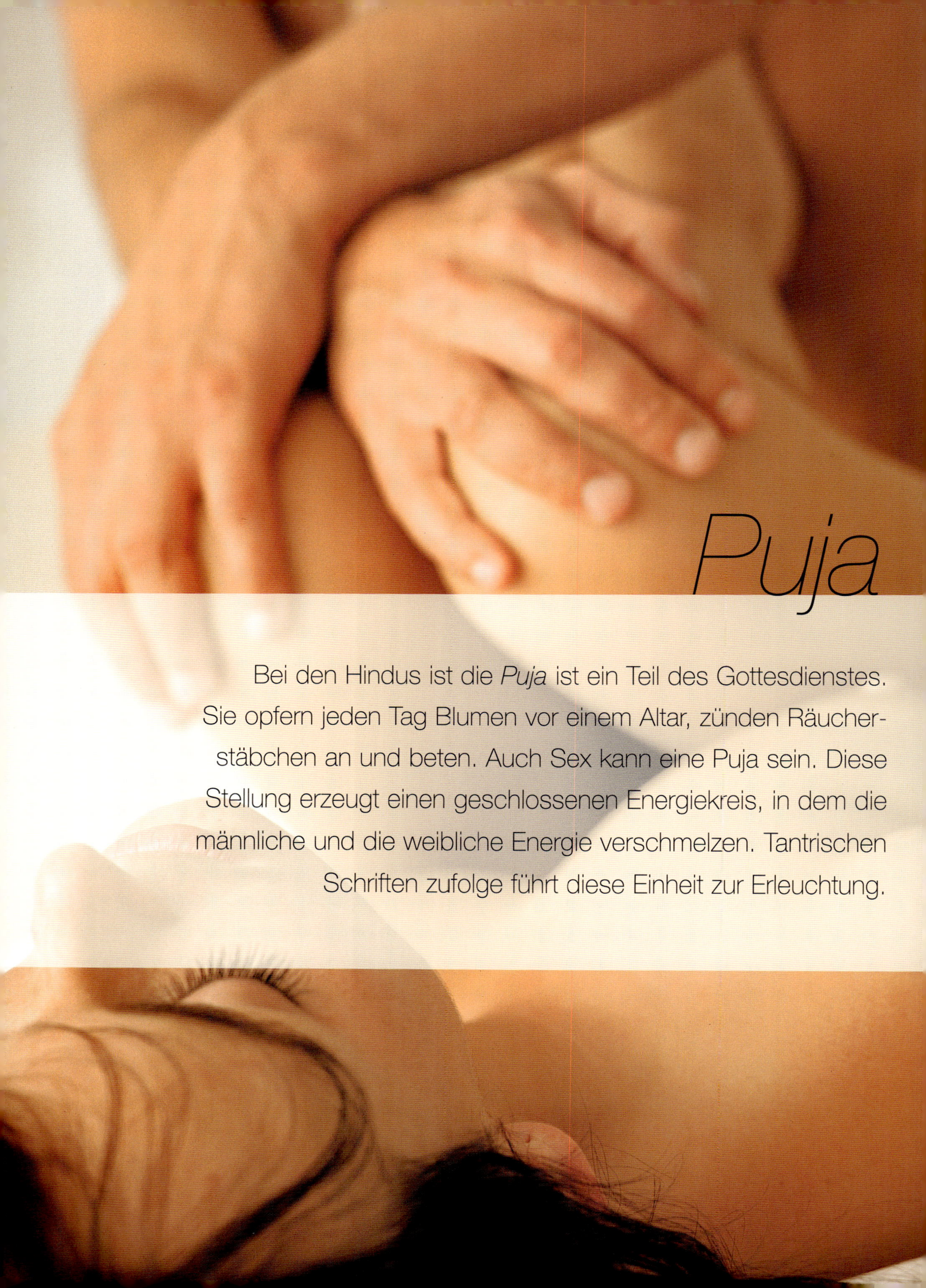

Puja

Bei den Hindus ist die *Puja* ist ein Teil des Gottesdienstes. Sie opfern jeden Tag Blumen vor einem Altar, zünden Räucherstäbchen an und beten. Auch Sex kann eine Puja sein. Diese Stellung erzeugt einen geschlossenen Energiekreis, in dem die männliche und die weibliche Energie verschmelzen. Tantrischen Schriften zufolge führt diese Einheit zur Erleuchtung.

Die Frau liegt entspannt auf dem Rücken, der Mann kniet vor ihr und hilft ihr, die Knie an die Brust zu ziehen. Sobald sie eine bequeme Position gefunden hat, nimmt er ihre Hüften zwischen die Knie und legt ihre Füße an seine Brust, um ihre Beine abzustützen.

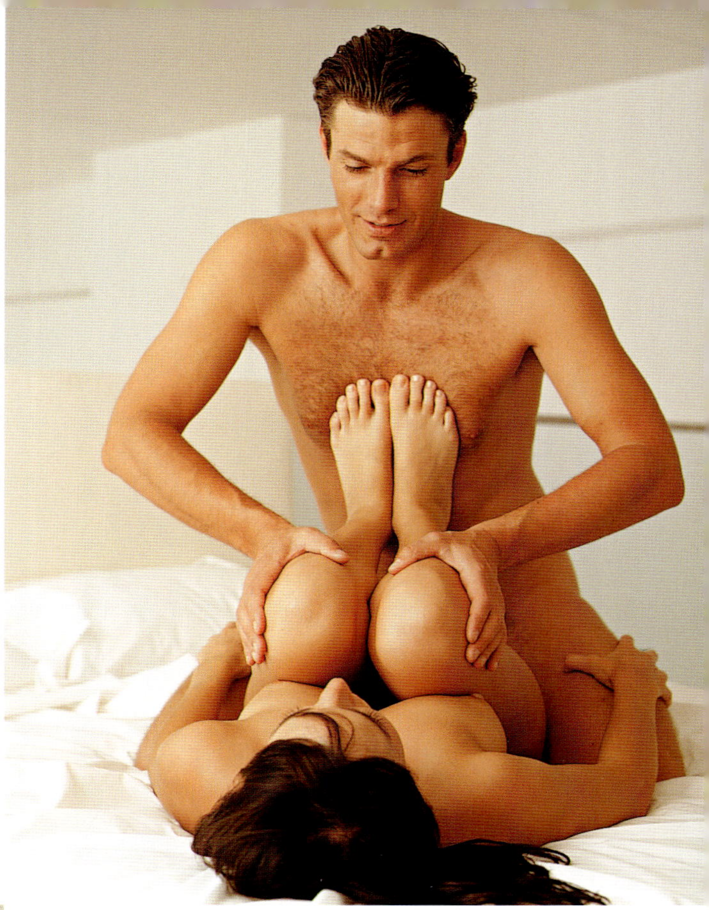

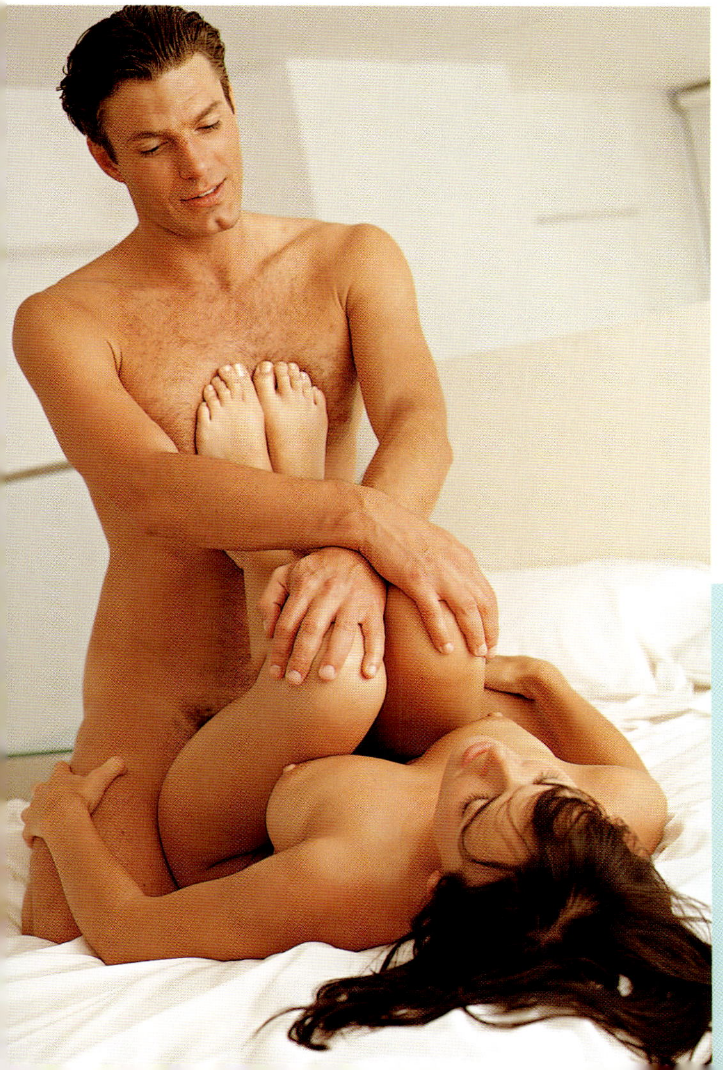

Nachdem er eingedrungen ist, bestimmt er Tempo und Rhythmus der Stöße. Er hält ihre Knie zusammen, indem er über ihnen die Arme kreuzt. Das hilft ihm, energischer zu stoßen, und die Vagina schließt sich enger um den Penis, was die Lustgefühle bei beiden erhöht.

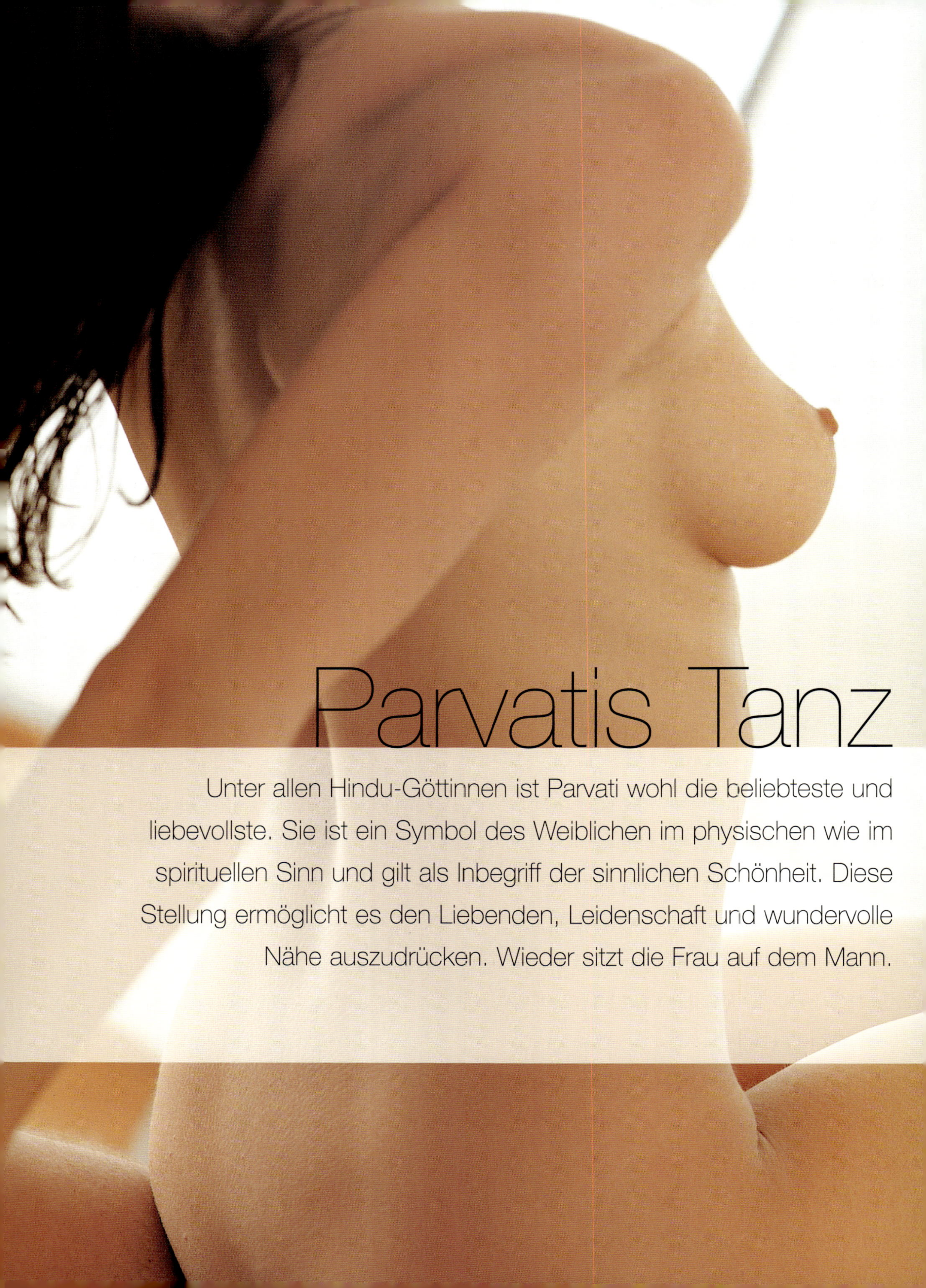

Parvatis Tanz

Unter allen Hindu-Göttinnen ist Parvati wohl die beliebteste und liebevollste. Sie ist ein Symbol des Weiblichen im physischen wie im spirituellen Sinn und gilt als Inbegriff der sinnlichen Schönheit. Diese Stellung ermöglicht es den Liebenden, Leidenschaft und wundervolle Nähe auszudrücken. Wieder sitzt die Frau auf dem Mann.

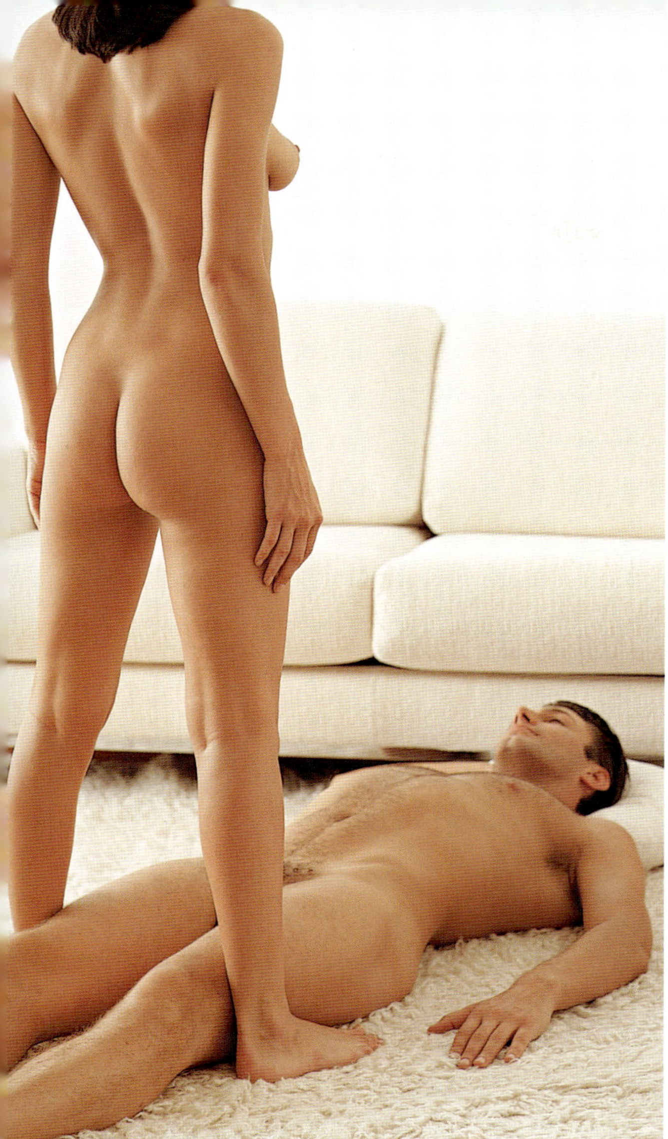

Der Mann liegt rücklings auf dem Bett oder auf einem weichen Teppich. Manche Paare bevorzugen den Boden, weil er stabiler ist als das Bett, so dass die Frau das Gleichgewicht besser bewahren kann. Sie steht über seinen Oberschenkeln und geht dann in die Hocke. Ihre Knie zeigen zu seinem Kopf, ihre Füße stehen neben seinen Hüften.

Nachdem die Frau den Penis eingeführt hat, stützt sie sich mit den Händen auf den Schienbeinen des Mannes ab und presst die Beine fest zusammen. Dann lässt sie das Becken kreisen und wechselt dabei die Richtung, wann immer sie will. Sie wirft den Kopf zurück und schüttelt das Haar, als wäre sie soeben aus dem Wasser gestiegen. Wenn es der Frau schwer fällt, in der Hocke das Gleichgewicht zu bewahren, sollte sie die Hände des Partners halten, ihre Finger mit seinen verschränken und ihre Handflächen an seine drücken.

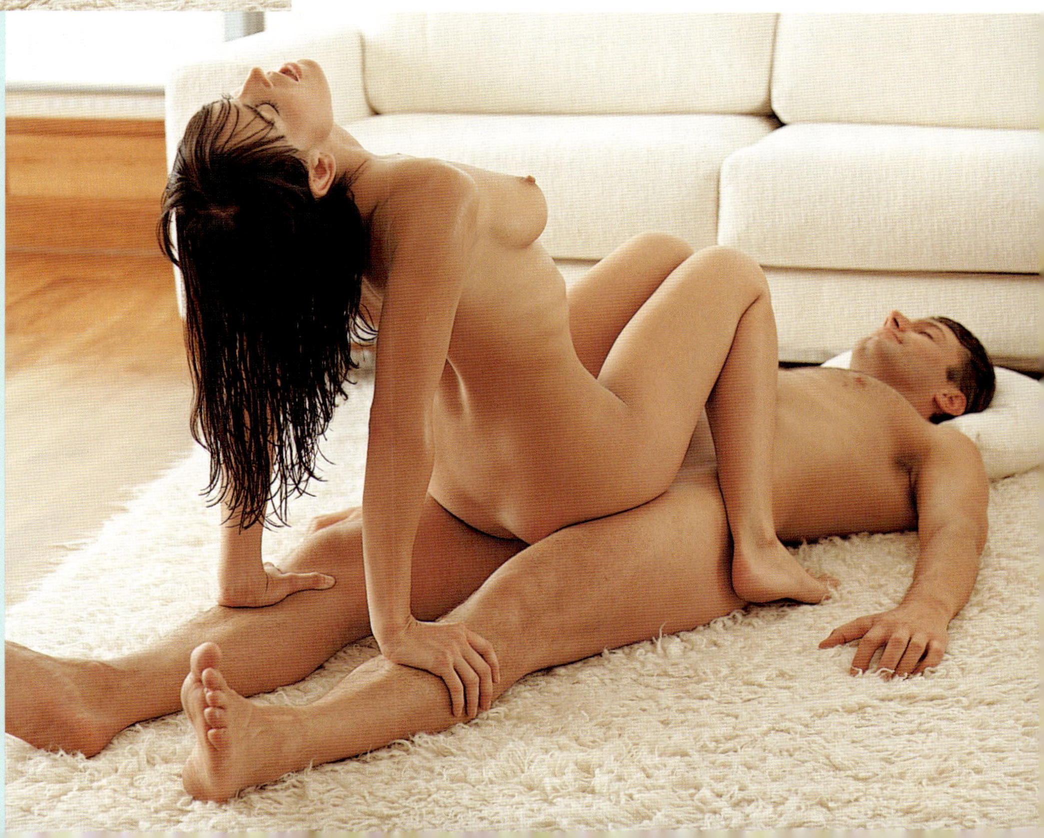

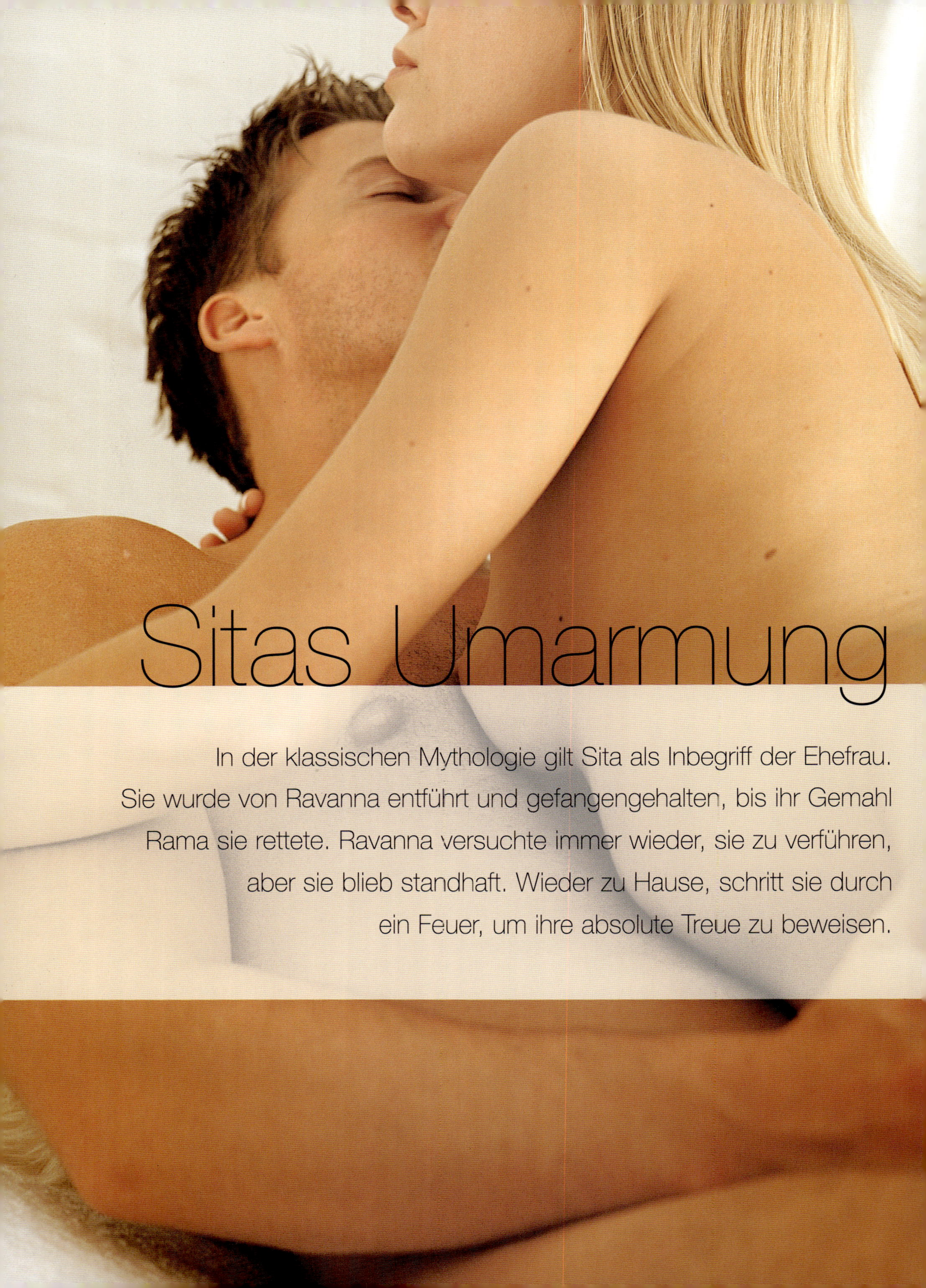

Sitas Umarmung

In der klassischen Mythologie gilt Sita als Inbegriff der Ehefrau. Sie wurde von Ravanna entführt und gefangengehalten, bis ihr Gemahl Rama sie rettete. Ravanna versuchte immer wieder, sie zu verführen, aber sie blieb standhaft. Wieder zu Hause, schritt sie durch ein Feuer, um ihre absolute Treue zu beweisen.

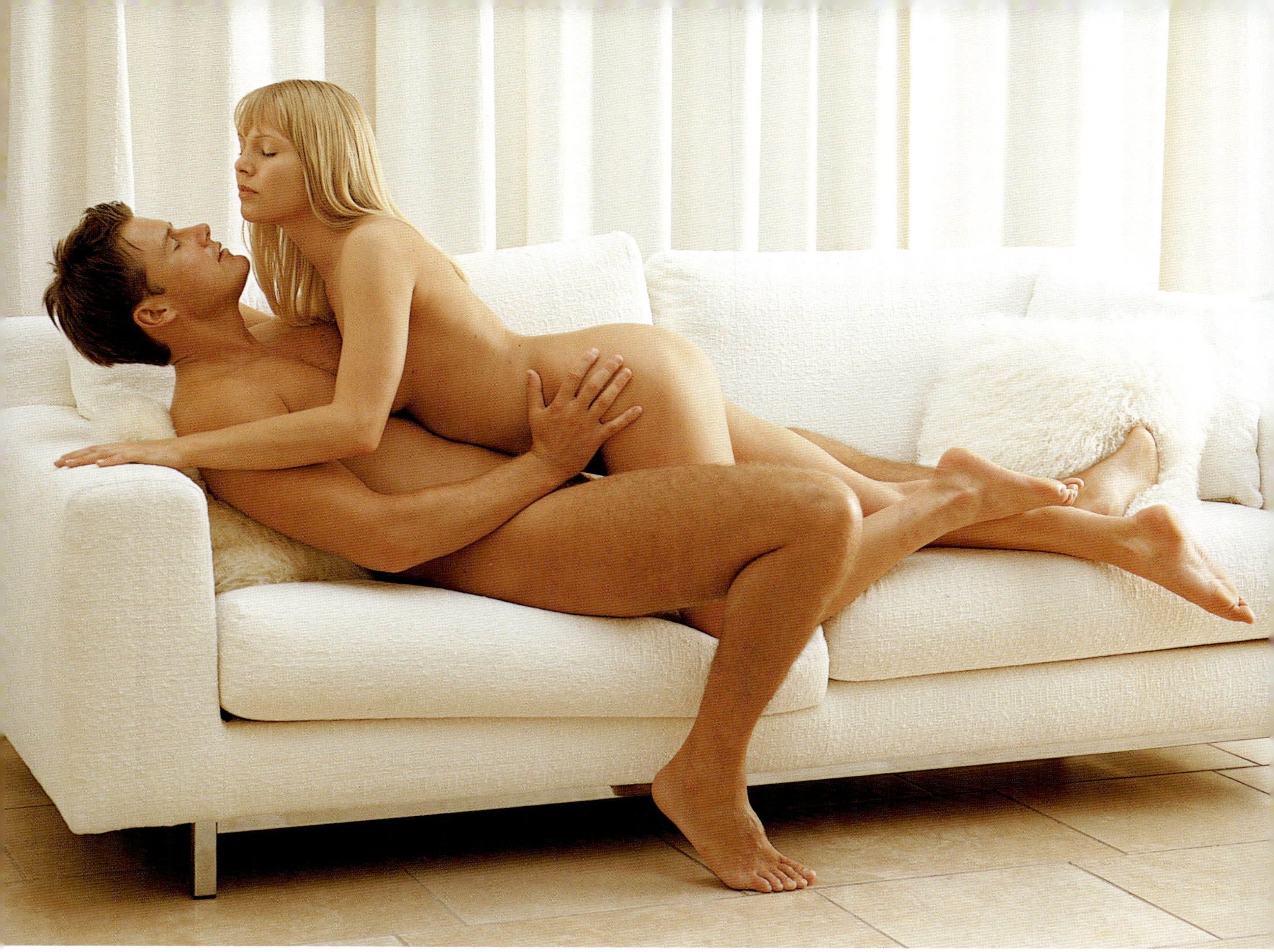

Diese Umarmung erlaubt es der Frau, dem Partner ihre Hingabe zu zeigen. Der Mann liegt auf einem Sofa oder sitzt auf einem Stuhl. Die Frau umarmt ihn, zieht ihn an sich und reibt ihre Brüste an seiner Brust und, wenn sie will, an seinem ganzen Körper. Sie lässt ihn das Gewicht ihrer Brüste spüren, vor allem wenn sie auf seinem Brustkorb liegt.

Wenn die Frau vor dieser Umarmung bekleidet ist, sollte sie sich ausziehen, um ihre Brüste zu entblößen – die anderen Körperteile sind hier nicht wichtig.

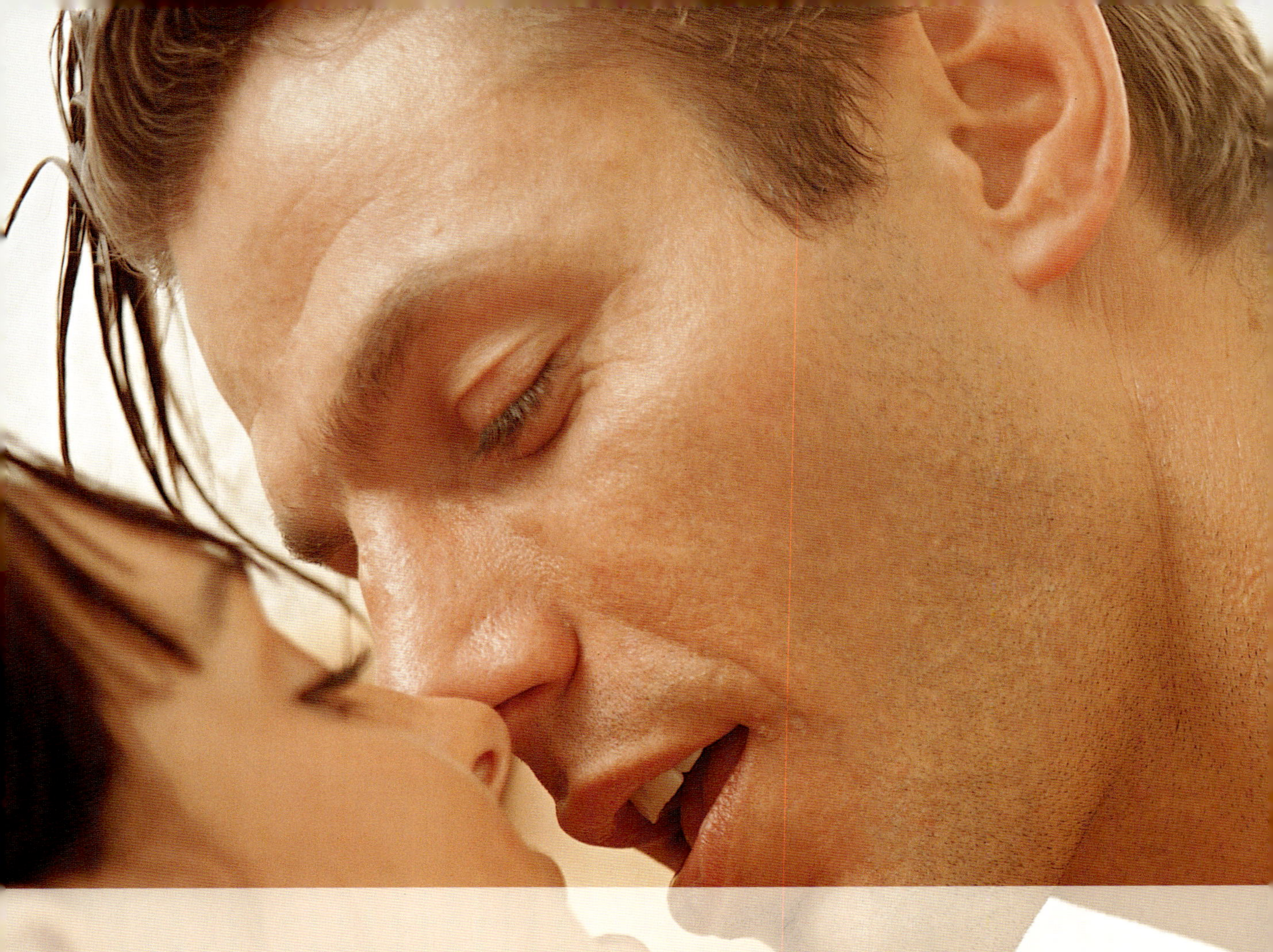

Energisch

Energischer Sex ist meist die Frucht starken Verlangens. In solchen Momenten wollen wir den Orgasmus sofort erreichen. Wenn Sie diesem Drang nachgeben, können Sie Ihrer Beziehung neues Leben einhauchen, und zwar immer wieder! Zwischen energischem und leidenschaftlichem Sex besteht ein kleiner Unterschied: Der Letztere kann langsam und sinnlich sein, der Erstere ist immer schnell.

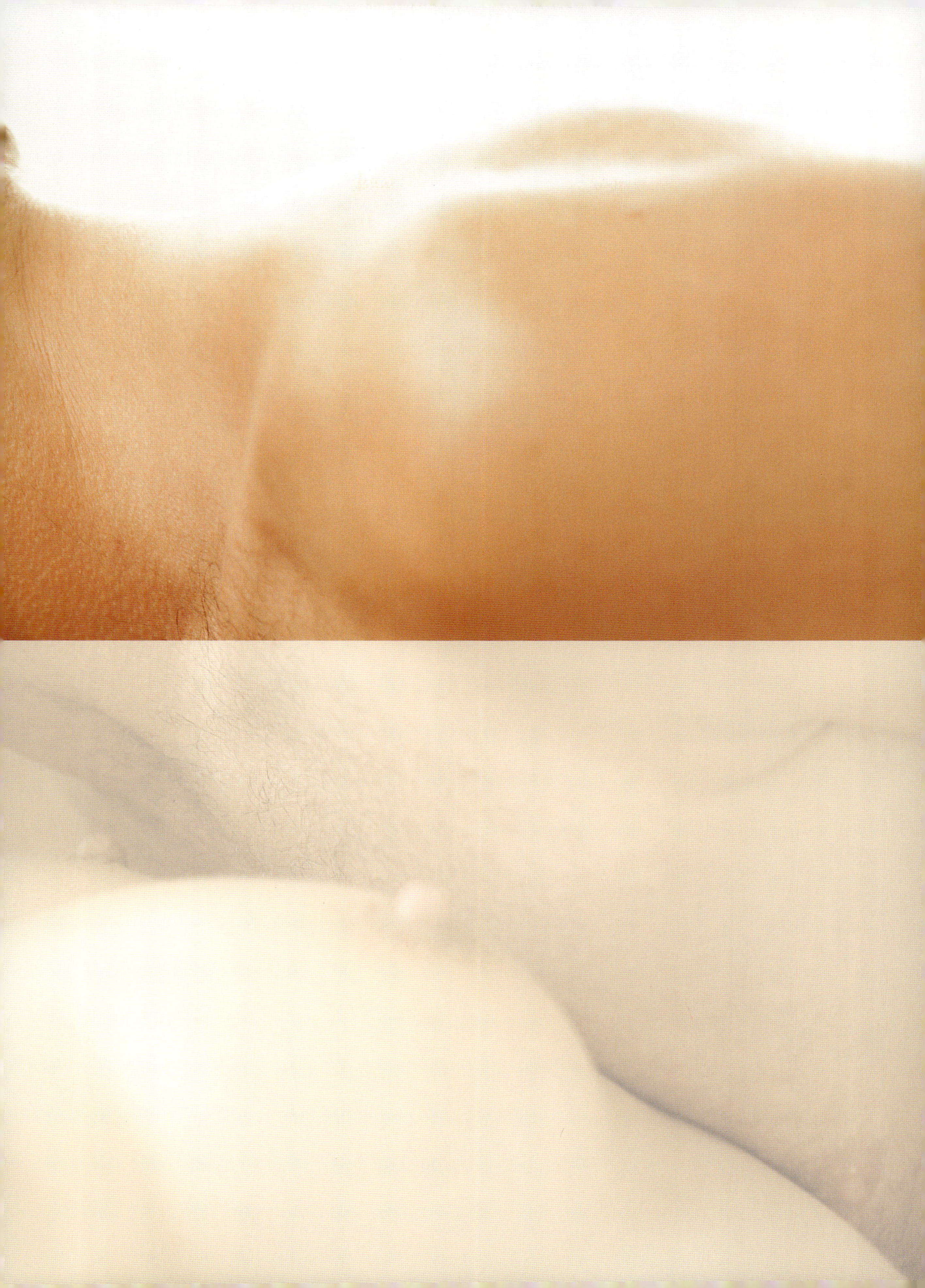

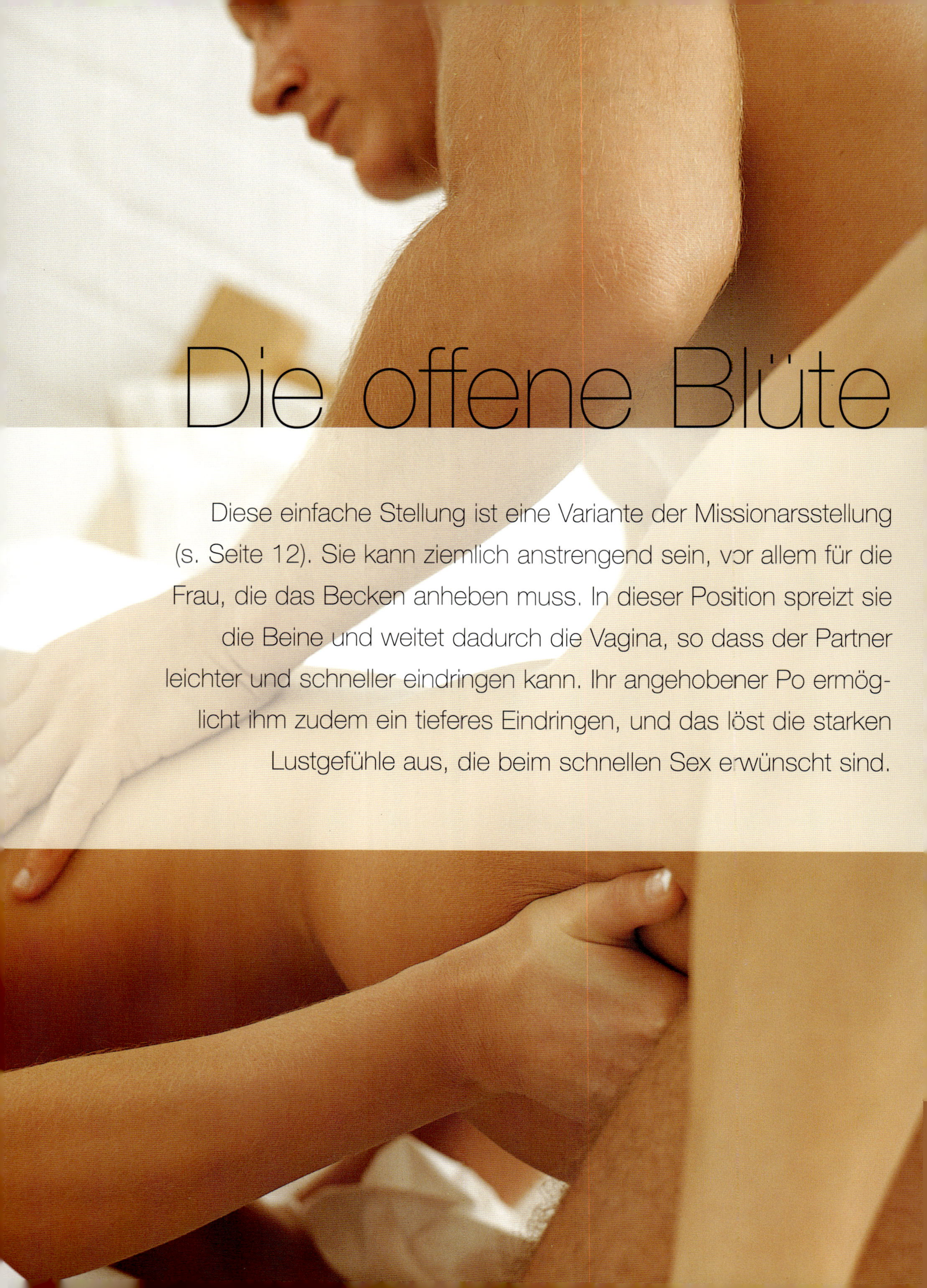

Die offene Blüte

Diese einfache Stellung ist eine Variante der Missionarsstellung (s. Seite 12). Sie kann ziemlich anstrengend sein, vor allem für die Frau, die das Becken anheben muss. In dieser Position spreizt sie die Beine und weitet dadurch die Vagina, so dass der Partner leichter und schneller eindringen kann. Ihr angehobener Po ermöglicht ihm zudem ein tieferes Eindringen, und das löst die starken Lustgefühle aus, die beim schnellen Sex erwünscht sind.

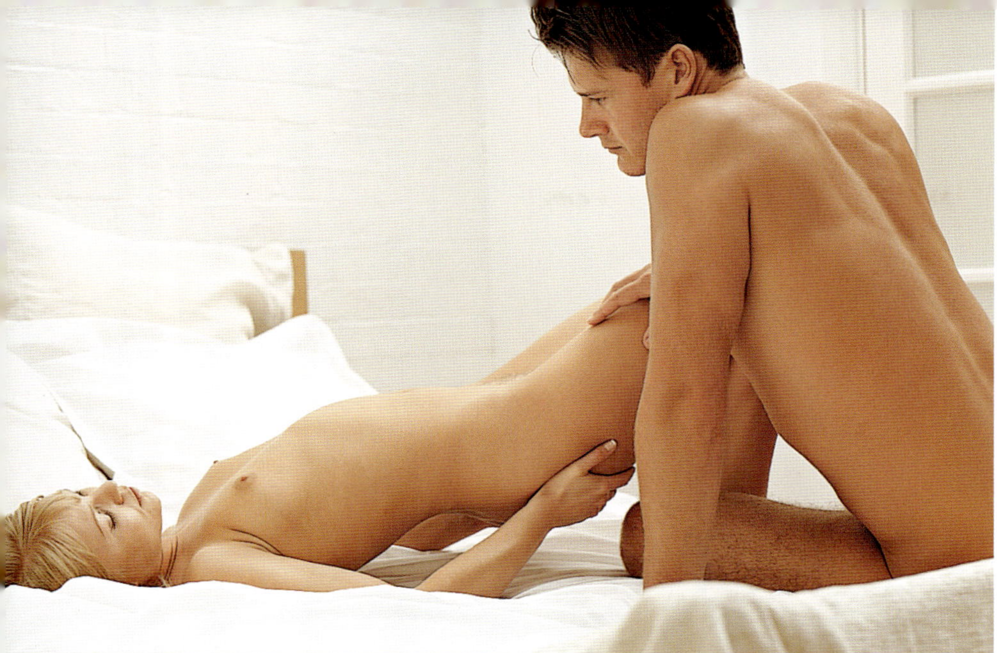

Der Mann sitzt neben der Frau, die auf dem Rücken liegt und das Becken anhebt. Dabei stützt sie den Po mit den Händen.

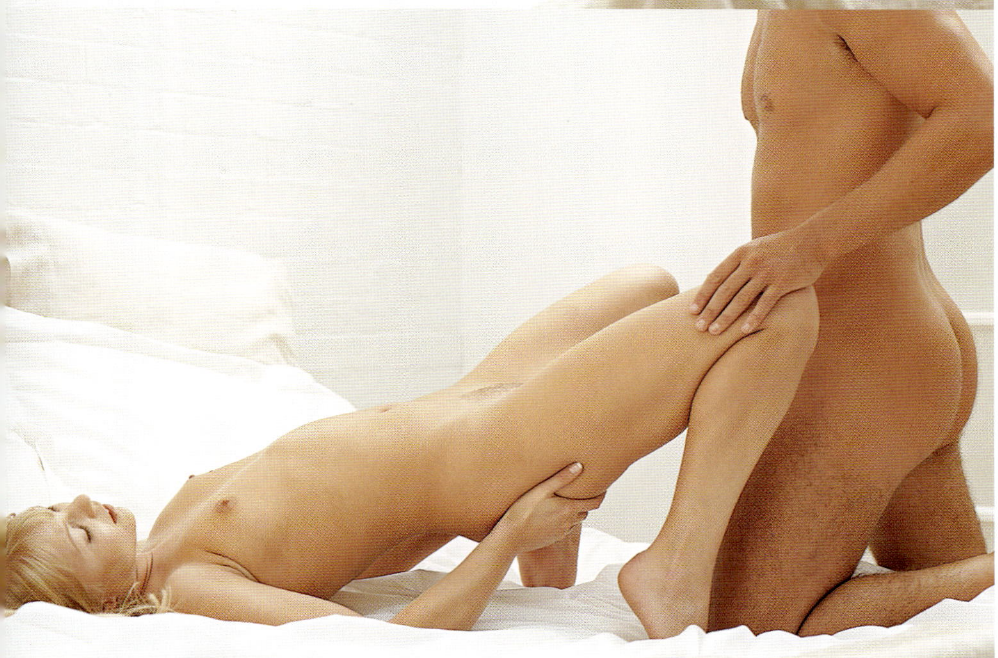

Nun spreizt sie die Beine, beugt die Knie und zieht die Fersen so weit wie möglich nach oben, zu den Hüften des Partners hin. Ihr Becken bleibt oben.

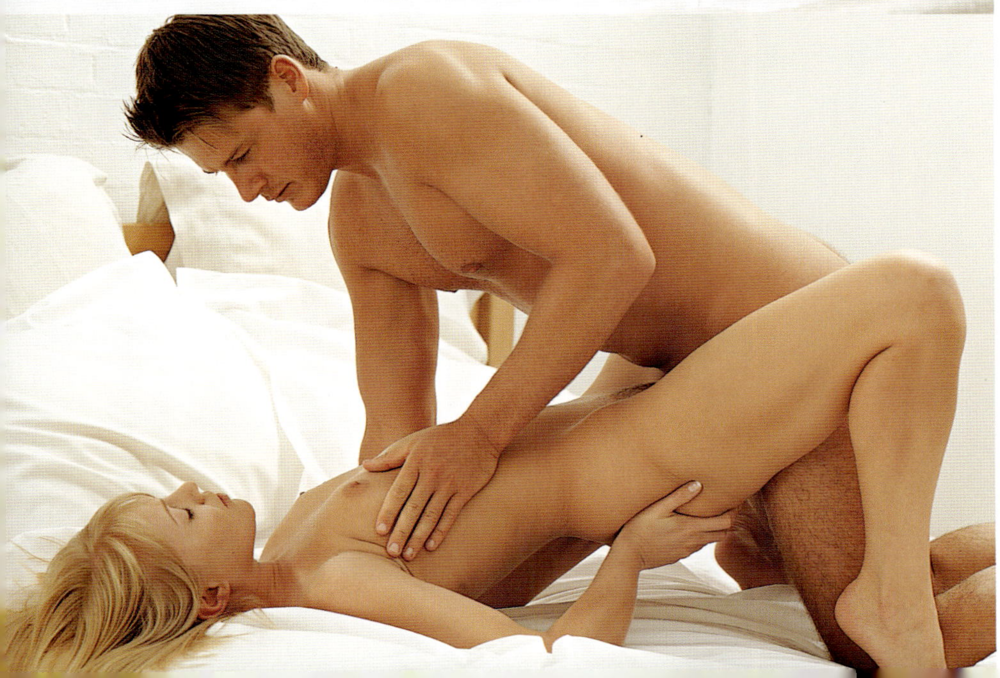

Der Mann kniet sich zwischen die Beine der Partnerin und dringt ein. Er beugt sich nach vorne und stützt sich mit einer Hand ab, während er mit der anderen Hand ihre Brüste streichelt.

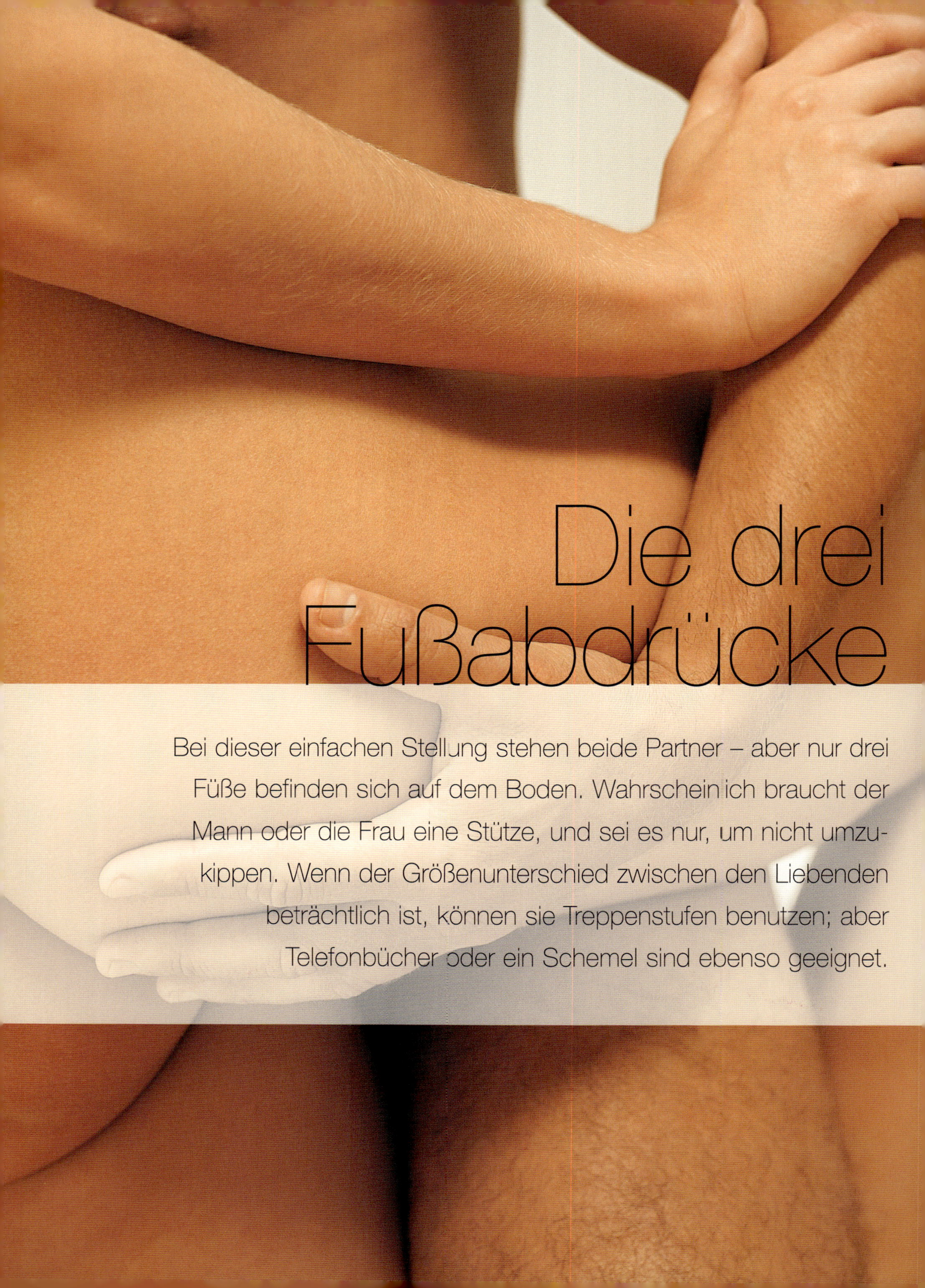

Die drei Fußabdrücke

Bei dieser einfachen Stellung stehen beide Partner – aber nur drei Füße befinden sich auf dem Boden. Wahrscheinlich braucht der Mann oder die Frau eine Stütze, und sei es nur, um nicht umzukippen. Wenn der Größenunterschied zwischen den Liebenden beträchtlich ist, können sie Treppenstufen benutzen; aber Telefonbücher oder ein Schemel sind ebenso geeignet.

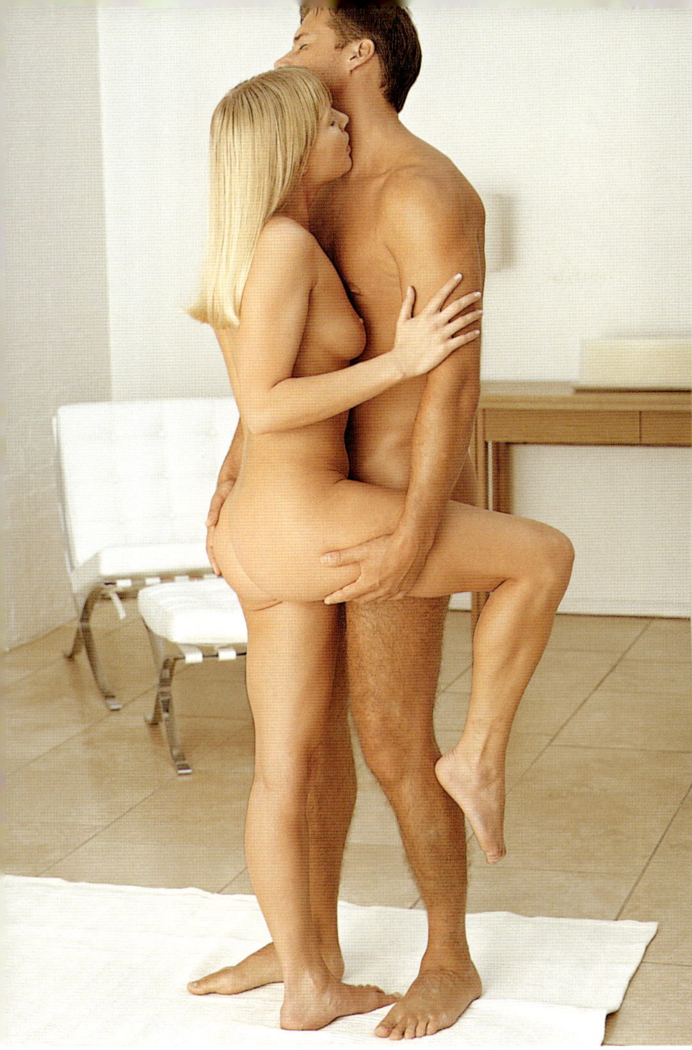

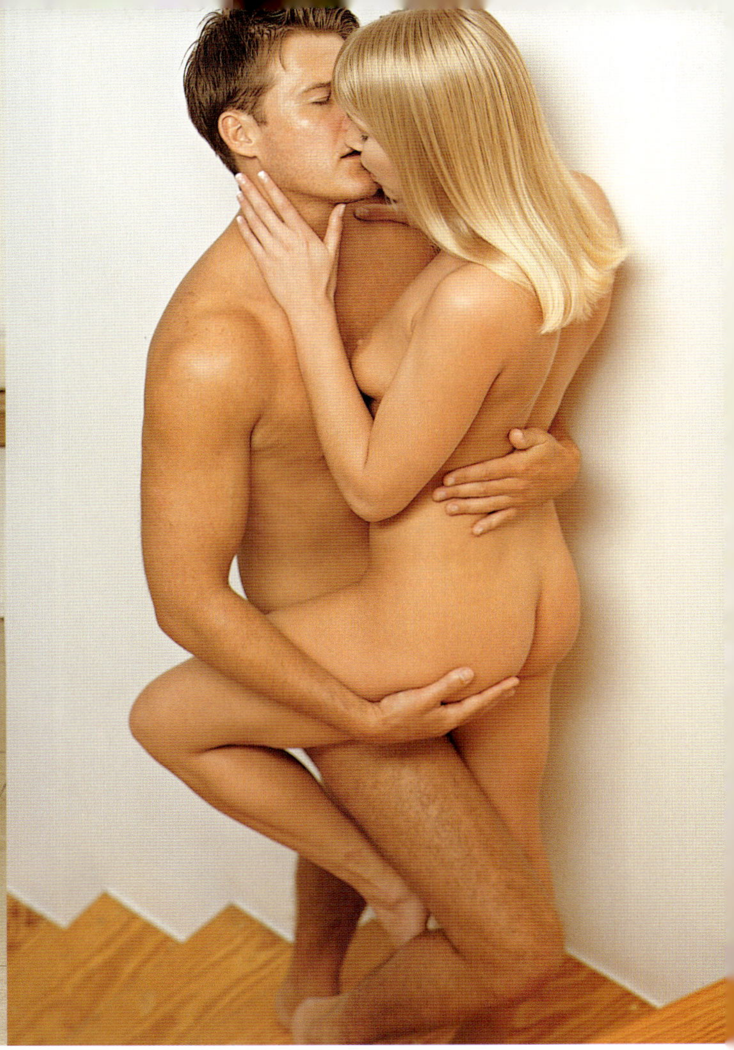

Die Partner schmiegen sich im Stehen aneinander. Der Mann behält beide Füße auf dem Boden und stützt die Frau. Sie hebt ein Bein hoch und schlingt es um seine Taille oder um seinen Oberschenkel, je nachdem, wie groß sie ist. Sobald sie ein Bein hochgehoben hat, dringt er in sie ein. Er legt eine Hand unter ihren Po und die andere unter den Oberschenkel des angehobenen Beines, um sie noch besser zu stützen.

Manchmal wollen Sie nicht warten, bis Sie im Schlafzimmer sind. Dann ist die Treppe ein idealer Ort für Sex in dieser Stellung, vor allem wenn der Mann viel größer ist als die Frau.

Stellungen im Stehen ermöglichen schnellen Sex, sei es im Flur oder in der Küche, sei es in einer stillen Gasse oder sogar an einem Baum.

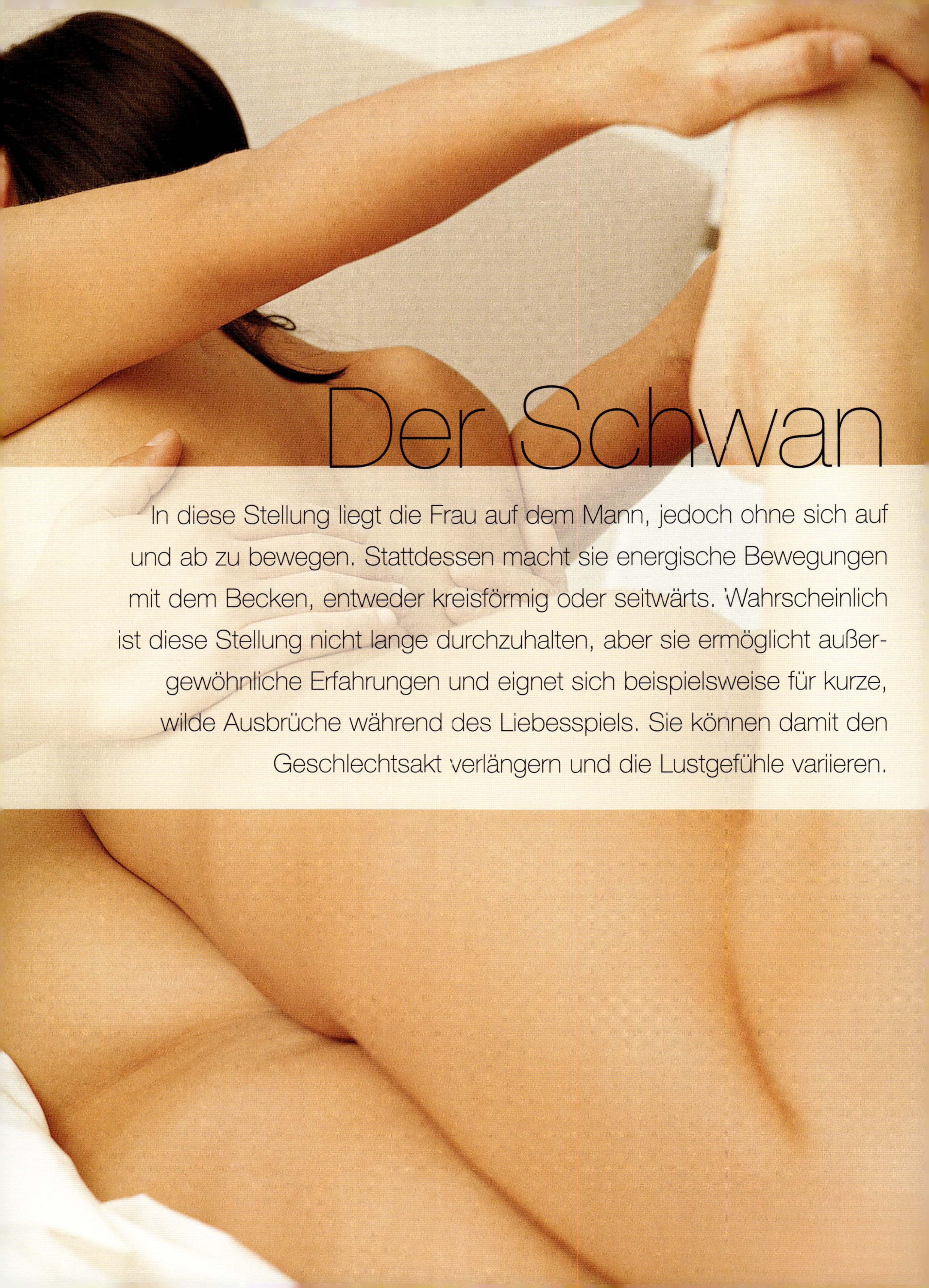

Der Schwan

In diese Stellung liegt die Frau auf dem Mann, jedoch ohne sich auf und ab zu bewegen. Stattdessen macht sie energische Bewegungen mit dem Becken, entweder kreisförmig oder seitwärts. Wahrscheinlich ist diese Stellung nicht lange durchzuhalten, aber sie ermöglicht außergewöhnliche Erfahrungen und eignet sich beispielsweise für kurze, wilde Ausbrüche während des Liebesspiels. Sie können damit den Geschlechtsakt verlängern und die Lustgefühle variieren.

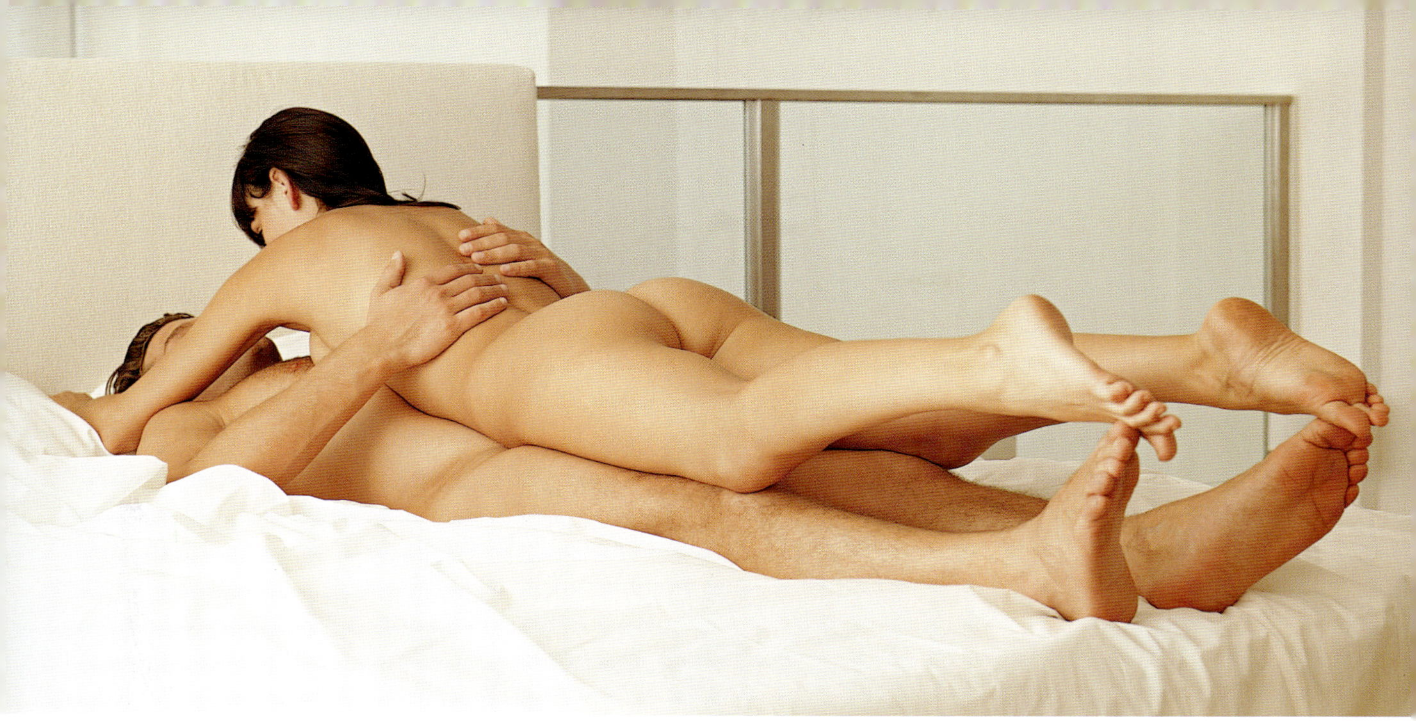

Der Mann liegt mit geschlossenen Beinen auf dem Rücken. Die Frau setzt sich mit gespreizten Beinen auf ihn, wendet ihm das Gesicht zu und führt seinen Penis ein. Dann lässt sie den Oberkörper auf ihn sinken und legt sich auf seinen Körper.

Nun hebt sie die Unterschenkel, führt die Füße zum Po und packt die Knöchel mit den Händen. In dieser Position schaukelt sie mit den Hüften heftig von einer Seite zur anderen, oder sie bewegt das Becken kreisförmig, wenn sie kann, bis beide den Höhepunkt erreichen.

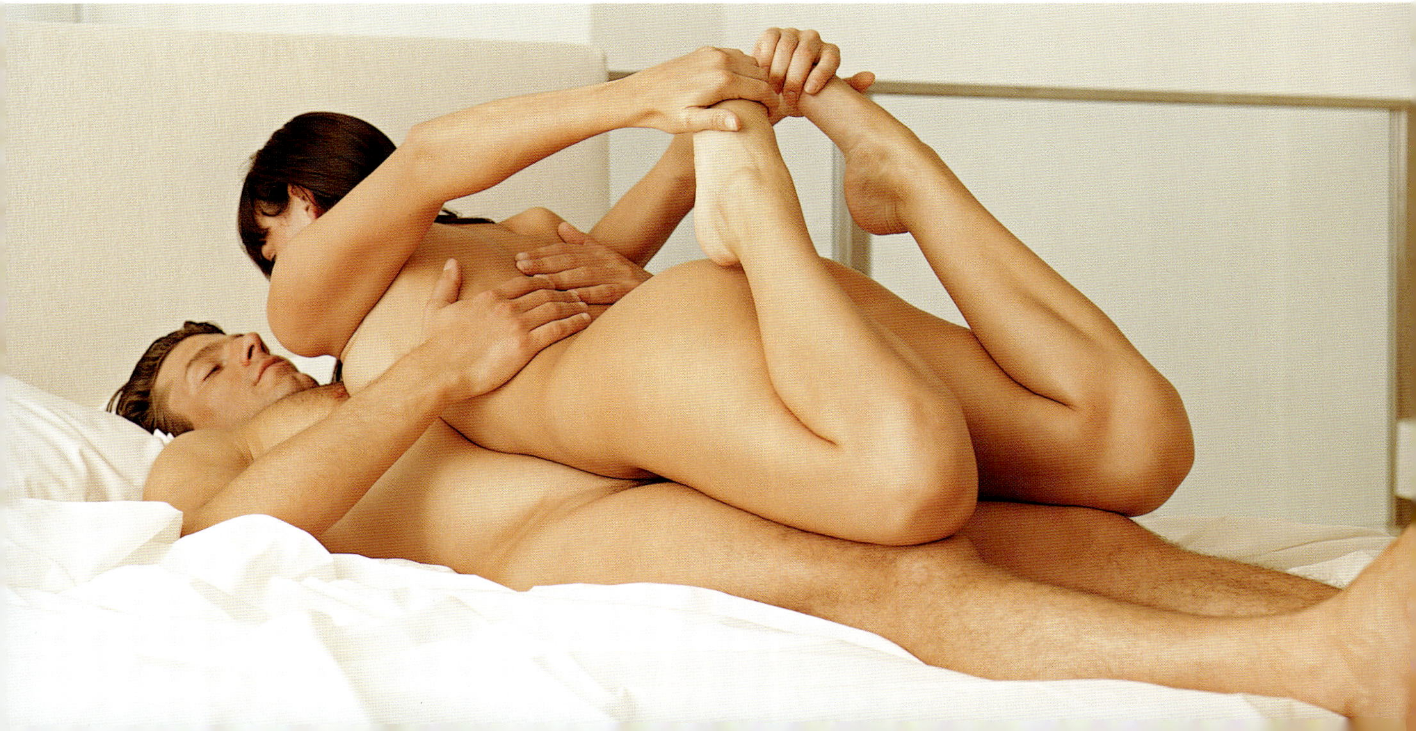

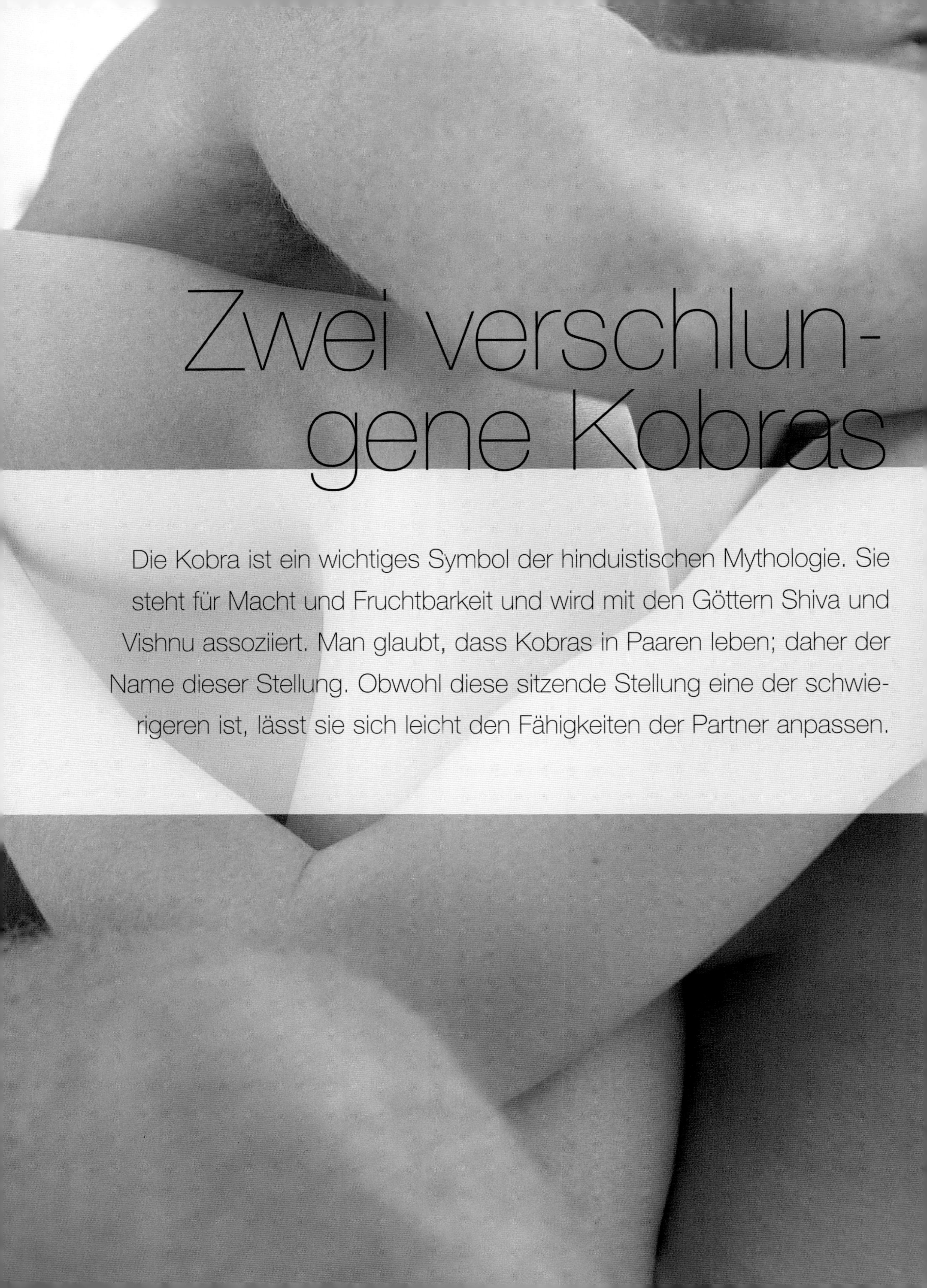

Zwei verschlungene Kobras

Die Kobra ist ein wichtiges Symbol der hinduistischen Mythologie. Sie steht für Macht und Fruchtbarkeit und wird mit den Göttern Shiva und Vishnu assoziiert. Man glaubt, dass Kobras in Paaren leben; daher der Name dieser Stellung. Obwohl diese sitzende Stellung eine der schwierigeren ist, lässt sie sich leicht den Fähigkeiten der Partner anpassen.

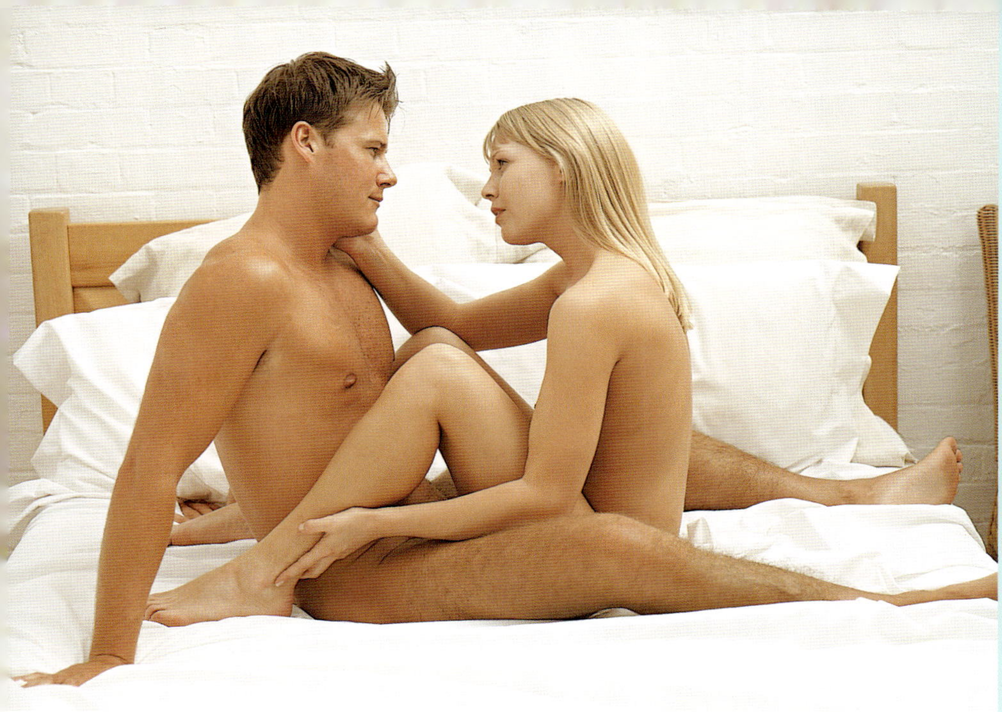

Die Frau sitzt aufrecht (wenn sie eine Stütze braucht, lehnt sie sich an ein Bett oder Sofa), und der Partner sitzt ihr gegenüber und nimmt sie zwischen die Beine. Sie zieht die Knie hoch und legt die Hände unter die Waden, bereit, die Beine anzuheben.

Der Mann dringt in sie ein, verschränkt die Hände in ihrem Nacken und zieht sie zu sich heran. Dann wippen beide hin und her. In dieser Position ist die Vagina eng, und obwohl vielleicht beide keinen Orgasmus erreichen, kann diese Stellung sie dem Höhepunkt doch nahe bringen.

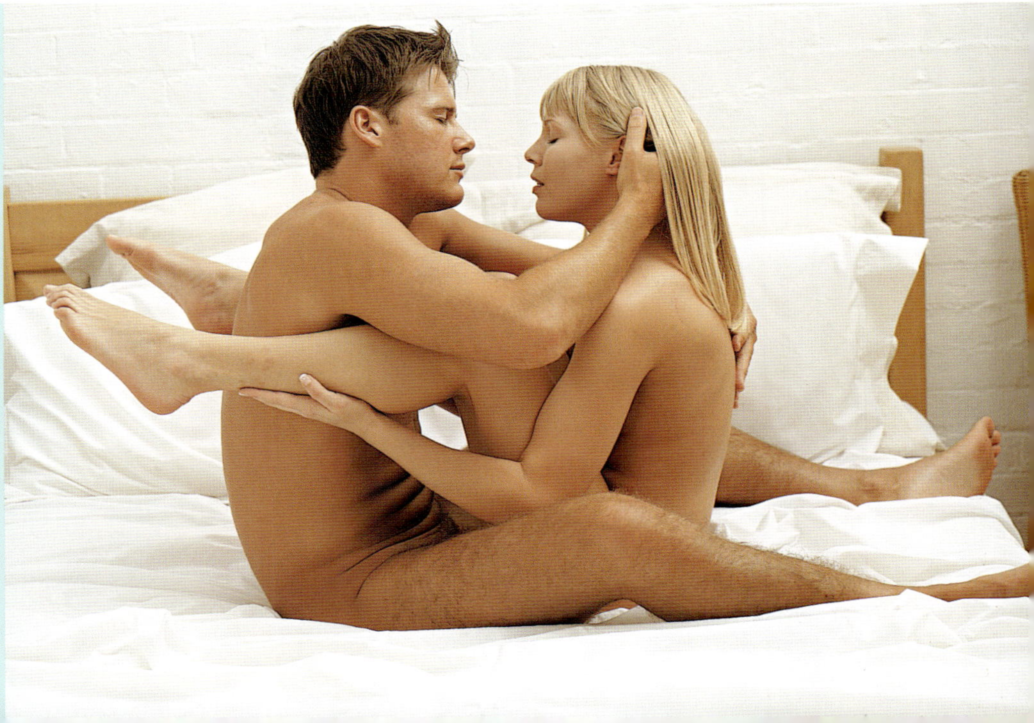

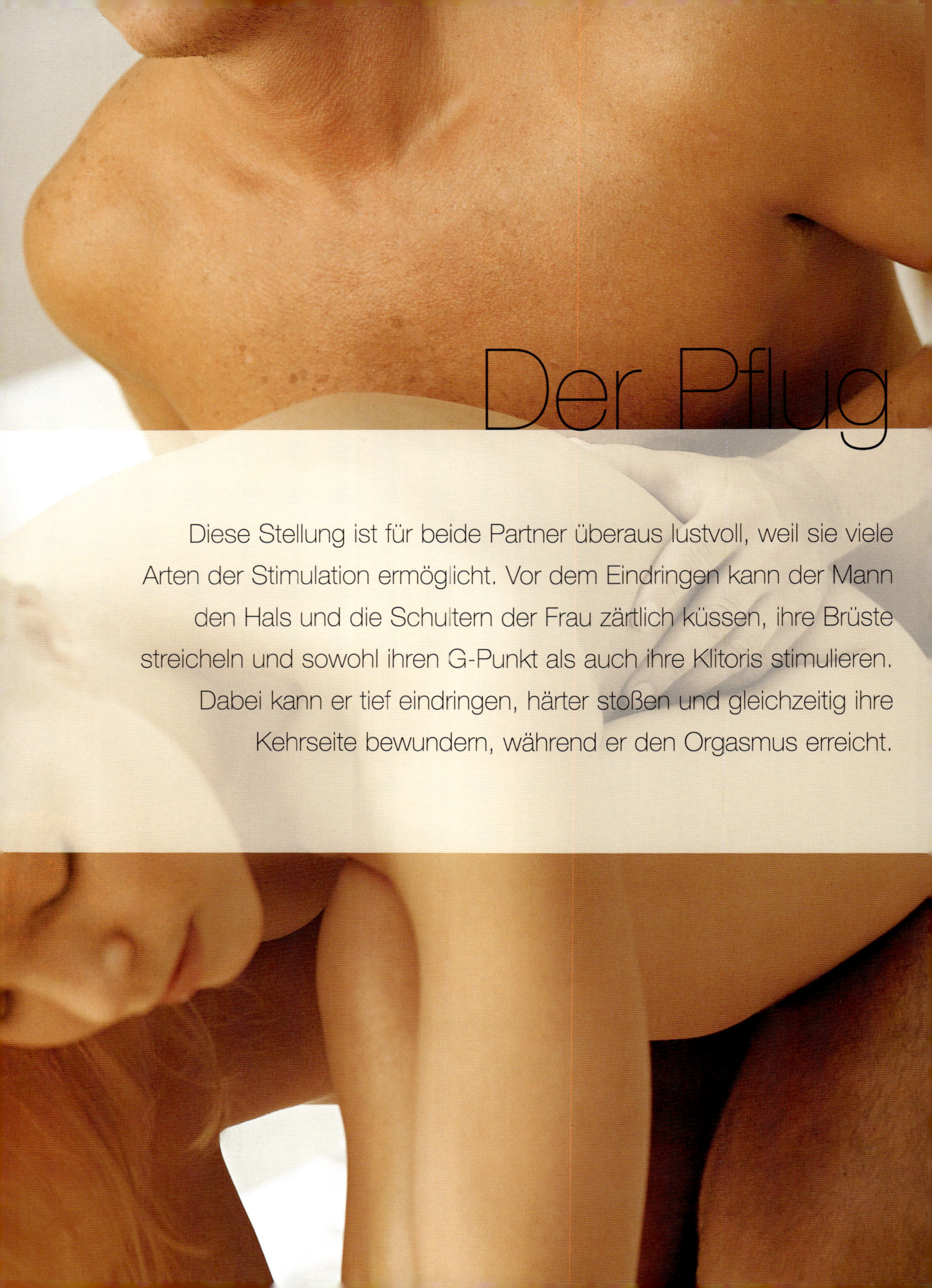

Der Pflug

Diese Stellung ist für beide Partner überaus lustvoll, weil sie viele Arten der Stimulation ermöglicht. Vor dem Eindringen kann der Mann den Hals und die Schultern der Frau zärtlich küssen, ihre Brüste streicheln und sowohl ihren G-Punkt als auch ihre Klitoris stimulieren. Dabei kann er tief eindringen, härter stoßen und gleichzeitig ihre Kehrseite bewundern, während er den Orgasmus erreicht.

Der Mann kniet mit geschlossenen Beinen auf dem Boden, die Frau setzt sich auf seinen Schoß und wendet ihm dabei den Rücken zu. Der beste Ort für diese Stellung ist der Fußboden. Achten Sie aber darauf, die Knie mit Kissen zu schützen. Der Mann kann die Brüste der Partnerin liebkosen, mit ihrer Klitoris spielen und sie dadurch sogar zum Orgasmus bringen, und er kann ihren Nacken und ihre Schultern mit Küssen bedecken.

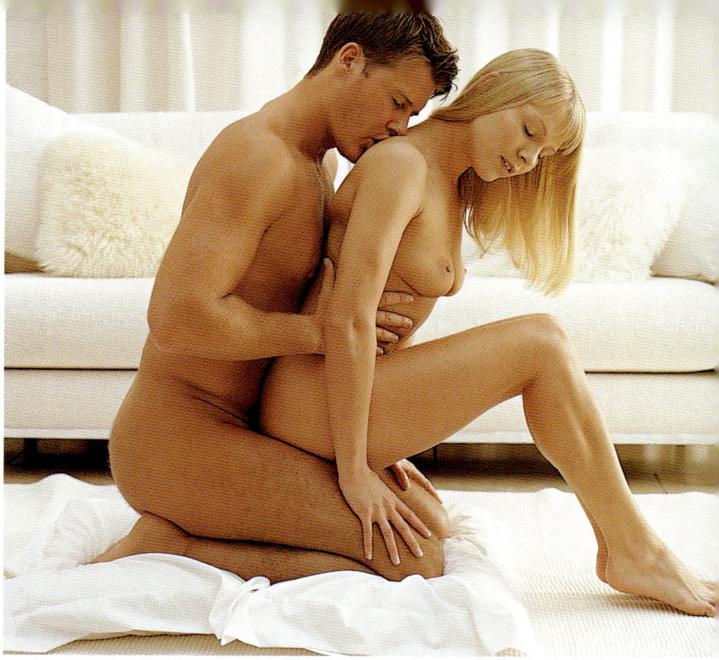

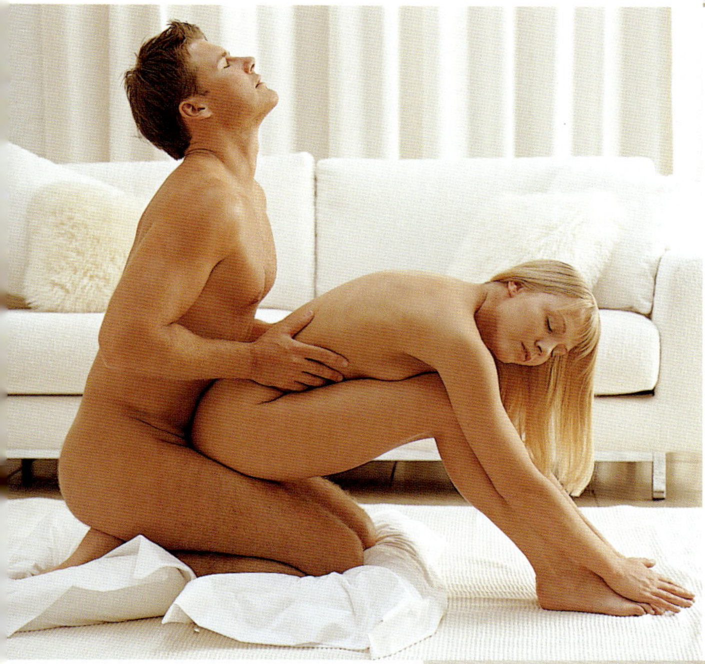

Nun beugt sie sich aus der Taille vor und stützt sich mit den Händen und Unterarmen ab. Wenn es bequemer ist, kann sie sich auf einen Stapel Kissen legen und den Kopf darauf ruhen lassen. Jetzt dringt er in sie ein.

Zum Schluss streckt sie beide Beine gleichzeitig nach hinten und stützt sich dabei mit den Unterarmen auf dem Boden ab. Er hält sie an den Hüften oder Oberschenkeln und stößt tief in sie hinein.

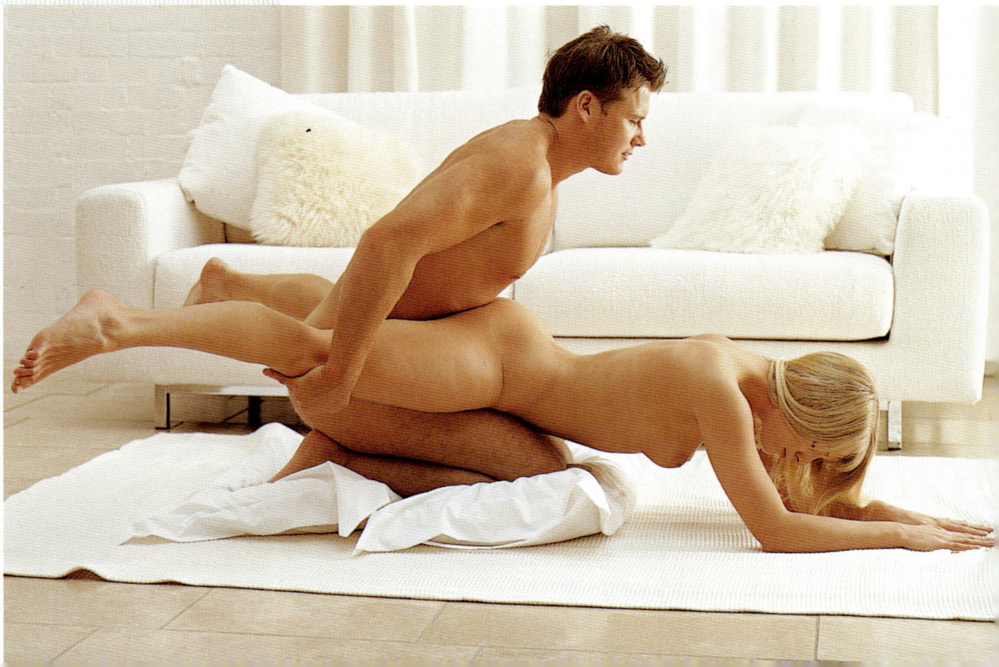

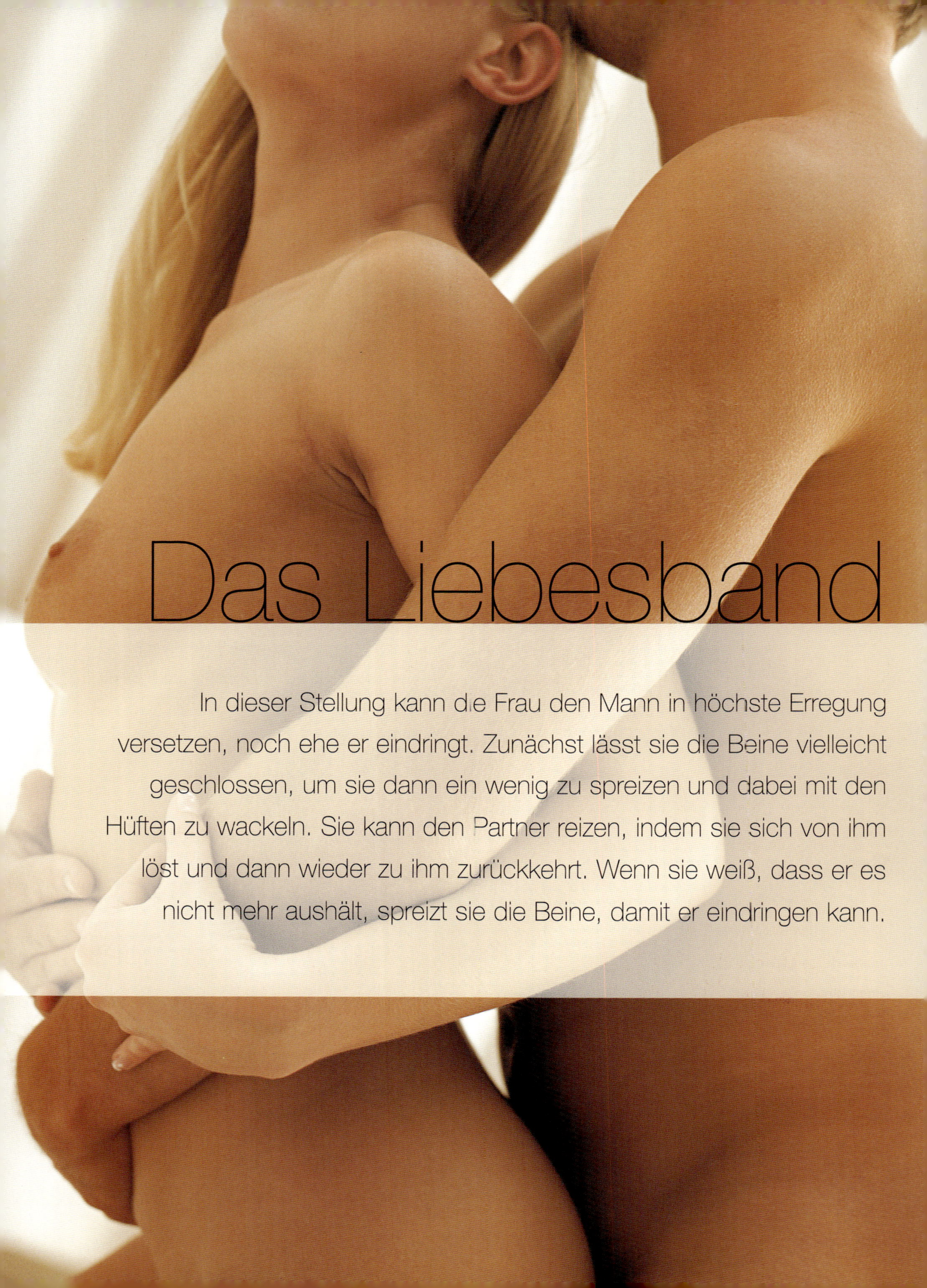

Das Liebesband

In dieser Stellung kann die Frau den Mann in höchste Erregung versetzen, noch ehe er eindringt. Zunächst lässt sie die Beine vielleicht geschlossen, um sie dann ein wenig zu spreizen und dabei mit den Hüften zu wackeln. Sie kann den Partner reizen, indem sie sich von ihm löst und dann wieder zu ihm zurückkehrt. Wenn sie weiß, dass er es nicht mehr aushält, spreizt sie die Beine, damit er eindringen kann.

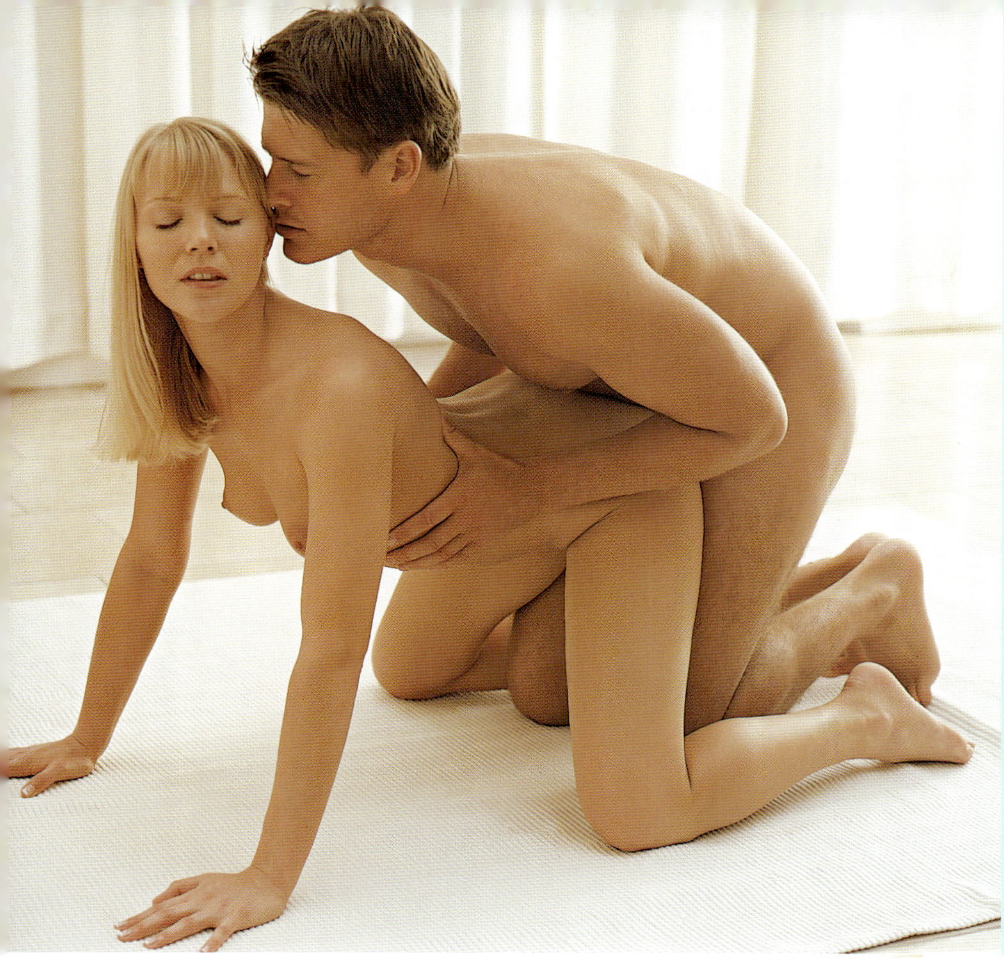

Die Frau kniet vor dem Partner und stützt sich mit den Händen ab, anfangs mit gestreckten Armen. Dann spreizt sie die Beine so, dass ihre Vulva entblößt wird. Das versetzt ihn in höchste Erregung. Er sinkt hinter ihr auf die Knie, stößt seinen Penis in sie hinein und schlingt die Arme um ihre Taille.

Zum Schluss schiebt sie die Arme um seine Ellbogen herum. Er zieht sie nach oben zu sich heran und umarmt sie am Bauch. Wenn das unbequem ist, sollte die Frau auf Kissen knien. In dieser verschlungenen Position können beide gemeinsam den Höhepunkt erreichen.

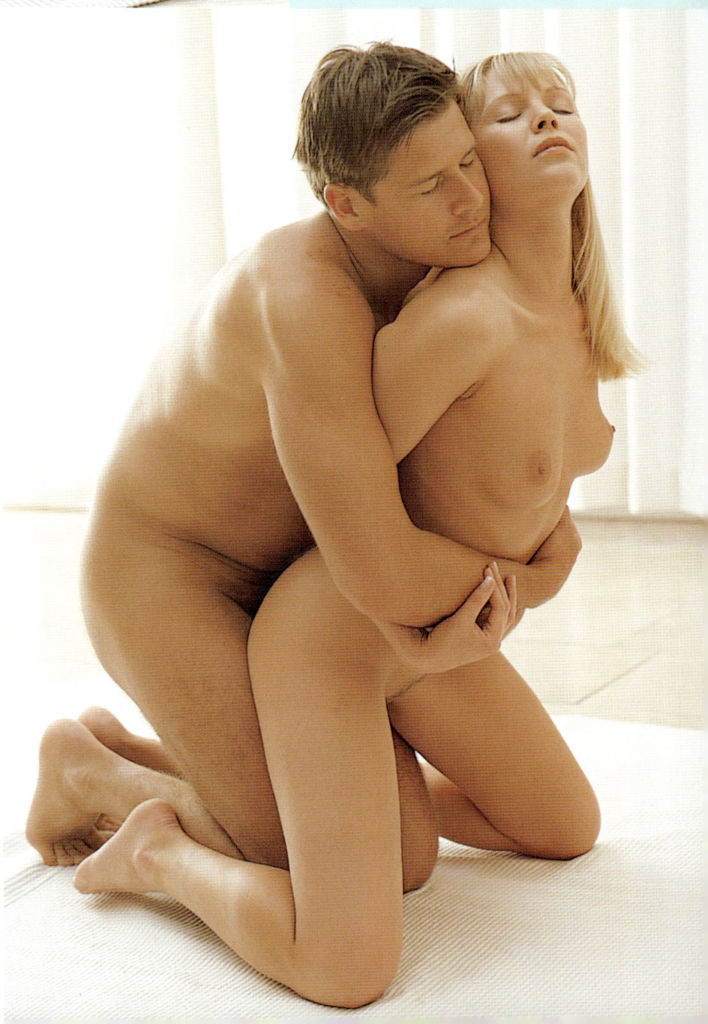

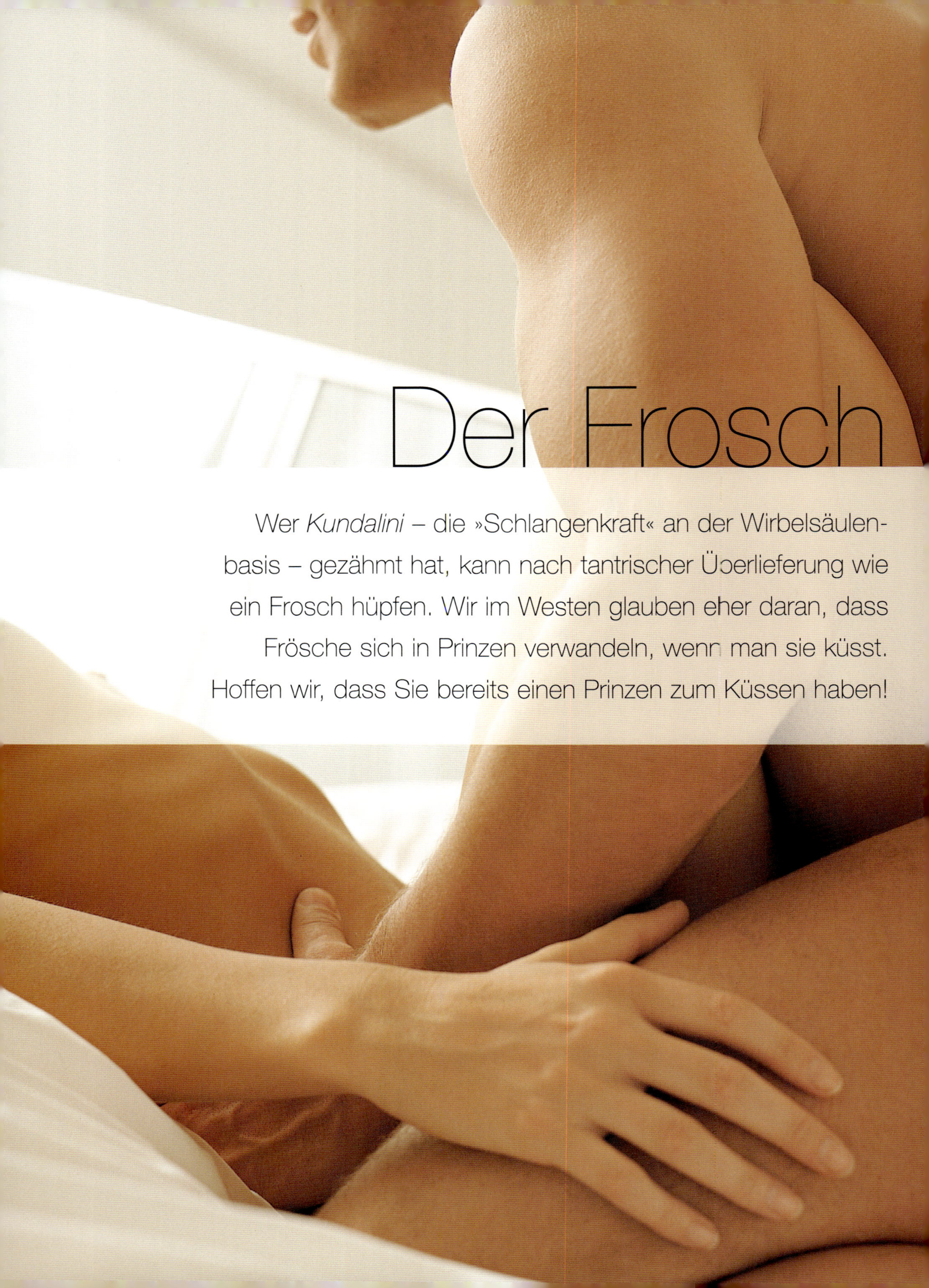

Der Frosch

Wer *Kundalini* – die »Schlangenkraft« an der Wirbelsäulenbasis – gezähmt hat, kann nach tantrischer Überlieferung wie ein Frosch hüpfen. Wir im Westen glauben eher daran, dass Frösche sich in Prinzen verwandeln, wenn man sie küsst. Hoffen wir, dass Sie bereits einen Prinzen zum Küssen haben!

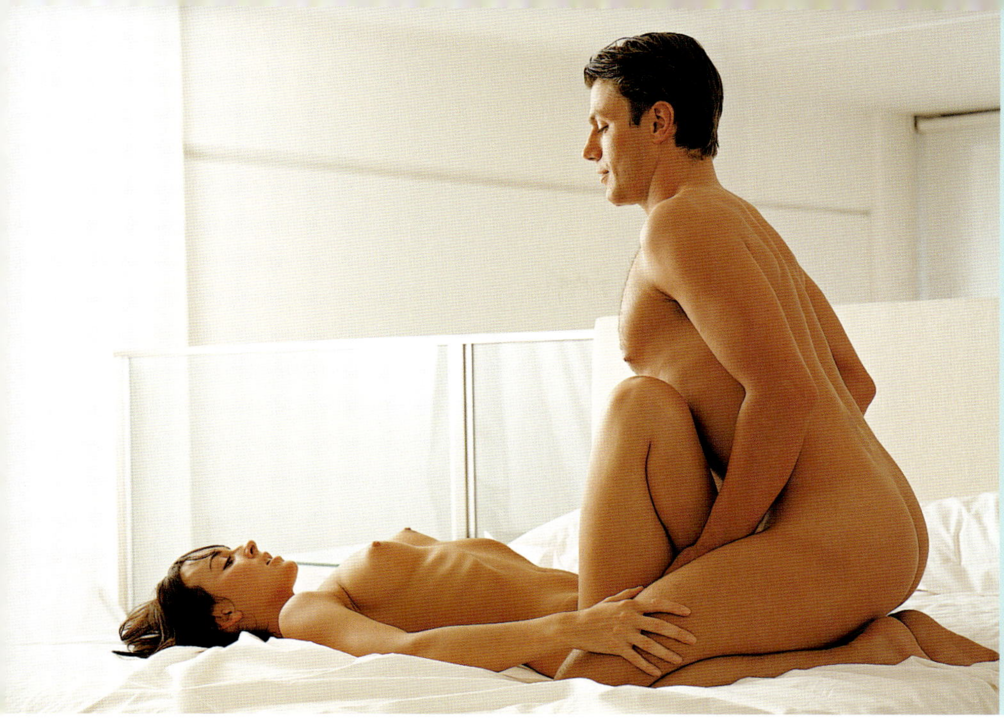

Die Frau lässt sich rücklings aufs Bett fallen, der Mann kniet vor ihr und schiebt ihre Fersen sanft zum Po, so dass die Knie gebeugt sind. Im Idealfall berühren die Fersen das Gesäß, aber das kann schwierig sein. Schieben Sie sie also nur so weit nach hinten, wie es ohne Unbehagen geht.

Nun schlüpft der Mann zwischen die Beine der Partnerin und dringt in sie ein. Ihre Knie hält er unter den Achselhöhlen fest. Wenn die Liebenden geschmeidig genug sind, legt der Mann die Hände unter den Rücken der Partnerin und zieht sie im Moment der Ejakulation nach oben zu sich heran.

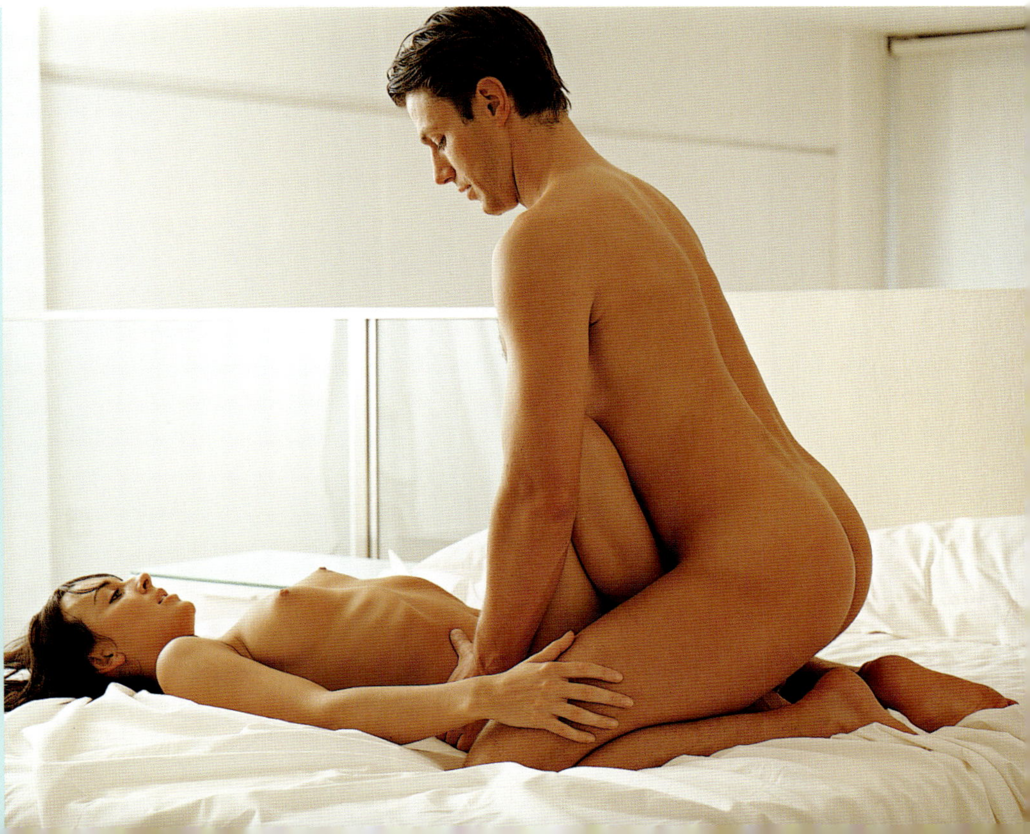

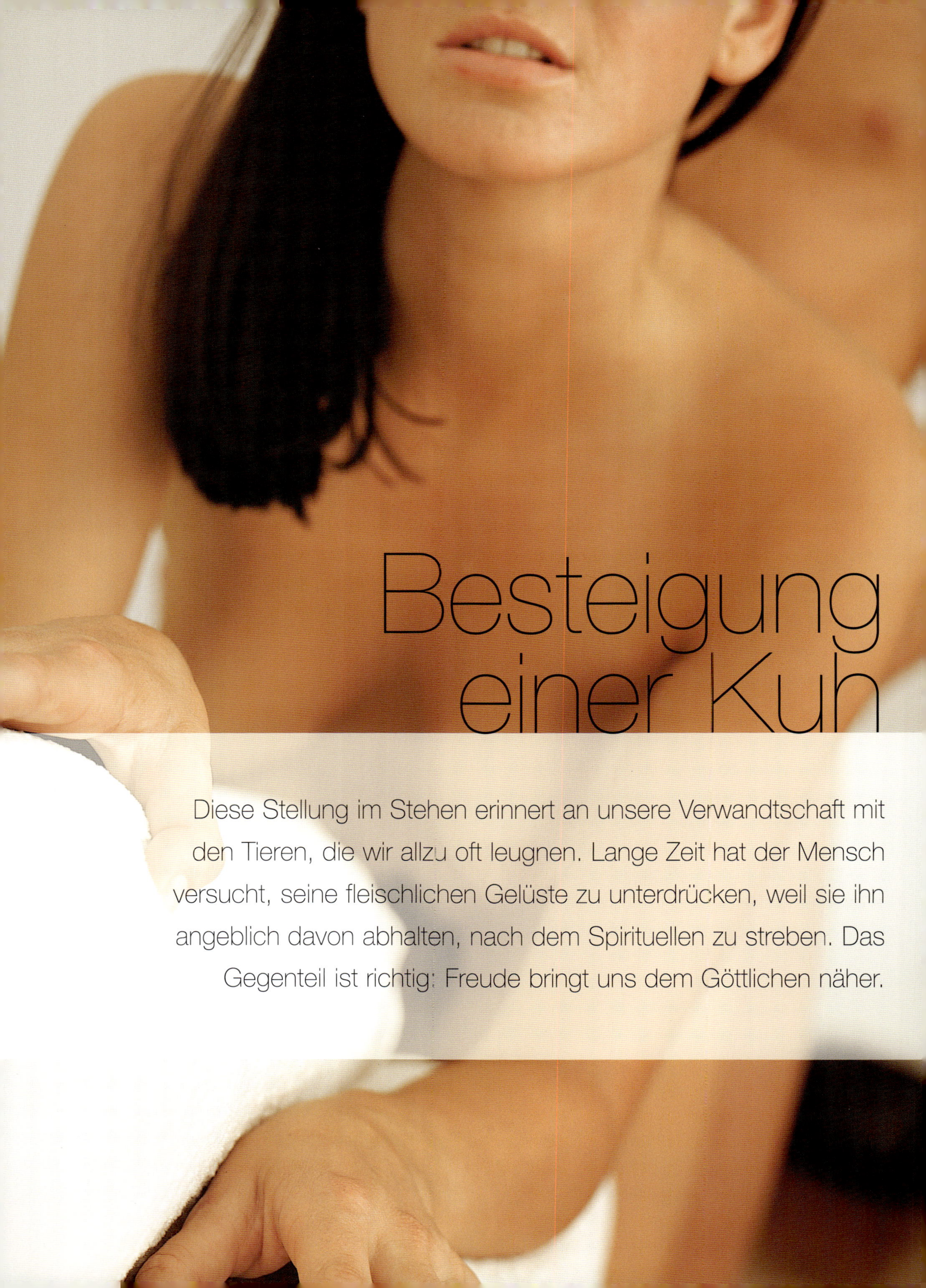

Besteigung einer Kuh

Diese Stellung im Stehen erinnert an unsere Verwandtschaft mit den Tieren, die wir allzu oft leugnen. Lange Zeit hat der Mensch versucht, seine fleischlichen Gelüste zu unterdrücken, weil sie ihn angeblich davon abhalten, nach dem Spirituellen zu streben. Das Gegenteil ist richtig: Freude bringt uns dem Göttlichen näher.

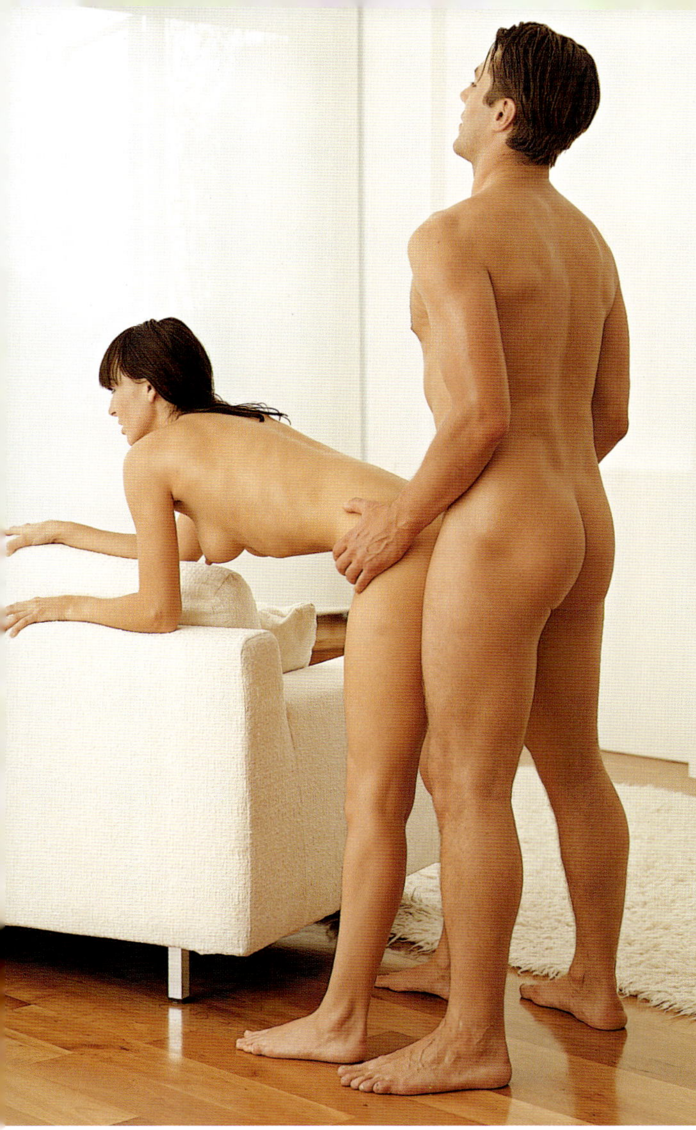
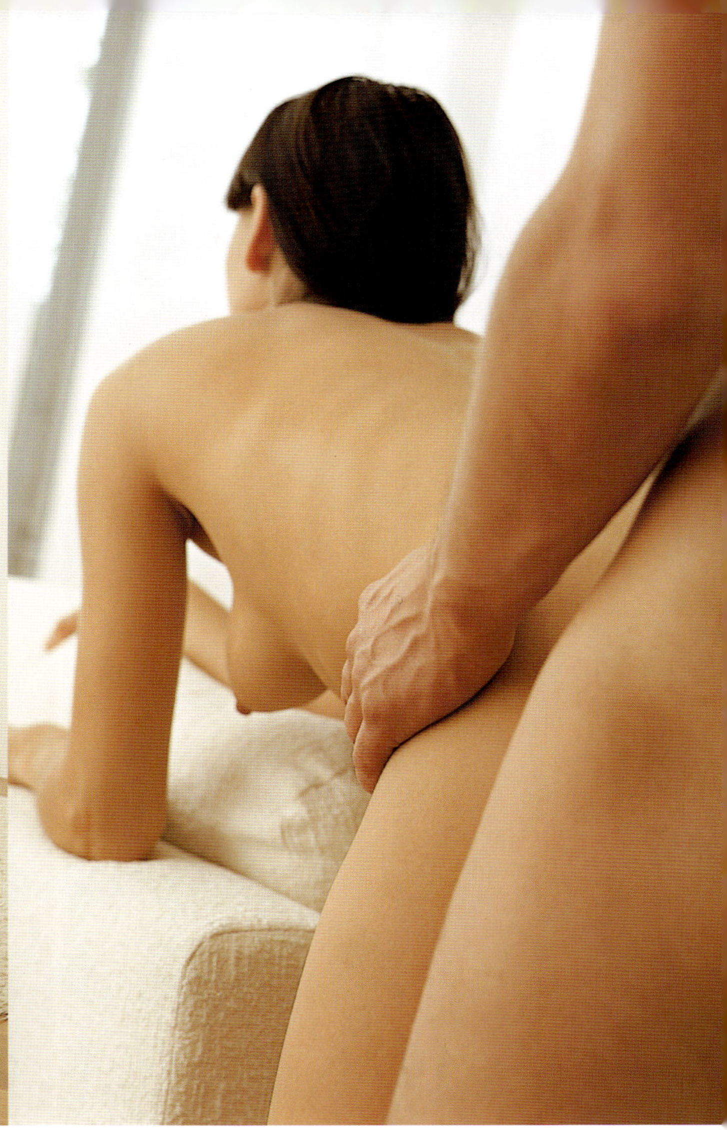

Die Frau steht vor dem Mann und wendet ihm den Rücken zu. Sie beugt sich aus der Taille nach vorne und berührt mit den Fingern den Boden, oder sie stützt sich mit den Armen auf einem Möbelstück ab. Sie sollte sich nur so weit vorbeugen, wie sie es ohne Mühe schafft, und bei Bedarf ein Bett, ein Sofa, einen Tisch oder einen Sessel als Stütze benutzen.

Wenn sie in dieser sehr erregenden Position steht, nähert sich der Mann von hinten und »besteigt sie wie ein Stier«, wie es im Kamasutra heißt. Dabei hält er sie an der Taille gut fest. Da sie stabil steht, kann sie das Becken im Rhythmus seiner Stöße bewegen, um die Lustgefühle beider Partner zu steigern.

Diese Stellung drückt starkes Verlangen aus – nach schnellem, heiß ersehnten Sex.

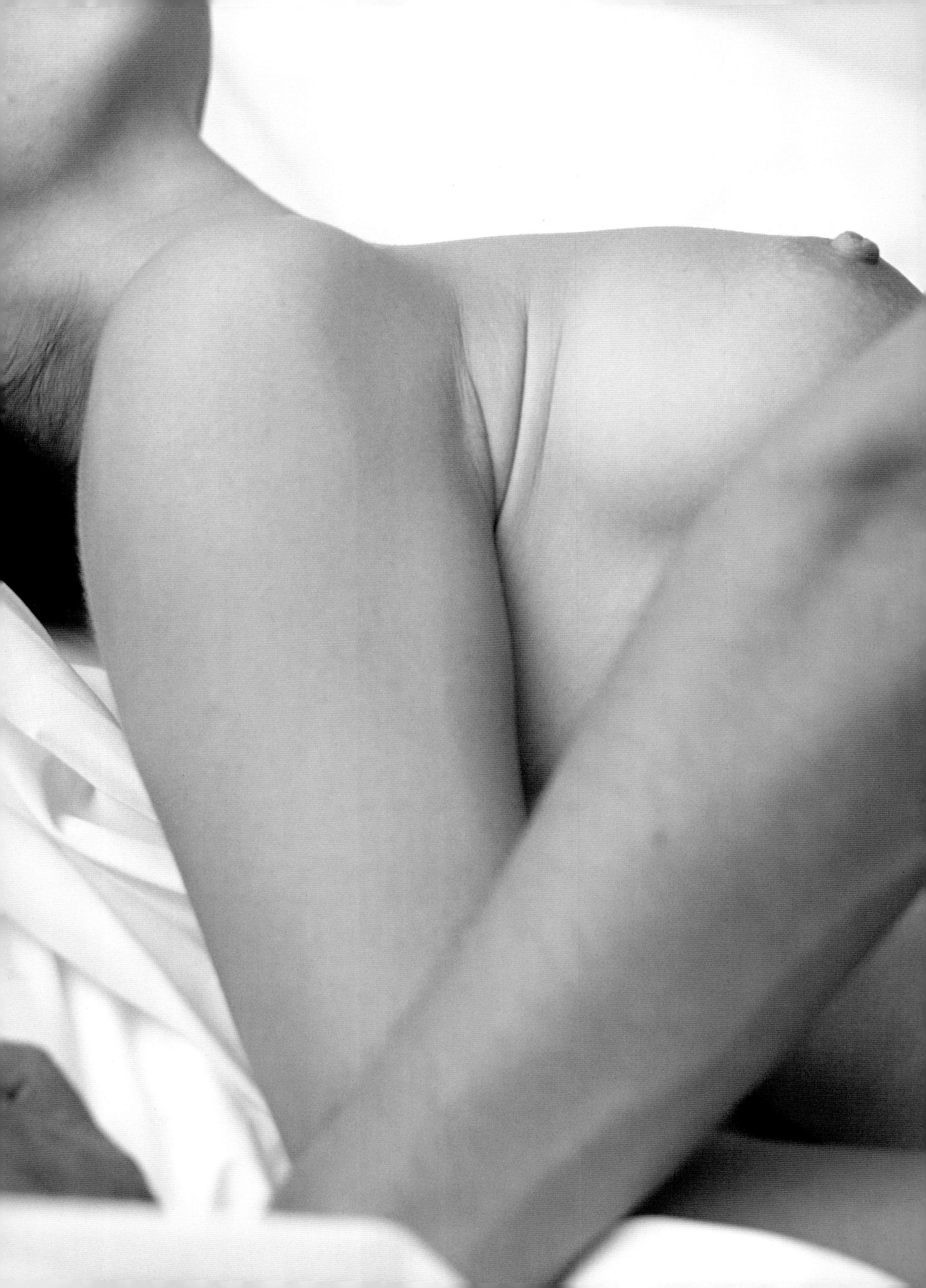

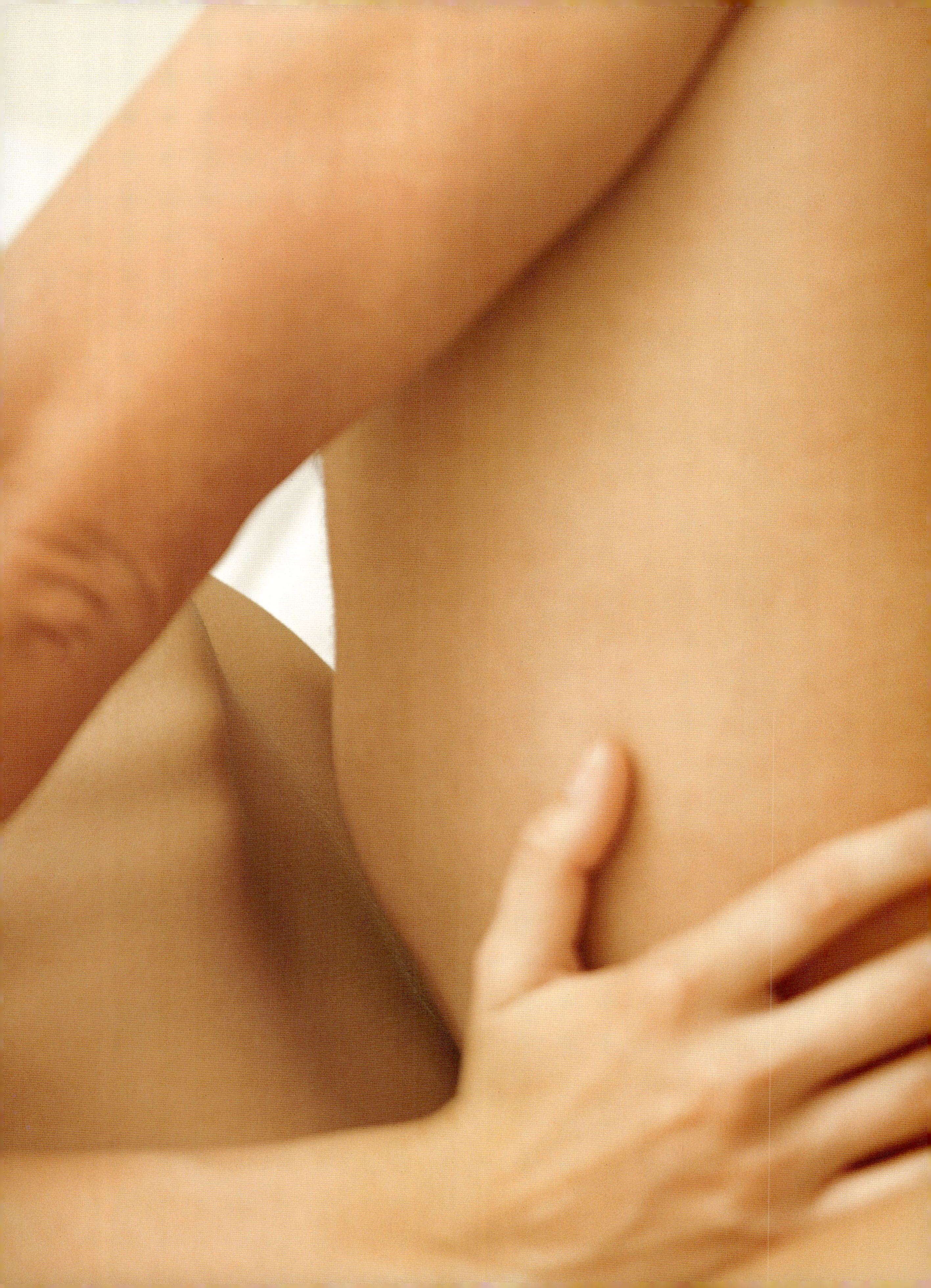

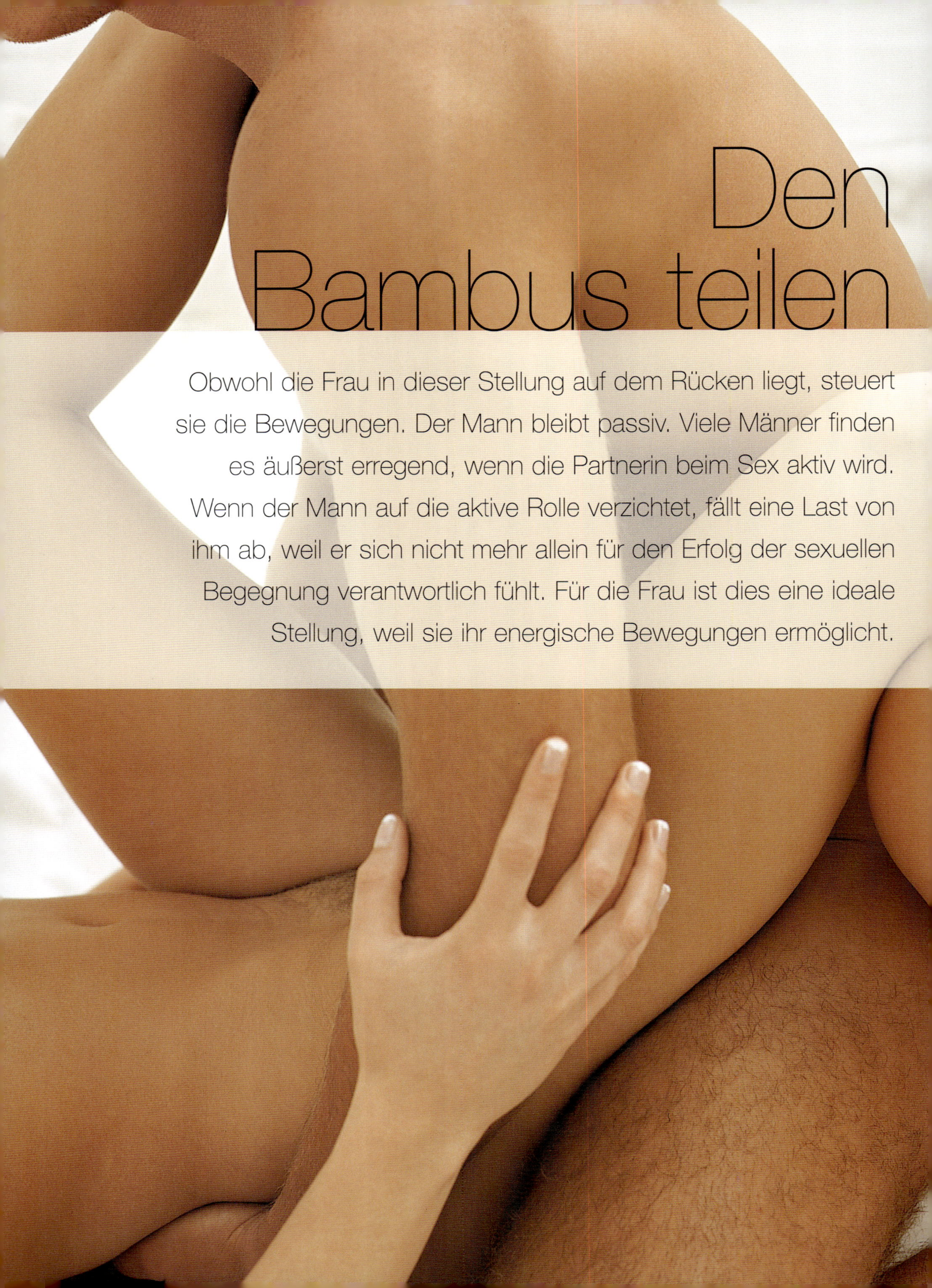

Den Bambus teilen

Obwohl die Frau in dieser Stellung auf dem Rücken liegt, steuert sie die Bewegungen. Der Mann bleibt passiv. Viele Männer finden es äußerst erregend, wenn die Partnerin beim Sex aktiv wird. Wenn der Mann auf die aktive Rolle verzichtet, fällt eine Last von ihm ab, weil er sich nicht mehr allein für den Erfolg der sexuellen Begegnung verantwortlich fühlt. Für die Frau ist dies eine ideale Stellung, weil sie ihr energische Bewegungen ermöglicht.

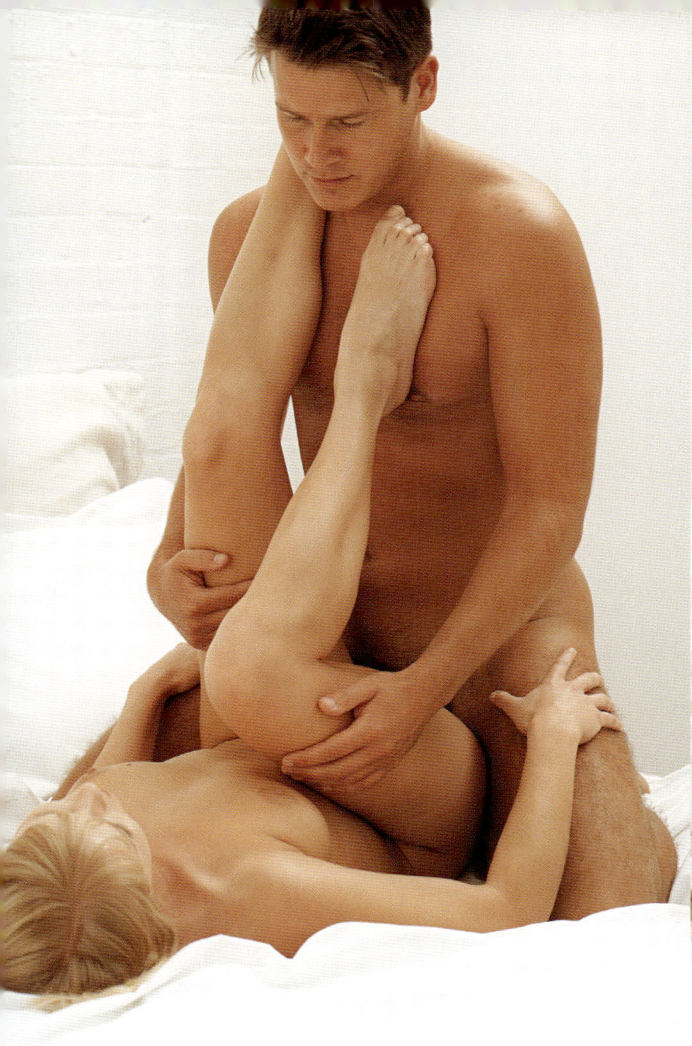

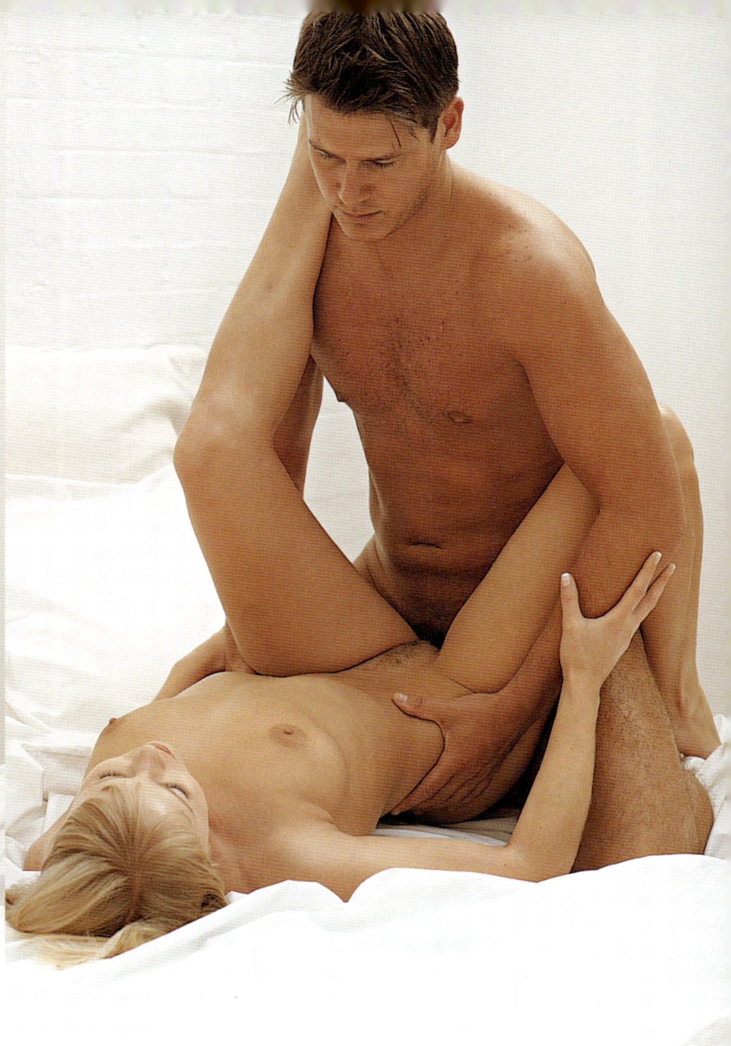

Die Frau legt sich rücklings aufs Bett oder auf Kissen auf dem Boden. Der Mann kniet vor ihr. Sie streckt ein Bein und legt es ihm auf die Schulter. Das andere Bein zieht sie an die Brust und legt den Fuß auf seine Brust. Er nimmt ihre Hüften zwischen die Knie und dringt in sie ein.

Nun schiebt die Frau das gebeugte Bein hinter seinen Rücken. Gleichzeitig hebt sie das gestreckte Bein ein wenig. Sie hält die Beine ziemlich eng, so dass die Vagina den Penis fest umschließt und massiert. Wenn die Frau zudem ihre Scheidenmuskeln einsetzt, können beide Partner vielfältige und überaus lustvolle Empfindungen genießen.

Wenn die Frau dem Partner zeitweilig die Führung überlassen will, kann sie eine Weile still liegen und ihn stoßen lassen.

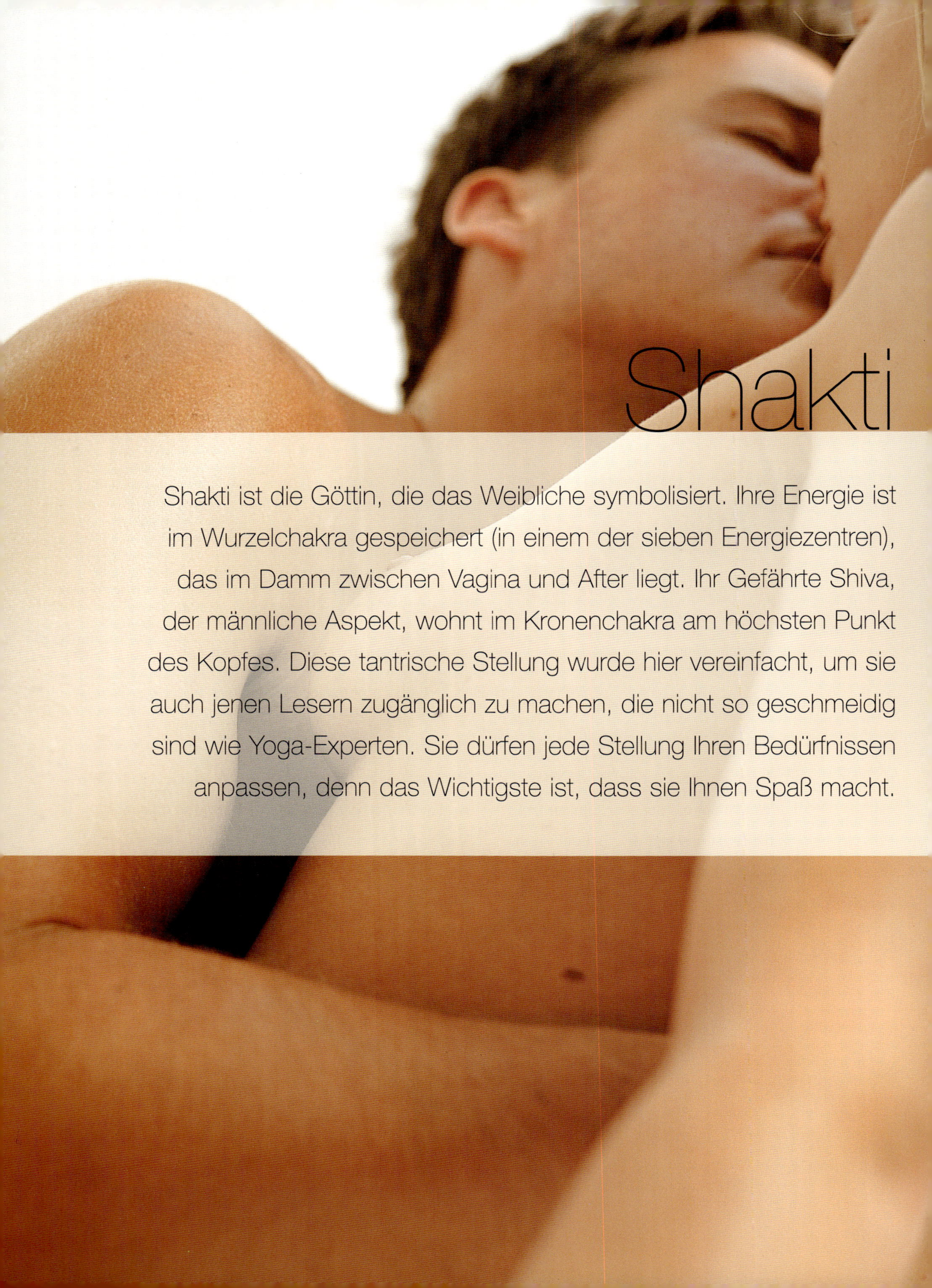

Shakti

Shakti ist die Göttin, die das Weibliche symbolisiert. Ihre Energie ist im Wurzelchakra gespeichert (in einem der sieben Energiezentren), das im Damm zwischen Vagina und After liegt. Ihr Gefährte Shiva, der männliche Aspekt, wohnt im Kronenchakra am höchsten Punkt des Kopfes. Diese tantrische Stellung wurde hier vereinfacht, um sie auch jenen Lesern zugänglich zu machen, die nicht so geschmeidig sind wie Yoga-Experten. Sie dürfen jede Stellung Ihren Bedürfnissen anpassen, denn das Wichtigste ist, dass sie Ihnen Spaß macht.

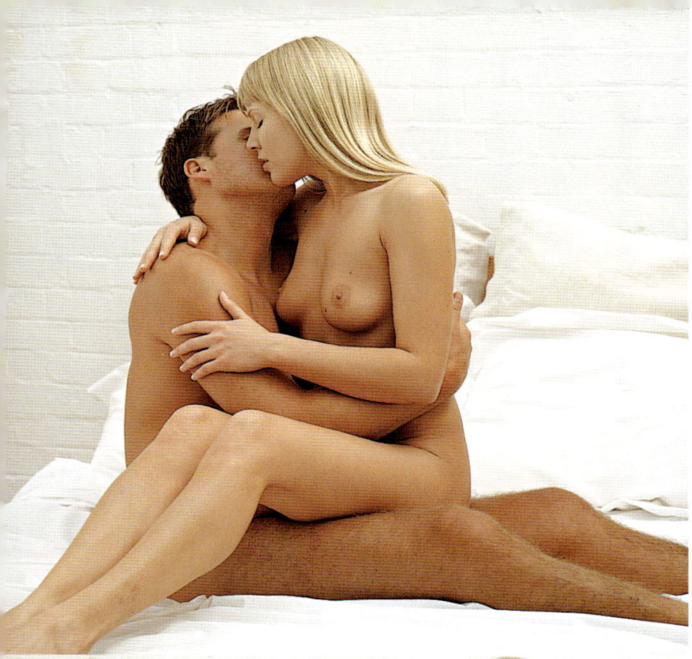

Der Mann sitzt mit geradem Rücken und gestreckten Beinen auf dem Bett, auf einem Sofa oder auf dem Boden. Die Frau sitzt seitlich auf seinem Schoß und legt ihm den rechten Arm um die Schulter. In dieser Position dringt er ein.

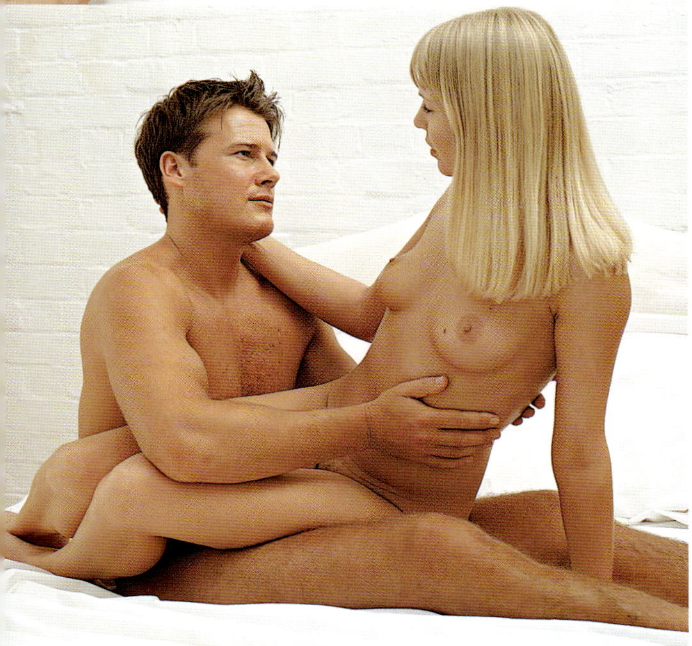

Die Frau schließt die Beine und massiert den Penis mit ihren Scheidenmuskeln. Dann beugt sie die Knie, so dass die Füße nach hinten und die Knie nach vorne zeigen, weg vom Partner. In dieser Position können die beiden sich küssen und streicheln, während die Frau mit ihren Scheidenmuskeln dafür sorgt, dass der Penis erigiert bleibt.

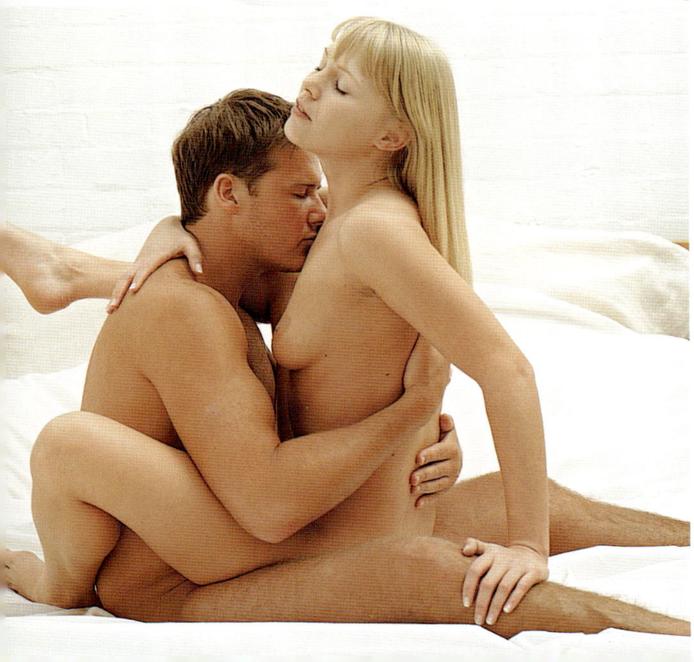

Nun beugt die Frau sich nach hinten und stützt sich mit einer Hand auf seinem Bein ab, während er sie am Rücken festhält. Sie schwingt das rechte Bein über seinen Kopf und legt es auf seine linke Schulter. Das sieht lustig aus, wenn es nicht auf Anhieb klappt, aber für Ihr Sexleben ist es besser, zwischendurch zu lachen, als nie etwas Neues zu probieren.

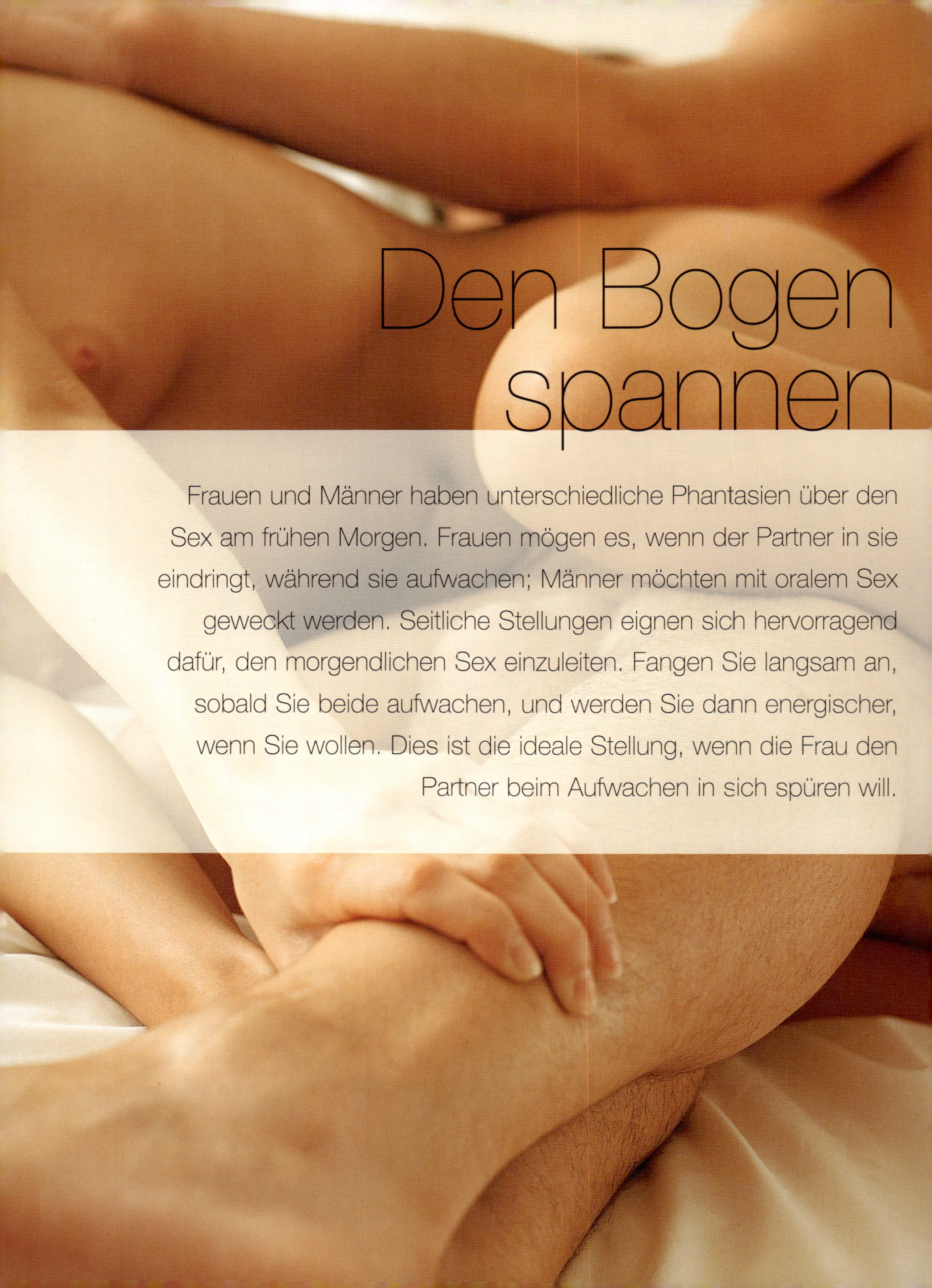

Den Bogen spannen

Frauen und Männer haben unterschiedliche Phantasien über den Sex am frühen Morgen. Frauen mögen es, wenn der Partner in sie eindringt, während sie aufwachen; Männer möchten mit oralem Sex geweckt werden. Seitliche Stellungen eignen sich hervorragend dafür, den morgendlichen Sex einzuleiten. Fangen Sie langsam an, sobald Sie beide aufwachen, und werden Sie dann energischer, wenn Sie wollen. Dies ist die ideale Stellung, wenn die Frau den Partner beim Aufwachen in sich spüren will.

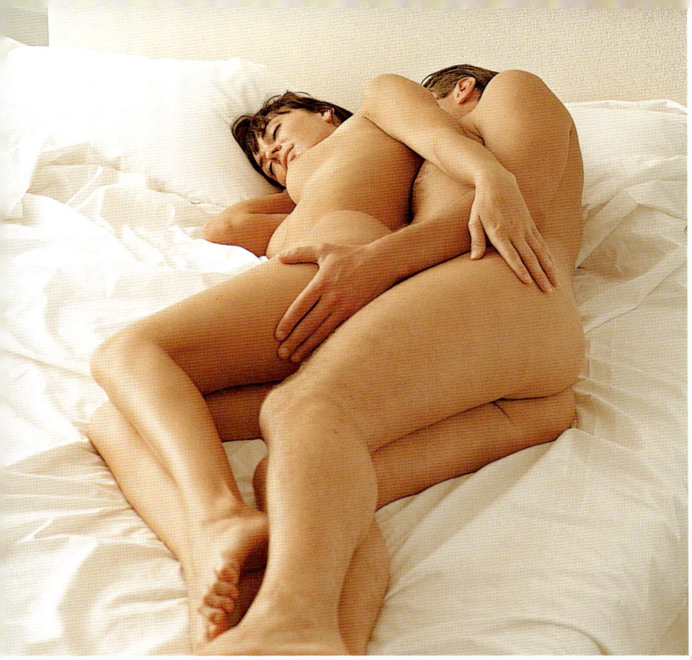

Die Frau liegt auf der Seite, vom Partner abgewandt. Er schmiegt sich an ihren Rücken.

Sanft hebt er ihr oberes Bein und schiebt seine Beine zwischen ihre. Dann führt er den Penis in sie ein, hält sie an der Schulter und zieht sie langsam, aber kräftig zu sich heran.

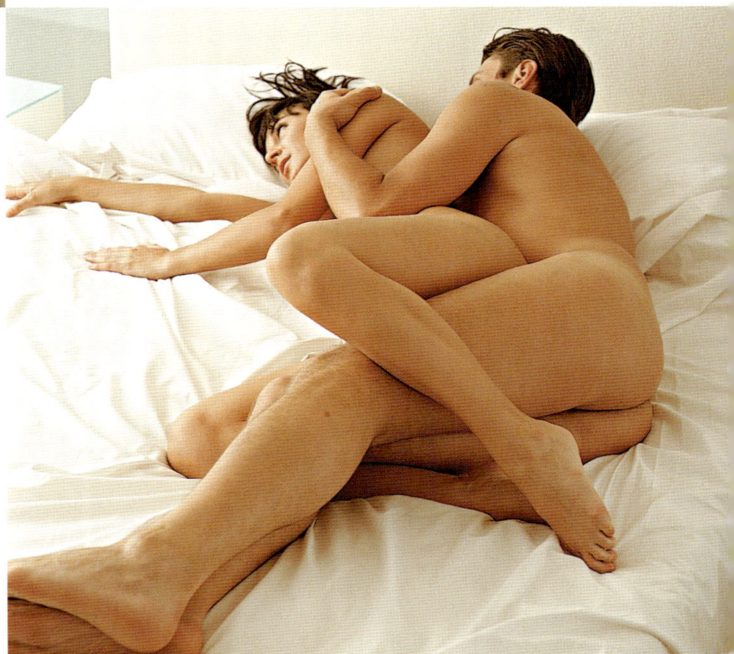

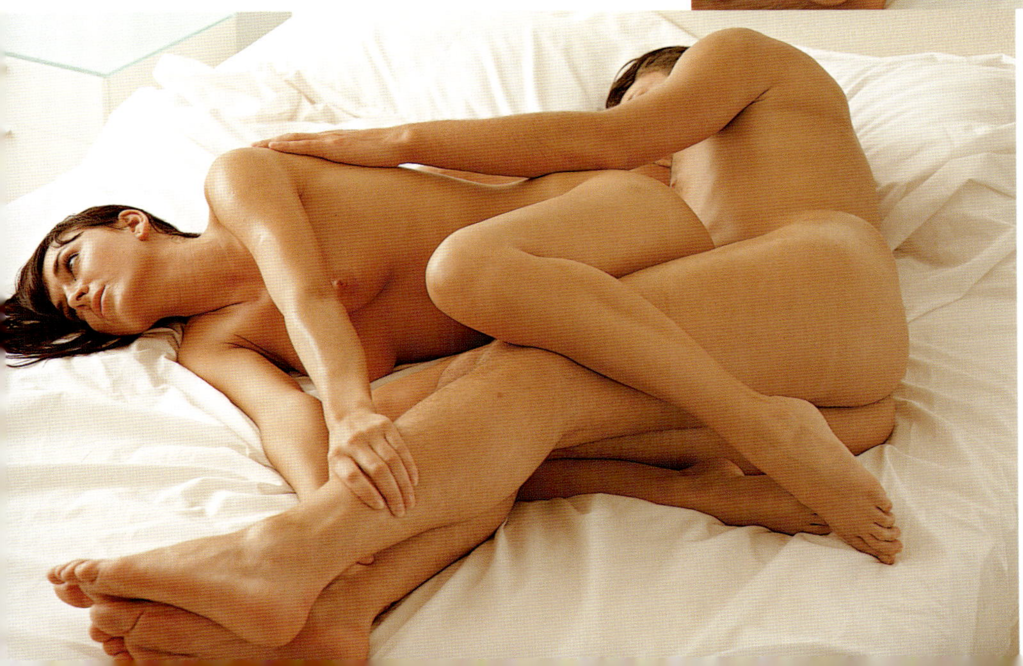

Jetzt wacht sie auf, greift nach seinen Füßen und zieht sie nach oben – so entsteht die Pfeil-und-Bogen-Stellung. Die Bewegungen beider Liebenden gehen von der Hüfte aus.

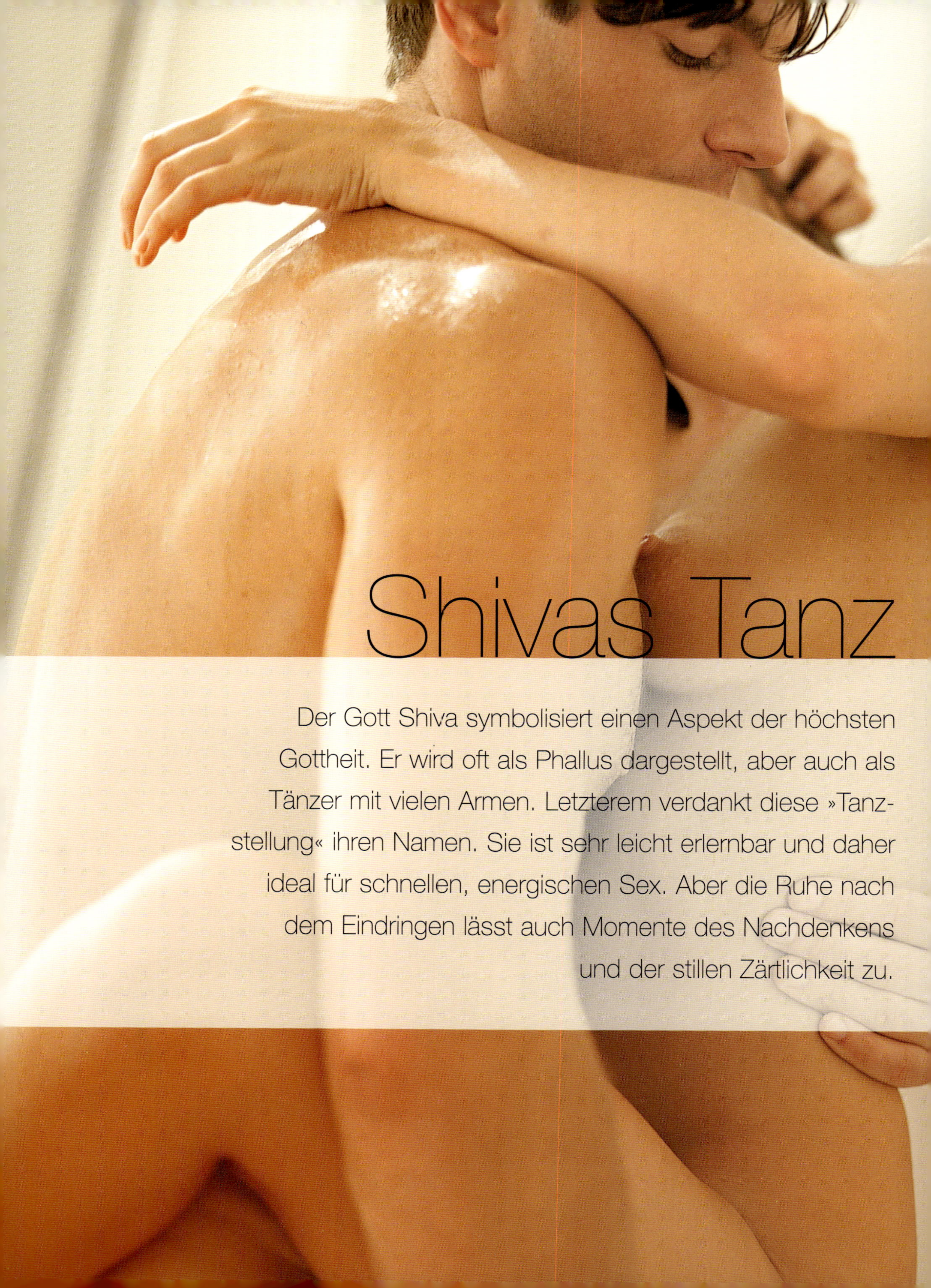

Shivas Tanz

Der Gott Shiva symbolisiert einen Aspekt der höchsten Gottheit. Er wird oft als Phallus dargestellt, aber auch als Tänzer mit vielen Armen. Letzterem verdankt diese »Tanzstellung« ihren Namen. Sie ist sehr leicht erlernbar und daher ideal für schnellen, energischen Sex. Aber die Ruhe nach dem Eindringen lässt auch Momente des Nachdenkens und der stillen Zärtlichkeit zu.

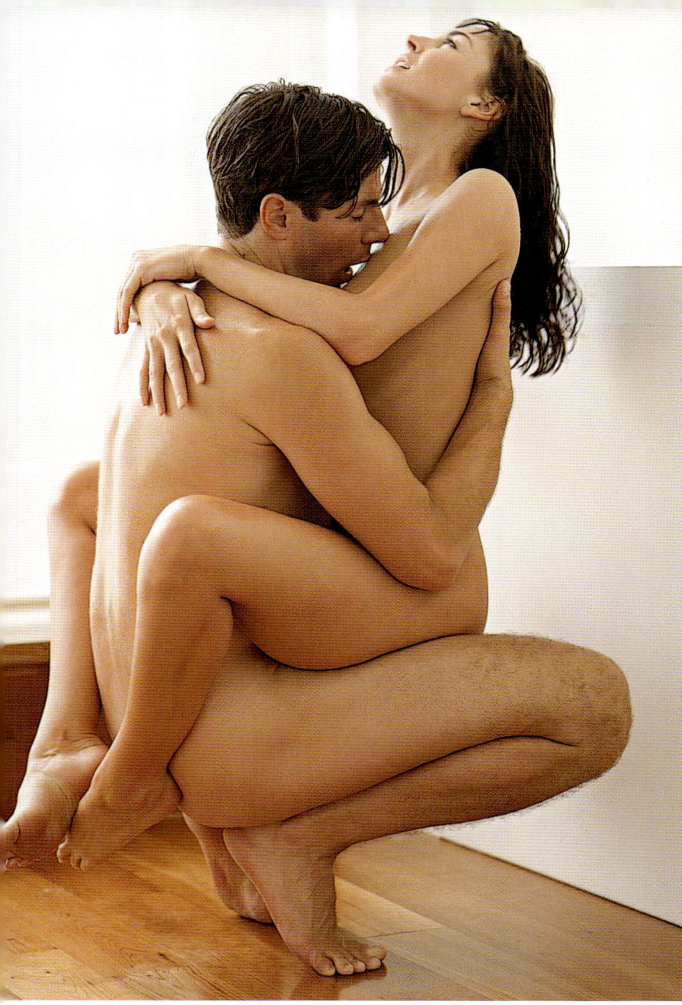

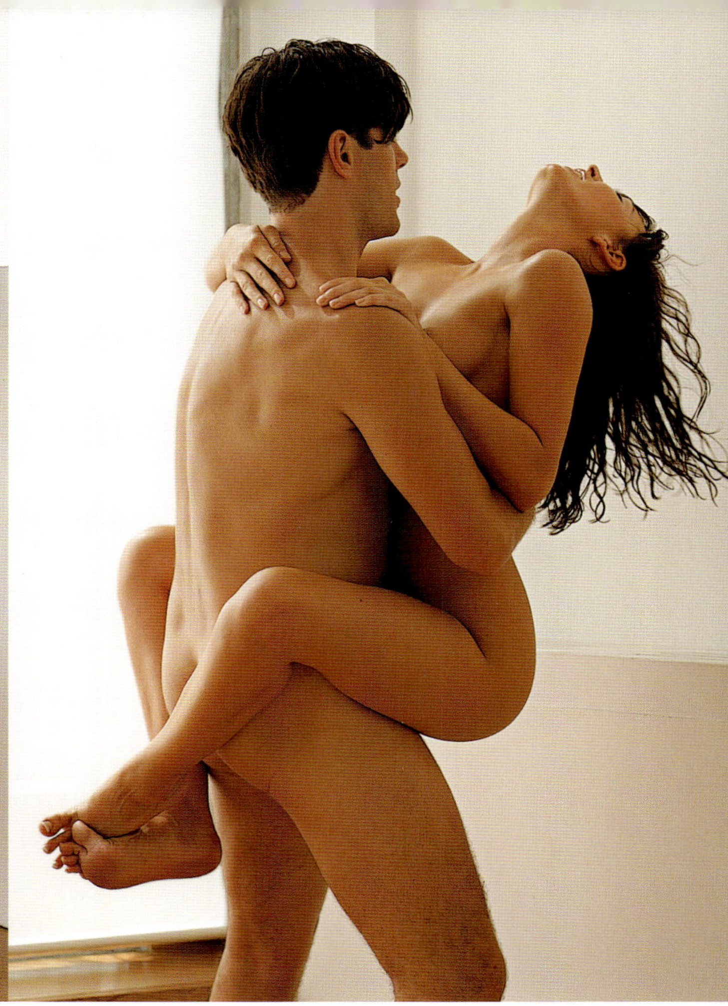

Um diese Stellung schneller und einfacher zu machen, sitzt die Frau auf der Kante eines Bettes oder Sessels und spreizt die Beine, während der Mann zwischen ihren Beinen in die Hocke geht. Dann schlingt sie die Beine um seinen Rücken. Nun dringt er in sie ein und steht auf, wobei er sie hochhebt. Sie verschränkt die Hände in seinem Nacken und presst die Oberschenkel an seine Taille. Jetzt kann sie heftige Stoßbewegungen machen, während er sie am Po festhält und ihre Bewegungen führt.

Wenn sie oder er eine Pause braucht, setzt er sich, bleibt aber in der Partnerin. Nun können beide wie im Tantra stillhalten und sich ganz darauf konzentrieren, wie die Empfindungen in den Genitalien und die sexuelle Spannung zunehmen. Wenn sie es nicht mehr aushalten, hebt er sie wieder hoch und setzt seine Stöße bis zum Orgasmus fort.

Stillhalten während des Geschlechtsaktes ermutigt die Liebenden, sich ganz auf ihre Empfindungen zu konzentrieren.

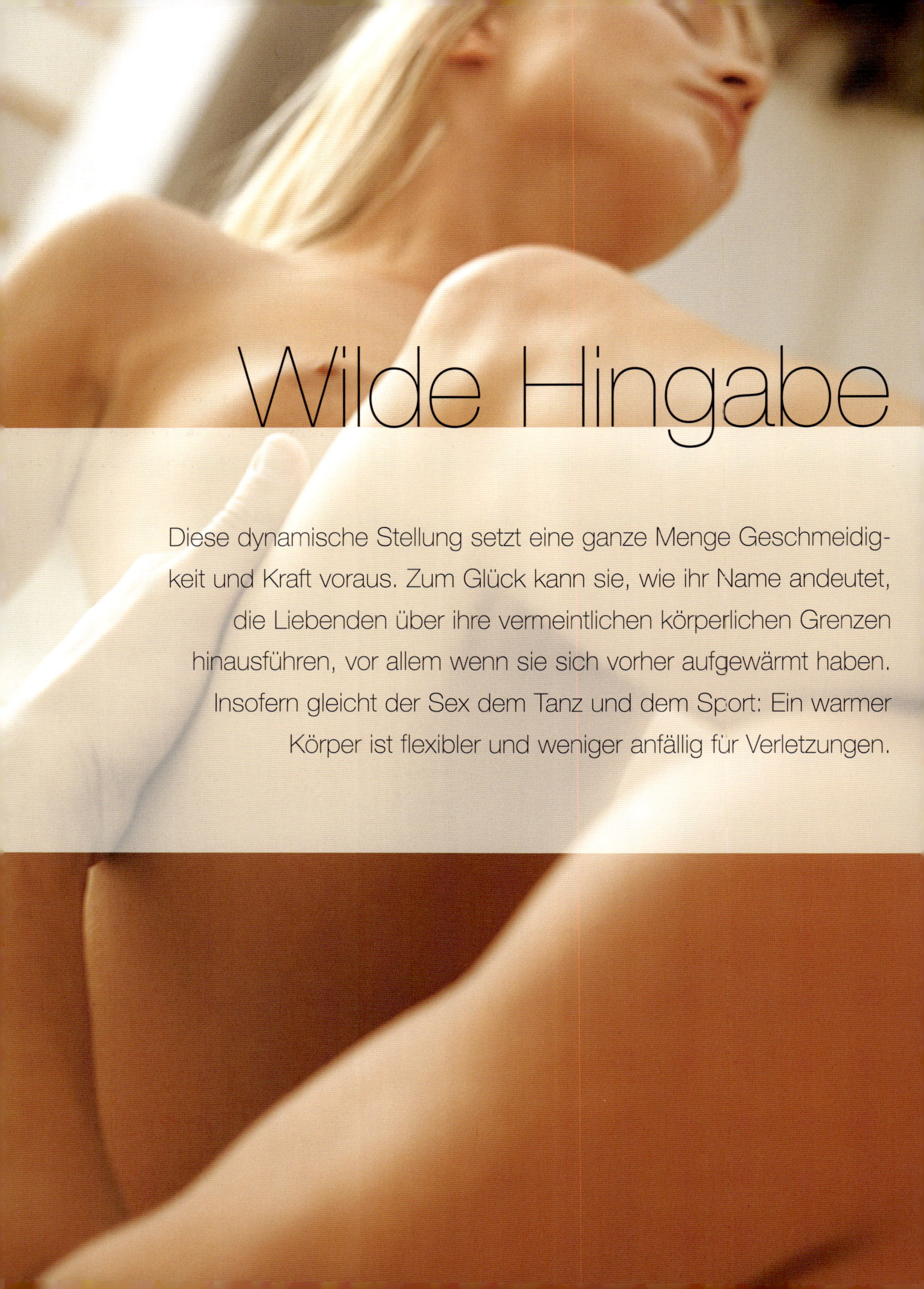

Wilde Hingabe

Diese dynamische Stellung setzt eine ganze Menge Geschmeidigkeit und Kraft voraus. Zum Glück kann sie, wie ihr Name andeutet, die Liebenden über ihre vermeintlichen körperlichen Grenzen hinausführen, vor allem wenn sie sich vorher aufgewärmt haben. Insofern gleicht der Sex dem Tanz und dem Sport: Ein warmer Körper ist flexibler und weniger anfällig für Verletzungen.

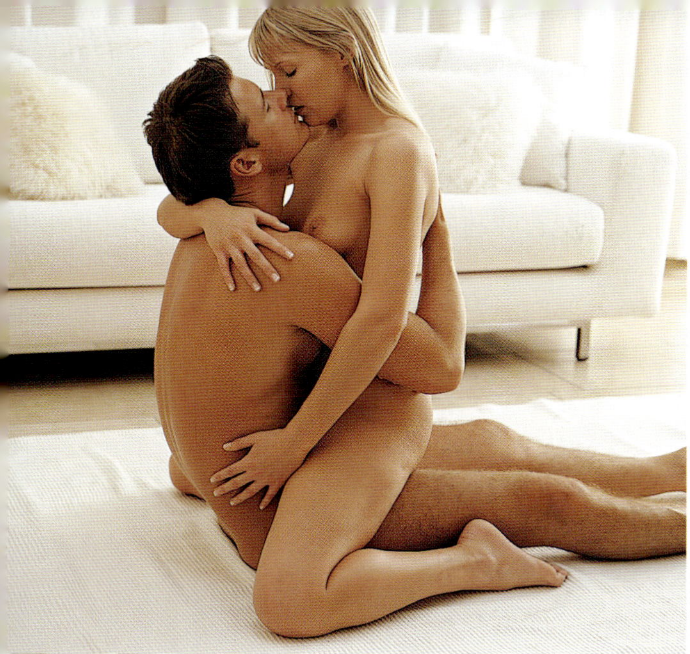

Der Mann sitzt mit gestreckten Beinen aufrecht auf dem Boden. Die Frau kniet, ihm zugewandt, über seinem Schoß und presst die Knie an seine Hüften. Während die Liebenden einander umarmen, dringt er ein.

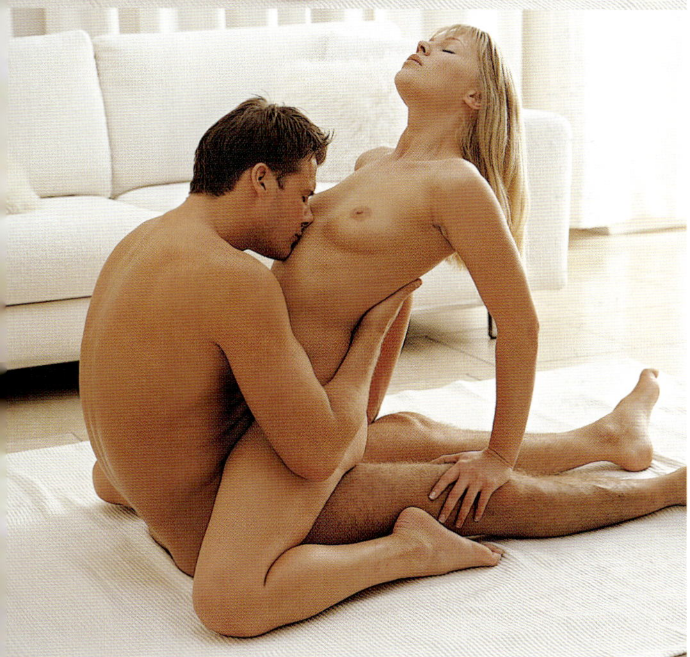

Nun lehnt sie sich zurück, und er hält sie am Rücken fest, bis sie sich selbst mit den Handflächen auf seinen Beinen oder auf dem Boden abstützen kann.

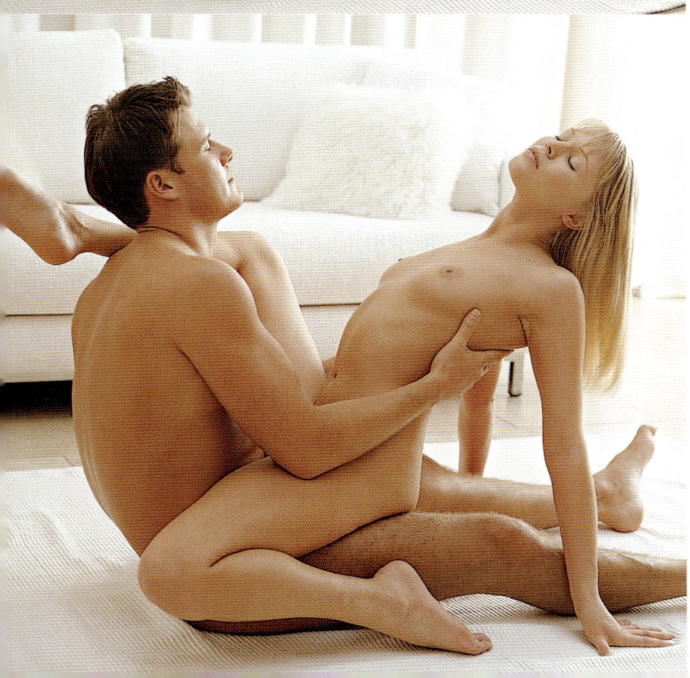

Die Frau hebt das rechte Bein und schwingt es über die linke Schulter des Partners. Er lehnt sich zurück und stützt sich dabei mit den Händen ab. Nun hebt er den Po an und stößt so kraftvoll, wie er kann, tief in die Partnerin hinein. Seine energischen Stöße heben auch ihren Körper hoch; darum lässt sie den linken Fuß als Stütze auf dem Boden. Wenn die Liebenden eine Pause brauchen, kehren sie zum ersten Schritt zurück, halten einander eng umschlungen und schaukeln von einer Seite zur anderen.

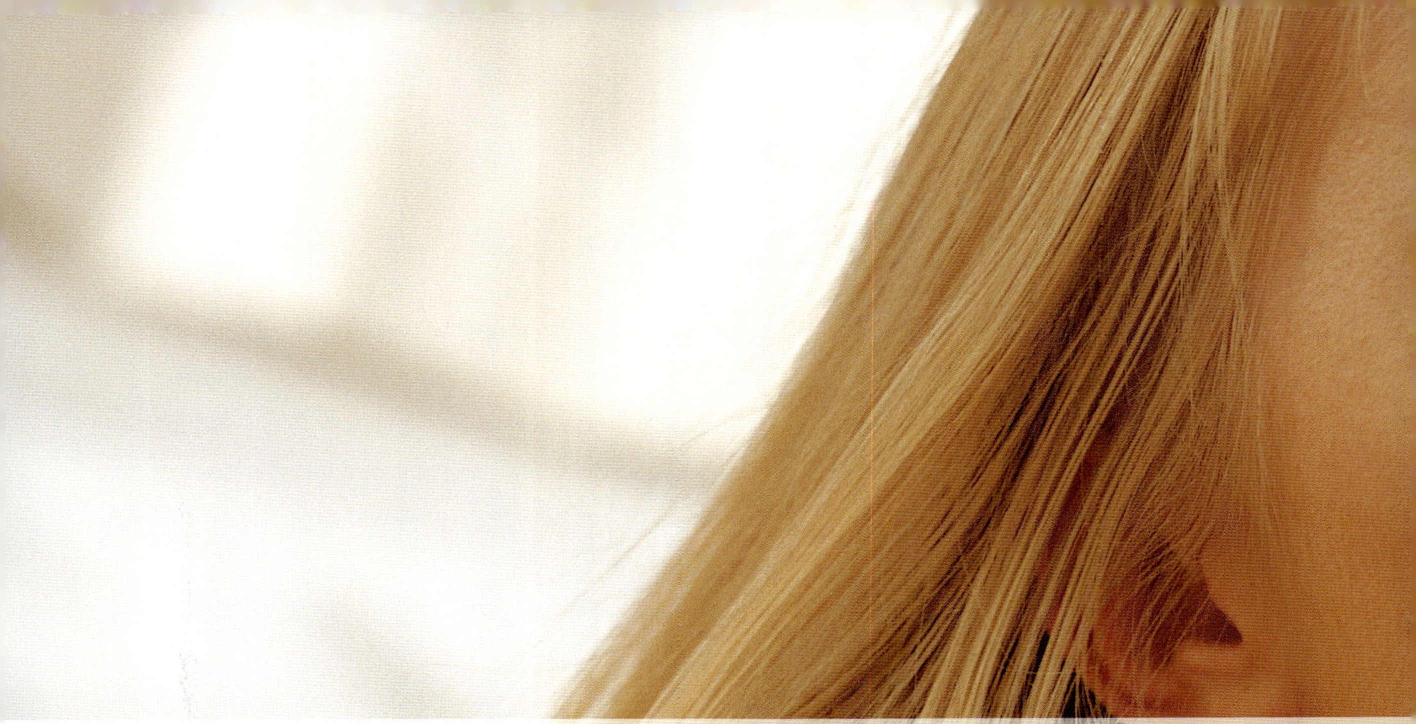

Sanft

Wenn Sie Sex auf meditative Weise genießen, können Sie sich besser auf die eigenen Sinne, Gefühle und Körperrhythmen einstimmen – und, was sehr wichtig ist, auch auf die des Partners. Sie bewegen sich langsam, beobachten Ihre Atmung und passen sie dem Atemrhythmus des Partners an. Außerdem achten Sie auf Ihre Tast- und Geruchsempfindungen. Dadurch wird die sexuelle Erregung zu einem Erlebnis, das sich nicht auf die Genitalien beschränkt, sondern den ganzen Körper erfasst.

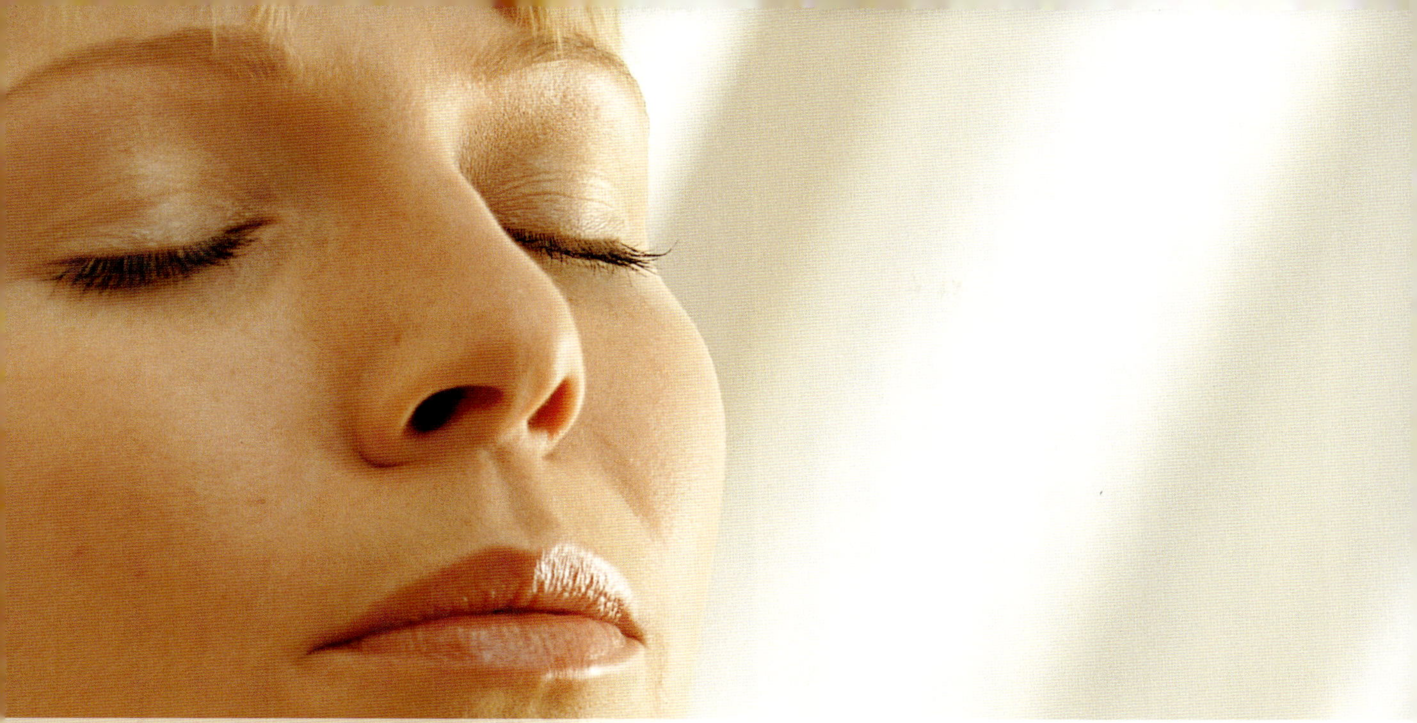
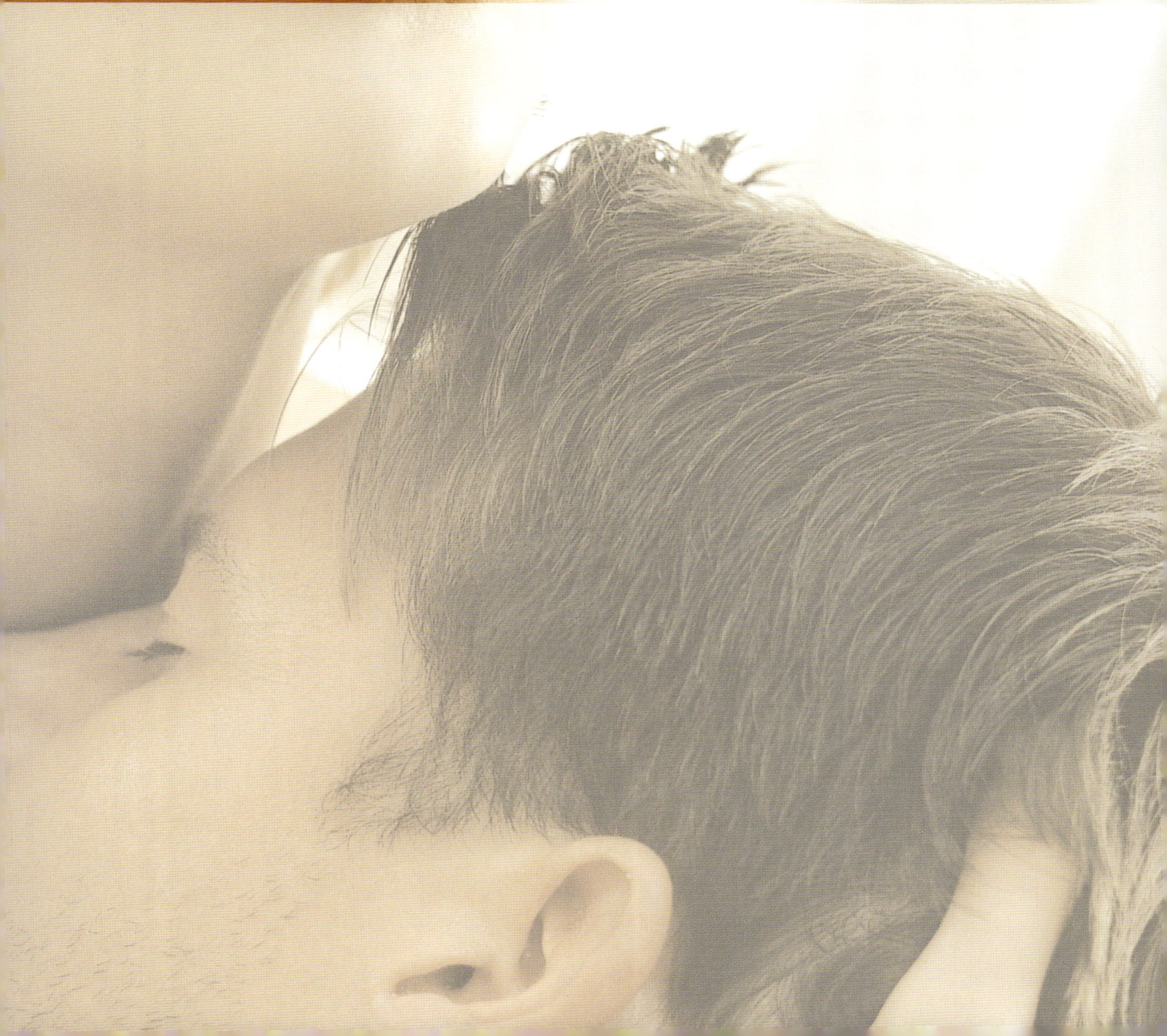

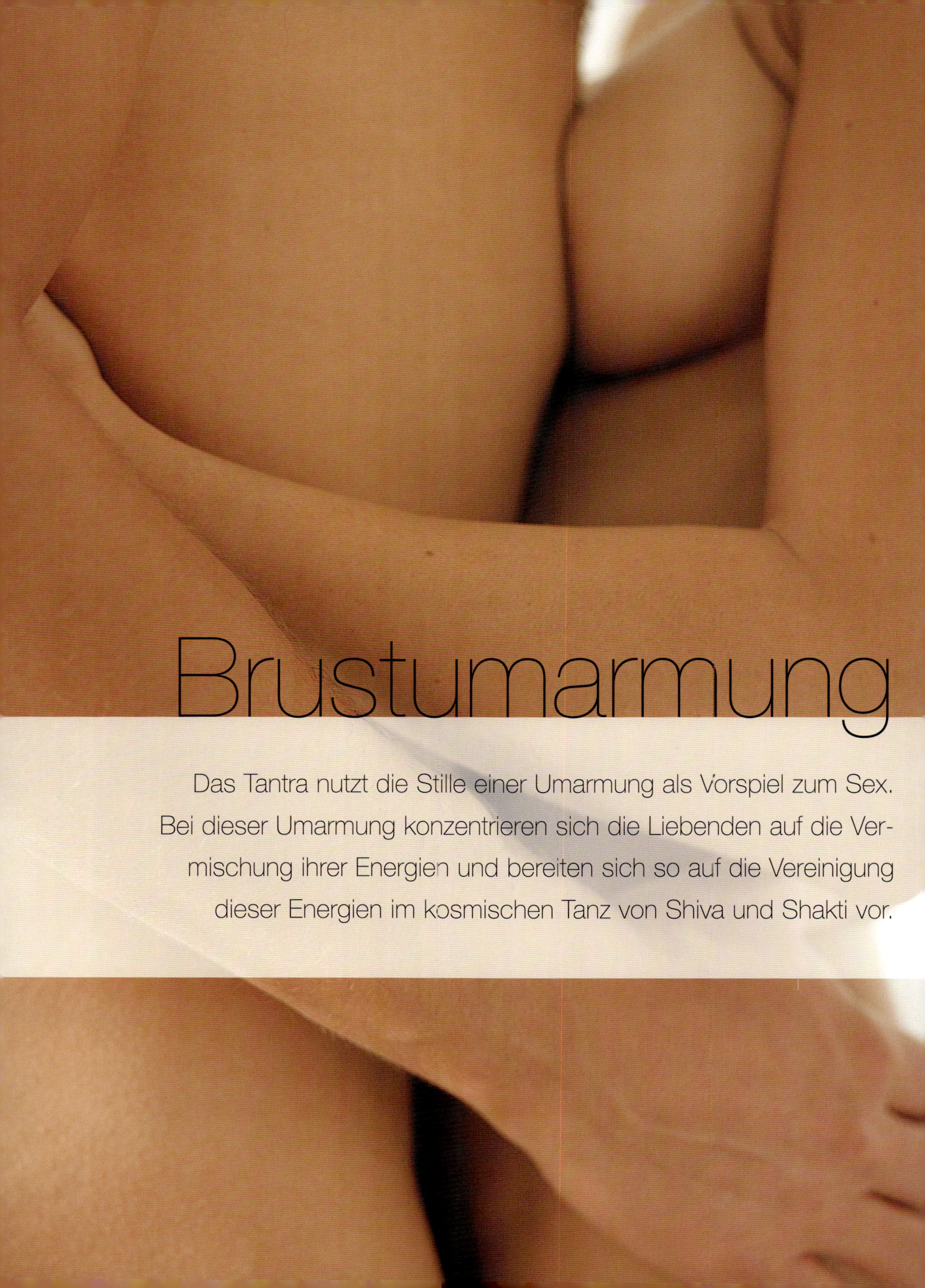

Brustumarmung

Das Tantra nutzt die Stille einer Umarmung als Vorspiel zum Sex. Bei dieser Umarmung konzentrieren sich die Liebenden auf die Vermischung ihrer Energien und bereiten sich so auf die Vereinigung dieser Energien im kosmischen Tanz von Shiva und Shakti vor.

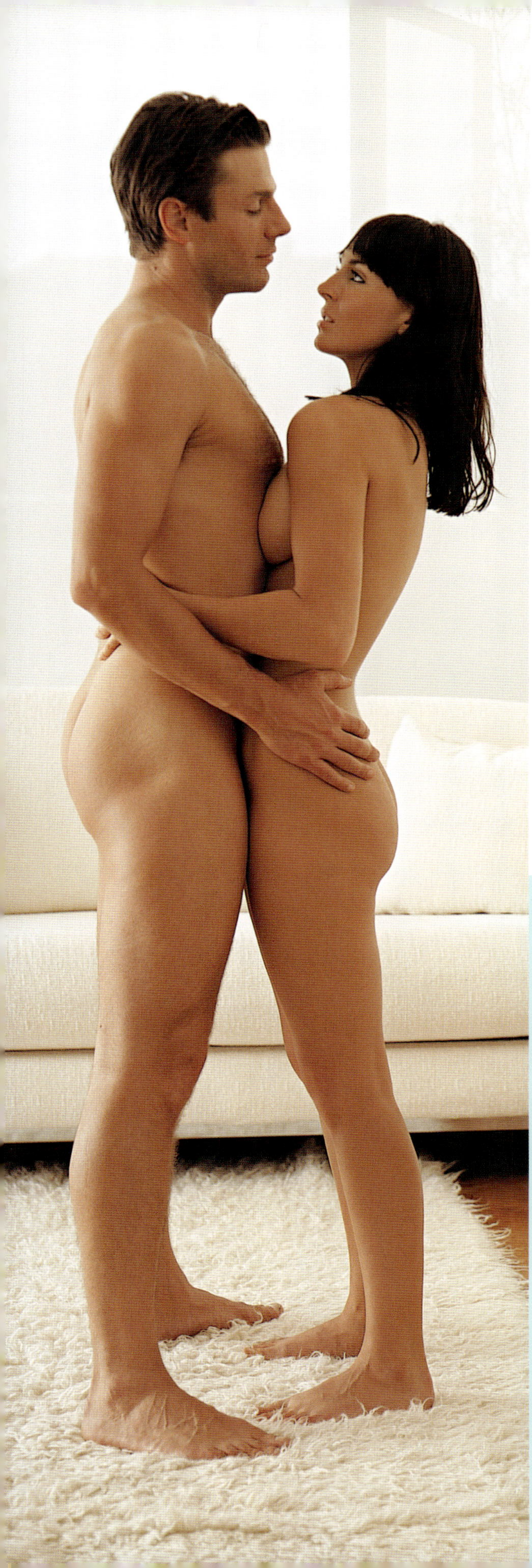

Die Liebenden stehen einander gegenüber und umarmen sich zärtlich. Sie drücken die Körper leicht aneinander und achten darauf, dass sie sich an der Brust, am Bauch und an den Oberschenkeln berühren. Dabei schauen sie sich entspannt in die Augen und berühren sich beinahe mit den Lippen. In dieser Umarmung lauschen sie dem Atem des Partners und spüren, wie er sich warm in ihrem Körper ausbreitet. Dadurch steigt die Erregung in vielen Teilen des Körpers, auch in den Genitalien. Die Liebenden können die Erregung langsam steigen lassen, bis sie beide die Vereinigung wollen. Dann trennen Sie sich sanft und beginnen mit dem Sex.

Im Tantra symbolisiert die Göttin Shakti das weibliche und ihr Partner Shiva das männliche Prinzip.

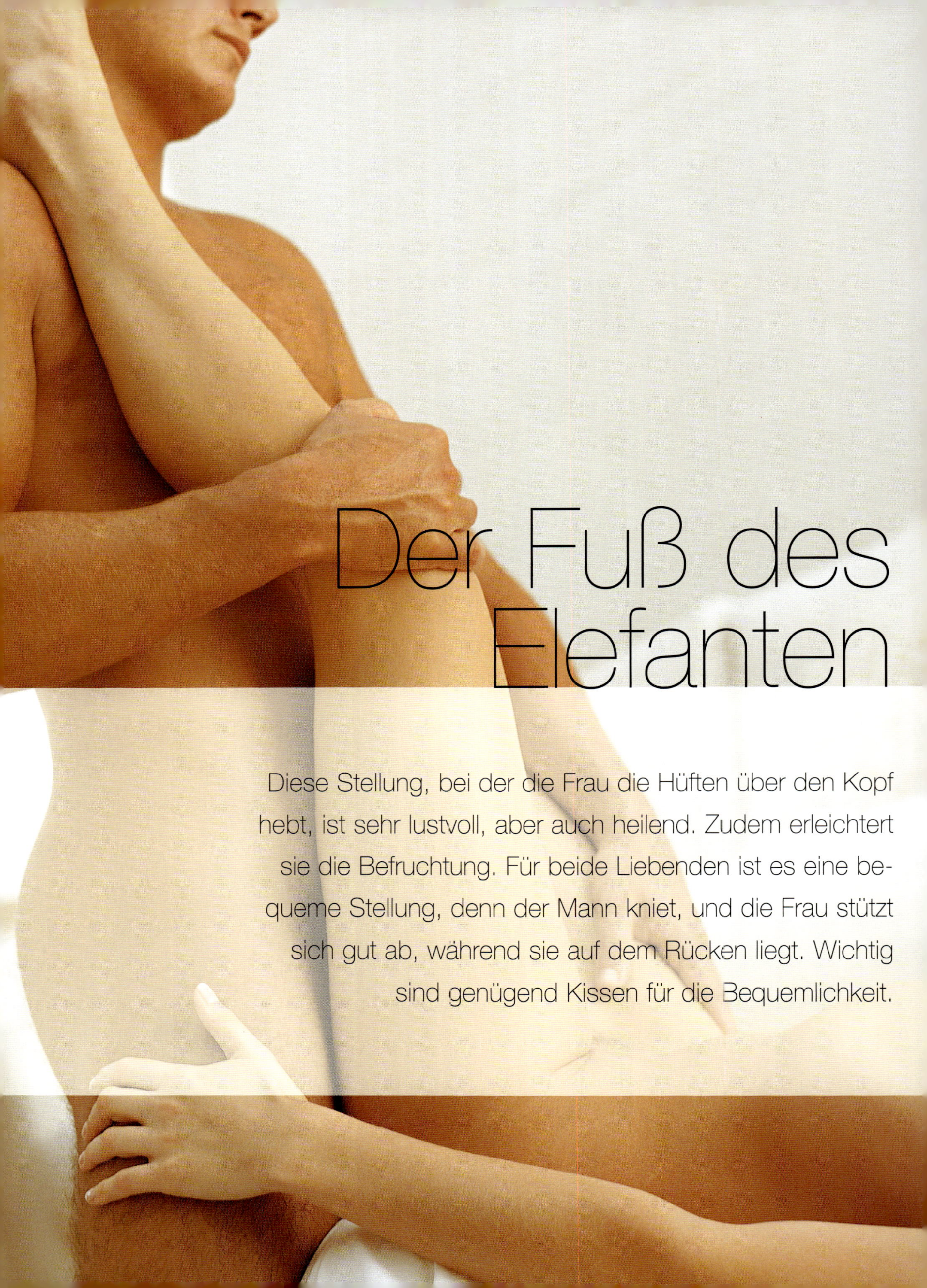

Der Fuß des Elefanten

Diese Stellung, bei der die Frau die Hüften über den Kopf hebt, ist sehr lustvoll, aber auch heilend. Zudem erleichtert sie die Befruchtung. Für beide Liebenden ist es eine bequeme Stellung, denn der Mann kniet, und die Frau stützt sich gut ab, während sie auf dem Rücken liegt. Wichtig sind genügend Kissen für die Bequemlichkeit.

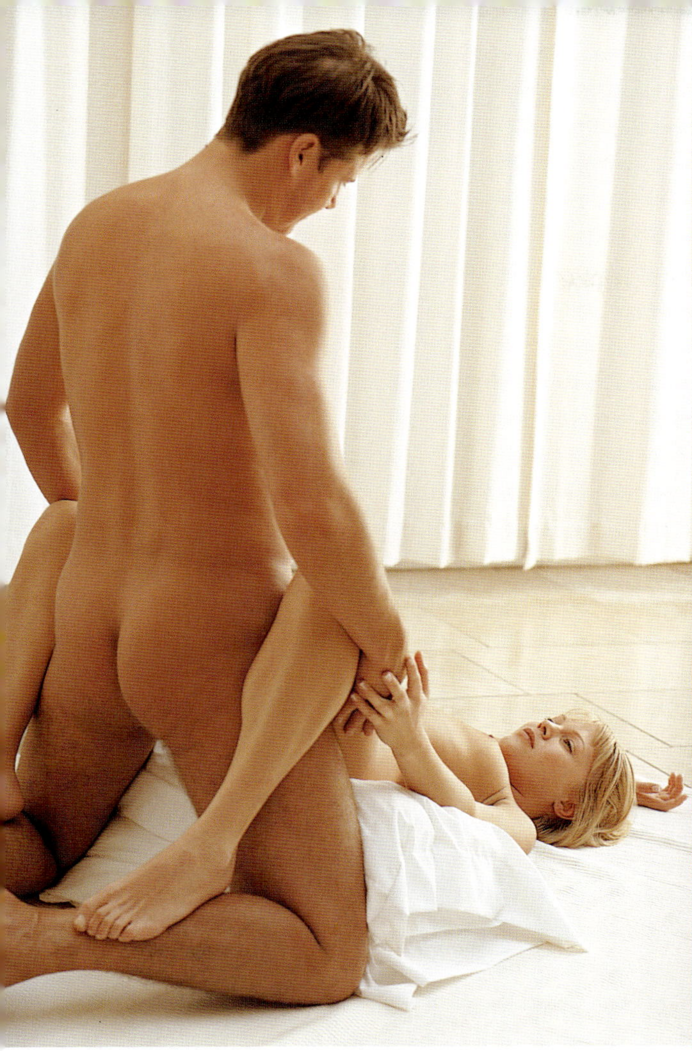

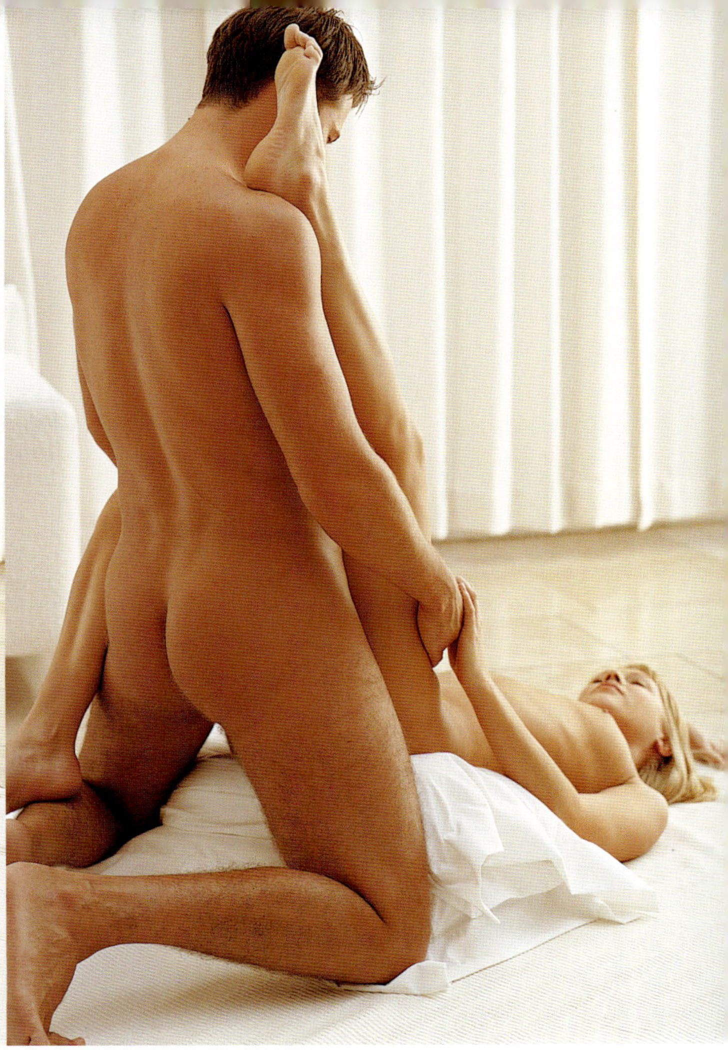

Die Frau liegt auf dem Rücken, und ihr Kopf ruht auf einem Kissen, wenn sie es wünscht. Der Mann schiebt ihr ein paar Kissen unter die Hüften, bis ihr Becken höher liegt als der Kopf – so hoch, dass es sich fast auf einer Ebene mit seinen Genitalien befindet.

Der Mann kniet zwischen den Oberschenkeln der Frau und legt eines ihrer Beine über seine Schulter. Dann dringt er ein und wechselt zwischen tiefen und flachen Stößen ab. Außerdem kann er mit ihrer Klitoris spielen. Da sie im Kreuz gut gestützt ist, sollte sie diese Position einige Zeit durchhalten. Der Partner kann sie befriedigen, ohne dass sie etwas zu tun hat.

Flache und tiefe Stöße wechseln sich ab und lösen Lustgefühle aus.

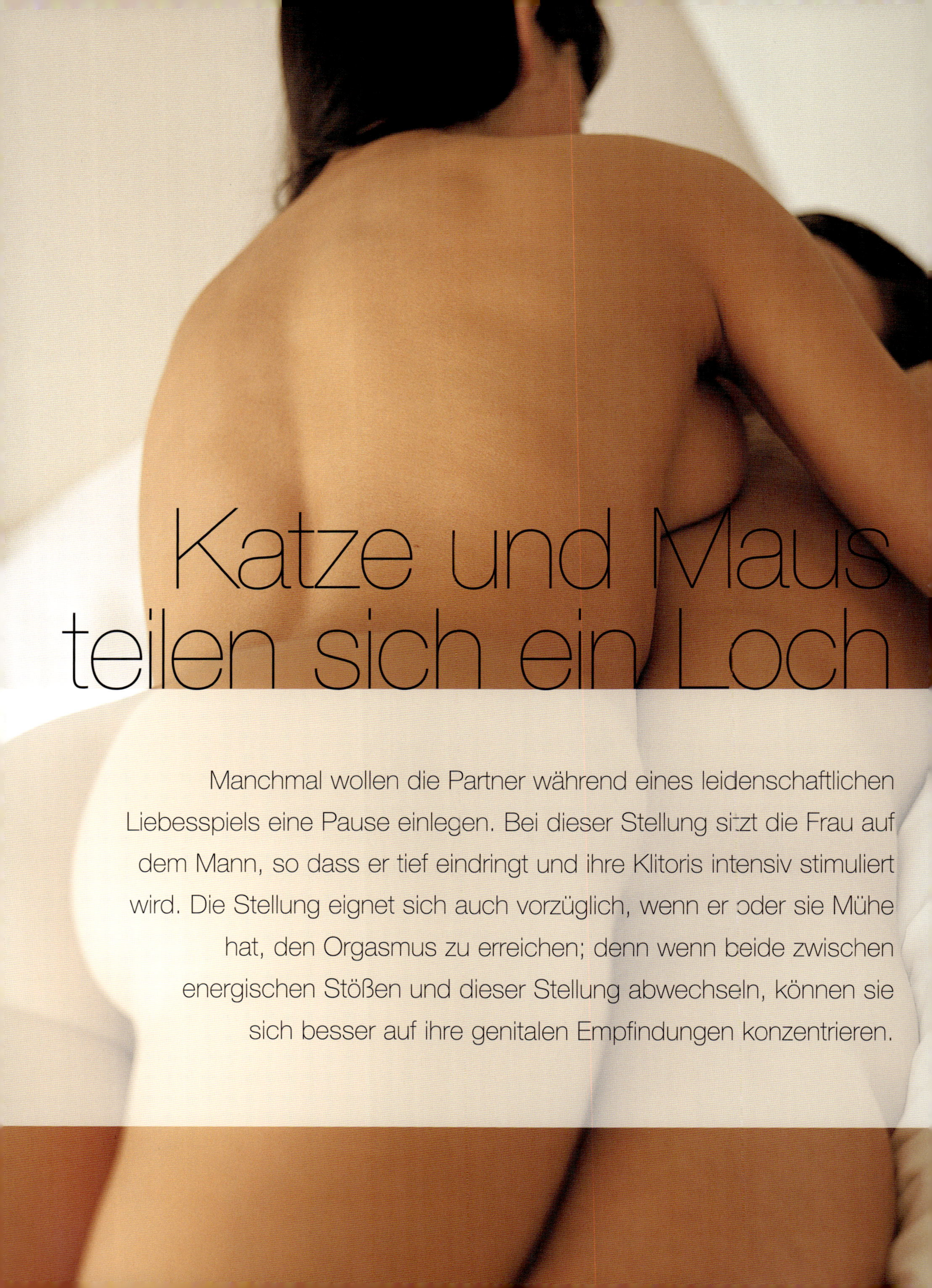

Katze und Maus teilen sich ein Loch

Manchmal wollen die Partner während eines leidenschaftlichen Liebesspiels eine Pause einlegen. Bei dieser Stellung sitzt die Frau auf dem Mann, so dass er tief eindringt und ihre Klitoris intensiv stimuliert wird. Die Stellung eignet sich auch vorzüglich, wenn er oder sie Mühe hat, den Orgasmus zu erreichen; denn wenn beide zwischen energischen Stößen und dieser Stellung abwechseln, können sie sich besser auf ihre genitalen Empfindungen konzentrieren.

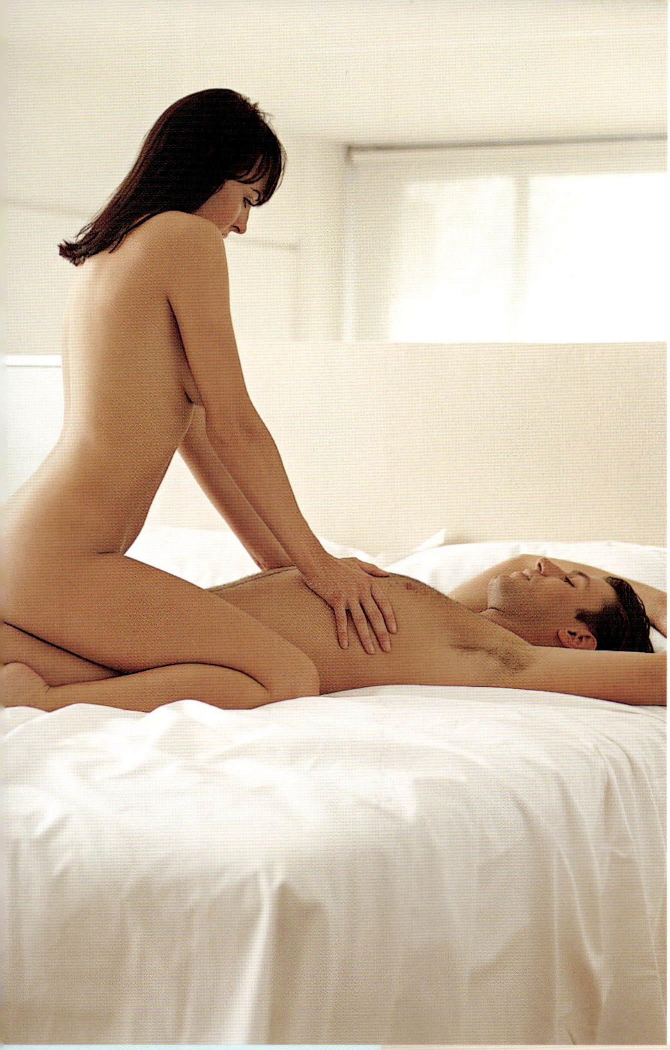

Der Mann liegt mit gestreckten und entspannten Beinen auf dem Rücken. Die Frau sitzt in Reithaltung auf ihm und sinkt auf seinen erigierten Penis.

Dann legt sie sich der Länge nach auf den Partner und stützt den Oberkörper mit den Unterarmen ab. Die Hände legt sie auf oder unter seine Schultern. Wenn er will, kann er die Hände auf ihren Po legen und ihre Bewegungen behutsam steuern. Während sie seine Schultern hält, bewegt sie sich sanft auf und ab, oder die beiden schaukeln seitwärts hin und her. Dabei kann sie die Stimulation ihrer Klitoris steuern und mit den Scheidenmuskeln den Penis massieren.

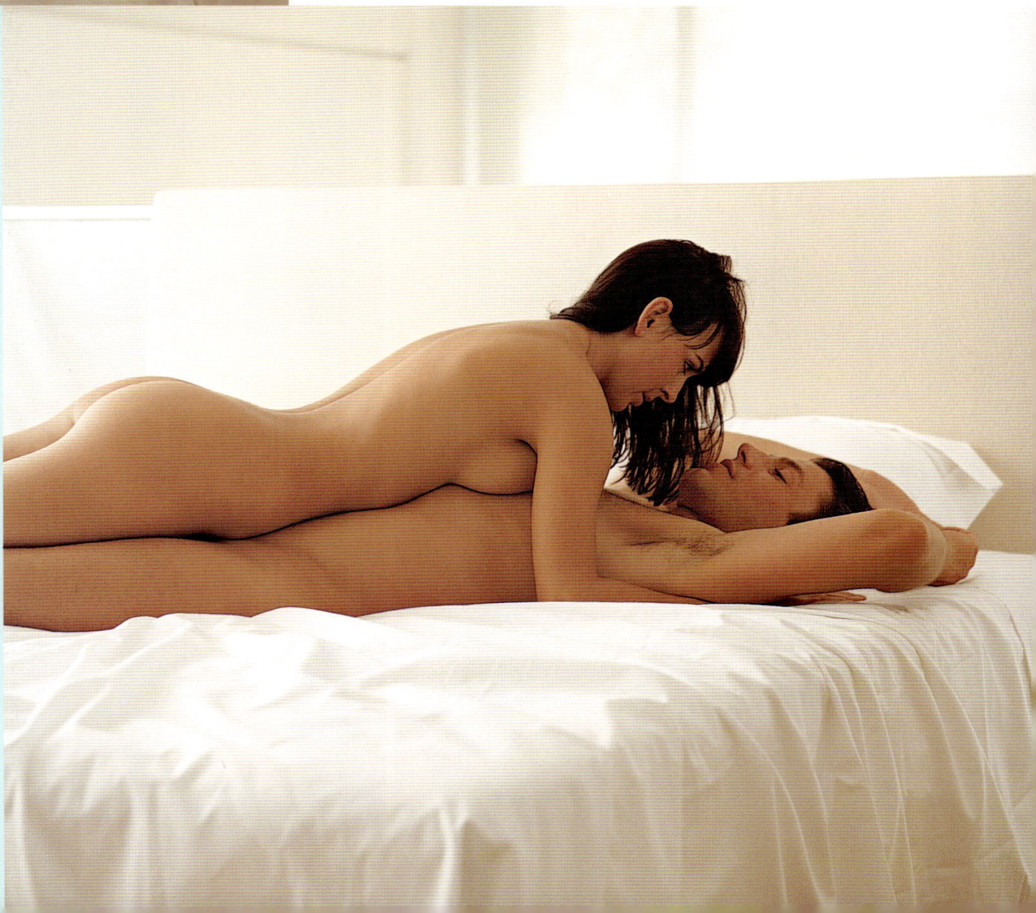

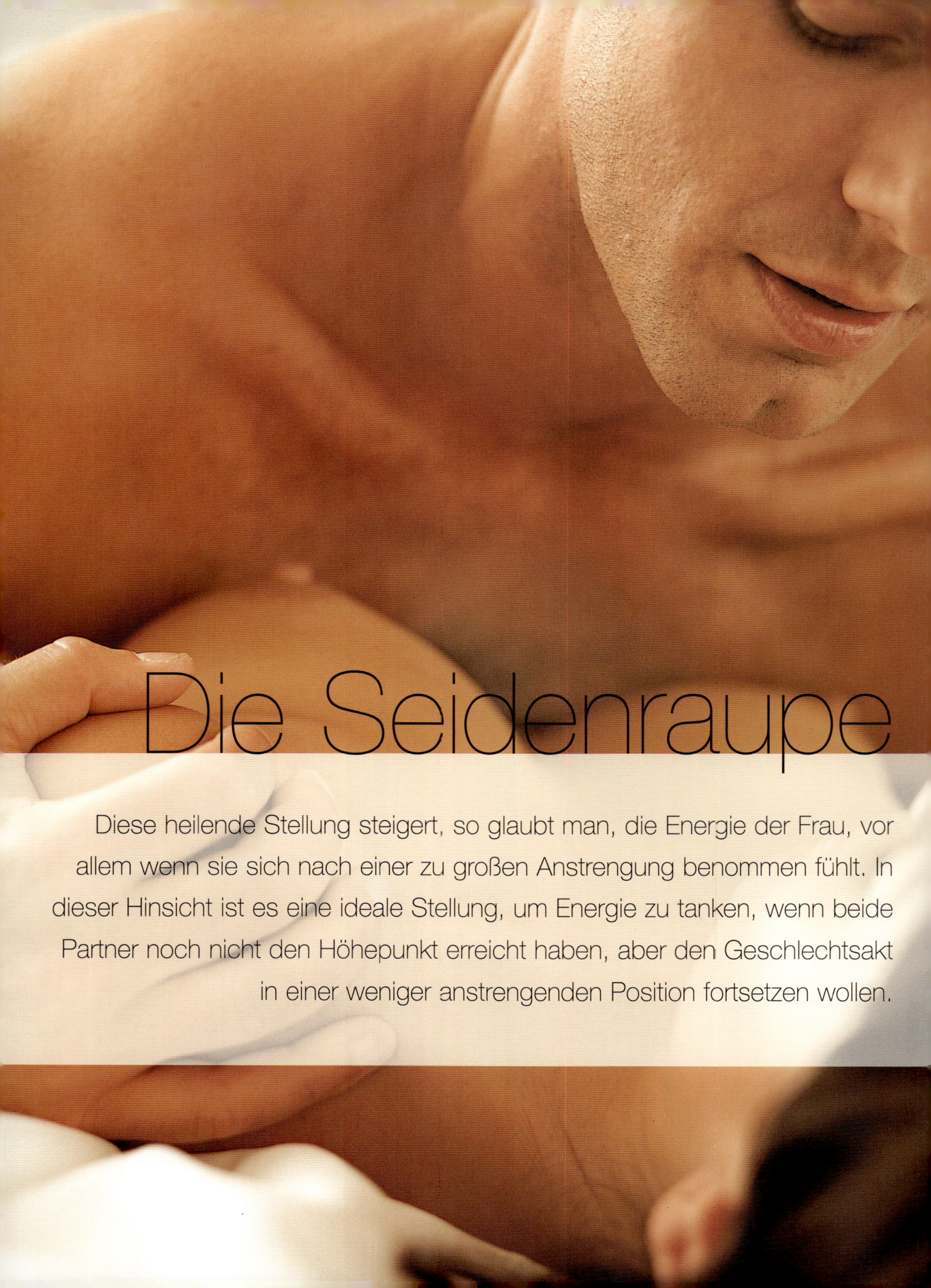

Die Seidenraupe

Diese heilende Stellung steigert, so glaubt man, die Energie der Frau, vor allem wenn sie sich nach einer zu großen Anstrengung benommen fühlt. In dieser Hinsicht ist es eine ideale Stellung, um Energie zu tanken, wenn beide Partner noch nicht den Höhepunkt erreicht haben, aber den Geschlechtsakt in einer weniger anstrengenden Position fortsetzen wollen.

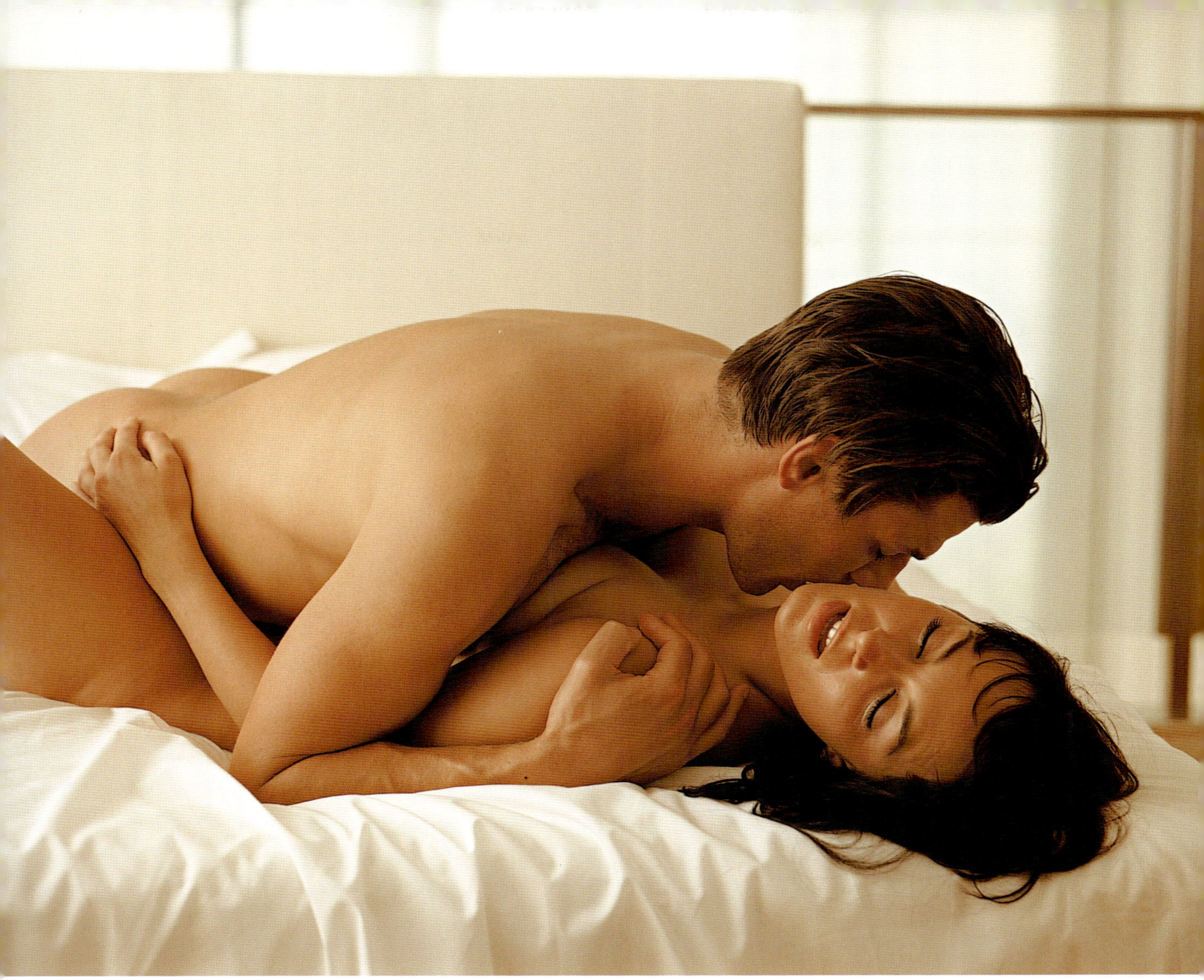

Zunächst nimmt das Paar die berühmte Missionarsstellung (s. Seite 12) ein; das heißt, die Frau liegt auf dem Rücken, und der Mann liegt auf ihr. Er dringt tief in sie ein und nimmt ihre Schultern in die Hände. Nun lässt sie rhythmisch das Becken kreisen, und zwar abwechselnd nach links und nach rechts. Dadurch massiert sie den Penis und stimuliert verschiedene seiner Akupunkturpunkte. Sie setzt die Kreisbewegungen so lange fort, bis einer der Partner oder beide den Höhepunkt erreichen.

Diese erholsame Stellung kann auch dazu beitragen, den Energiepegel der Liebenden zu heben.

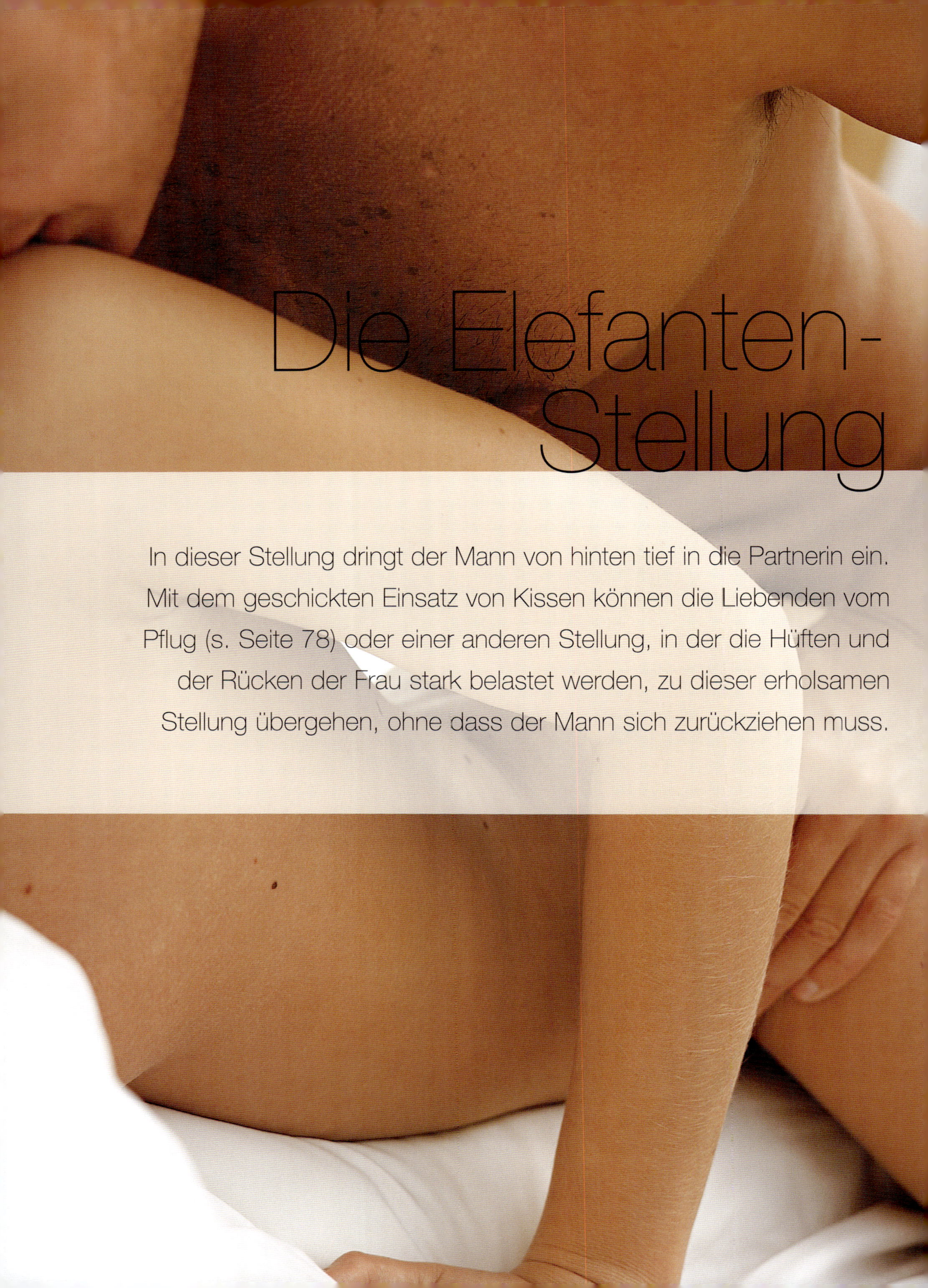

Die Elefanten-Stellung

In dieser Stellung dringt der Mann von hinten tief in die Partnerin ein. Mit dem geschickten Einsatz von Kissen können die Liebenden vom Pflug (s. Seite 78) oder einer anderen Stellung, in der die Hüften und der Rücken der Frau stark belastet werden, zu dieser erholsamen Stellung übergehen, ohne dass der Mann sich zurückziehen muss.

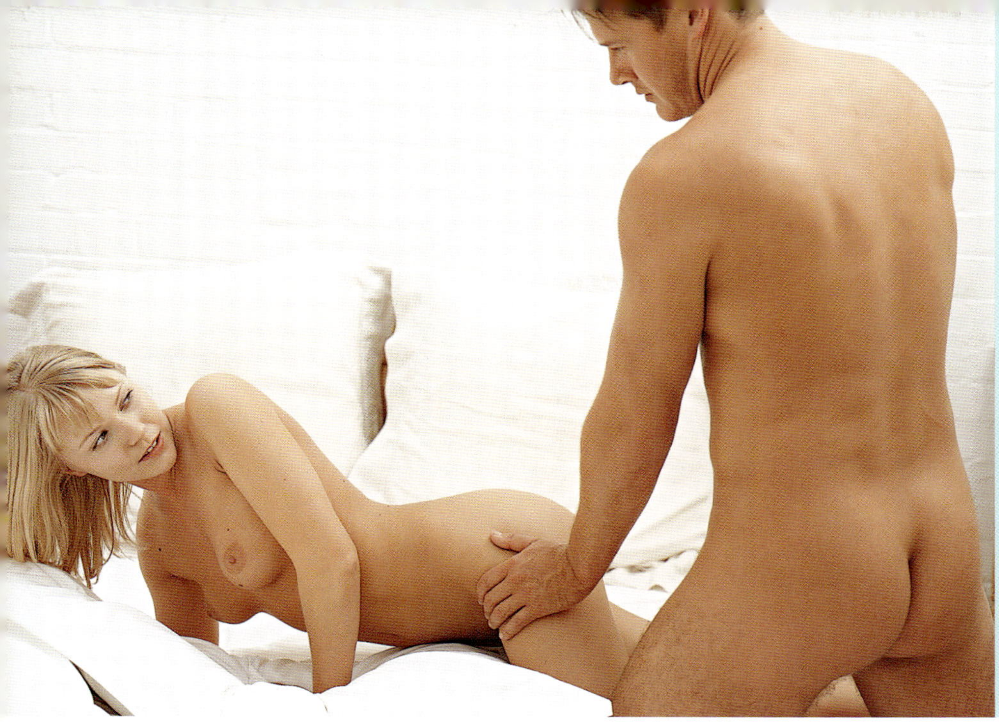

Die Frau liegt auf dem Bauch, ihr Kopf ruht auf einem Kissen, und die entspannten Arme befinden sich in einer bequemen Position. Ein Kissen unter dem Bauch oder dem Becken hebt die Hüften ein wenig hoch.

Der Mann dringt ein und schmiegt sich an den Rücken der Partnerin. Gleichzeitig stützt er sich mit einer Hand auf dem Bett und mit der anderen auf ihrer Hüfte ab, damit sie nicht sein ganzes Gewicht tragen muss. Wenn die Liebenden aus einer anderen Stellung in diese übergehen, kann der Mann die Penetration mühelos beibehalten, sofern beide Partner auf ihre Bewegungen achten. Wichtig ist, dass der Mann zwar langsam stößt, aber doch so schnell, dass die Liebenden erregt bleiben.

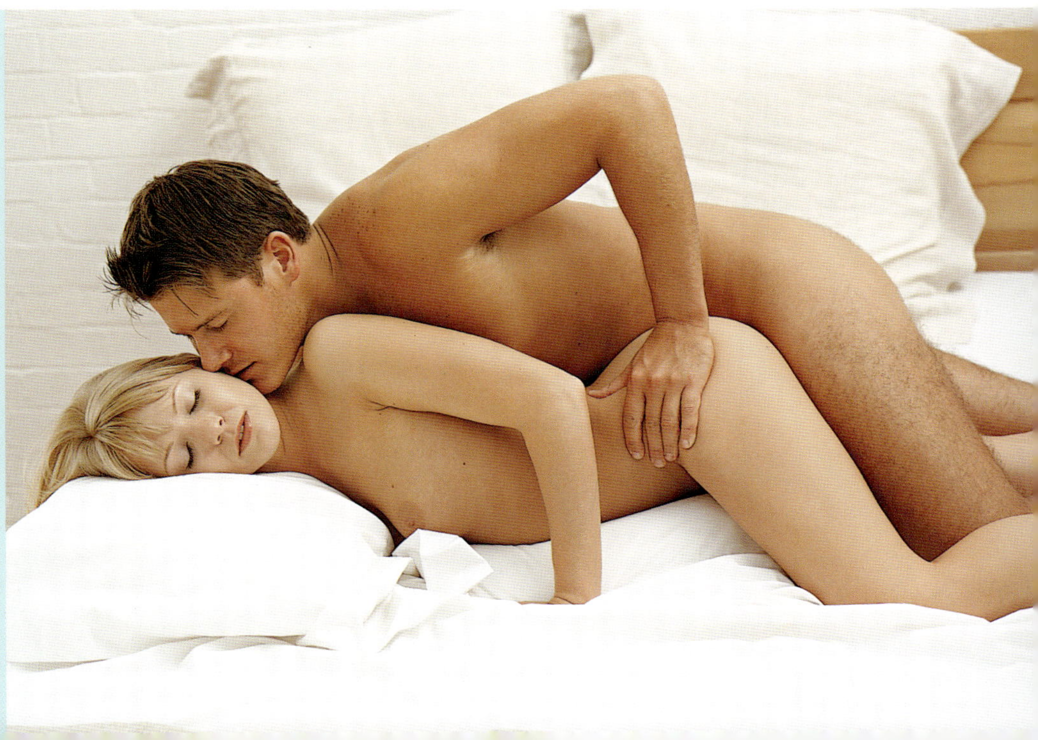

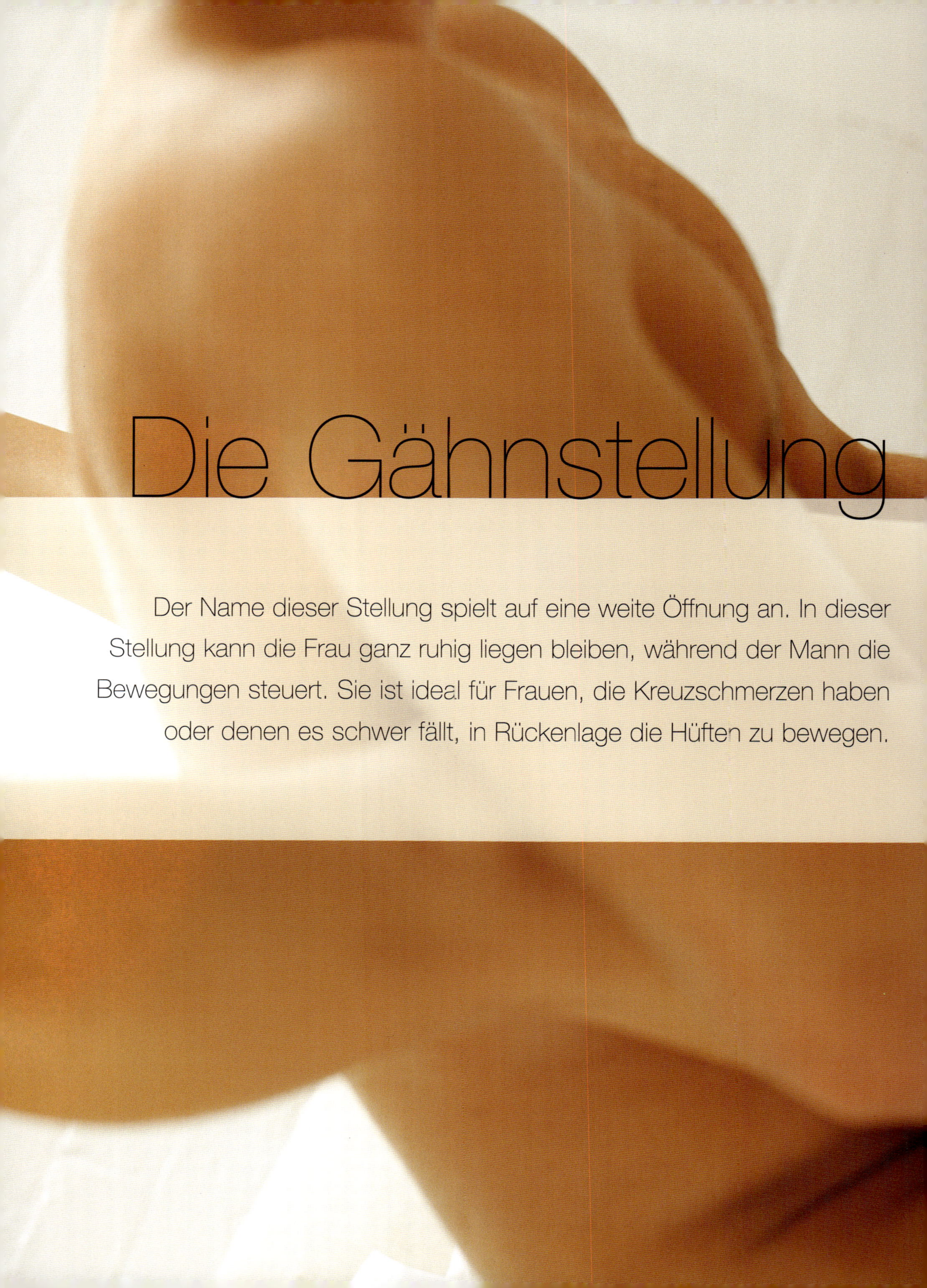

Die Gähnstellung

Der Name dieser Stellung spielt auf eine weite Öffnung an. In dieser Stellung kann die Frau ganz ruhig liegen bleiben, während der Mann die Bewegungen steuert. Sie ist ideal für Frauen, die Kreuzschmerzen haben oder denen es schwer fällt, in Rückenlage die Hüften zu bewegen.

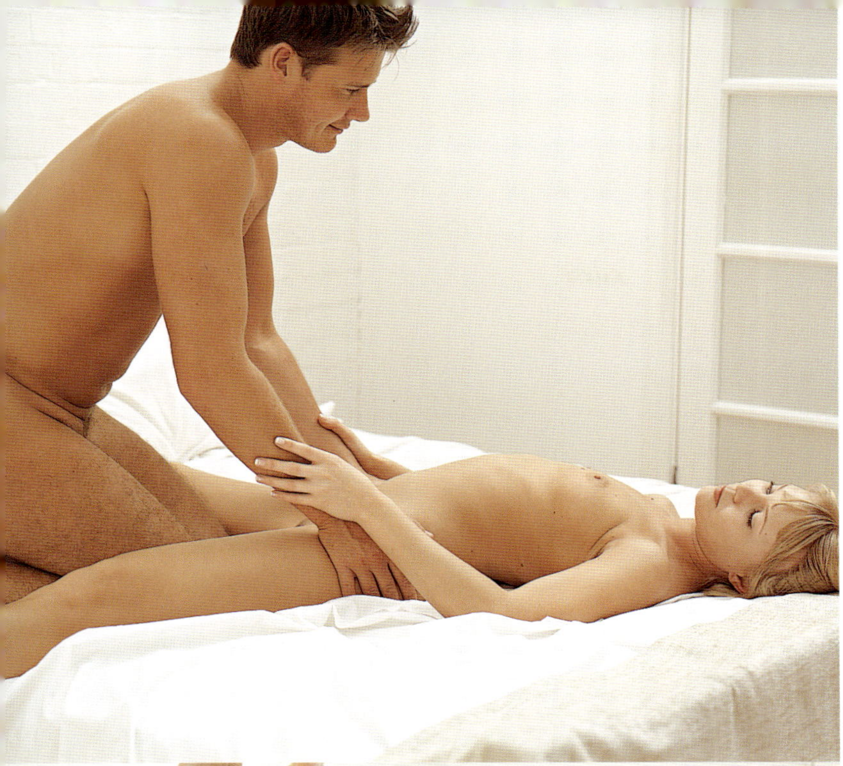

Die Frau liegt auf dem Rücken, ihr Kopf ruht auf einem Kissen. Sie spreizt die Beine, die immer gestreckt bleiben. Der Mann kniet vor ihr und nimmt ihre Hüften zwischen die Knie. Nun legt sie die Beine an seine Oberschenkel, so dass die Zehen nach oben zeigen und ihr Körper ein »V« bildet.

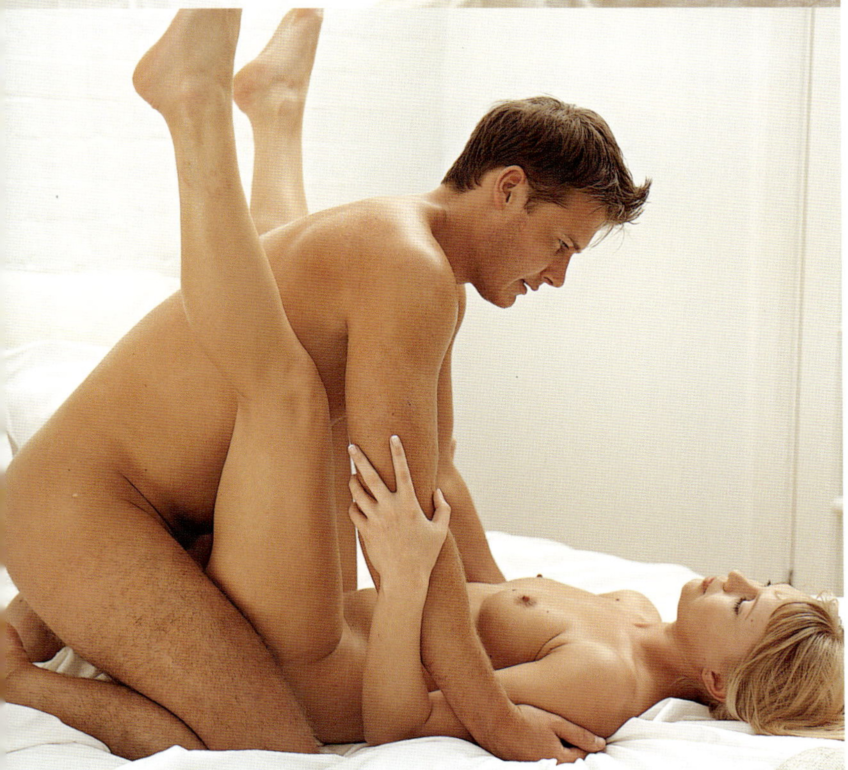

Der Mann legt die Hände neben die Schultern der Partnerin und stützt sich mit ihnen ab. Dann dringt er ein. Um seine Lustgefühle und die der Partnerin zu steigern, wechselt er zwischen flachen und tiefen Stößen ab. Wenn es der Frau zu anstrengend ist, die Beine gestreckt zu halten, beugt sie die Knie ein wenig, kreuzt die Beine hinter dem Rücken des Partners oder nimmt eine andere ihr genehme Position ein.

Obwohl der Mann die Bewegungen steuert, spielt die Frau eine aktive Rolle, weil sie die inneren Muskeln anspannt.

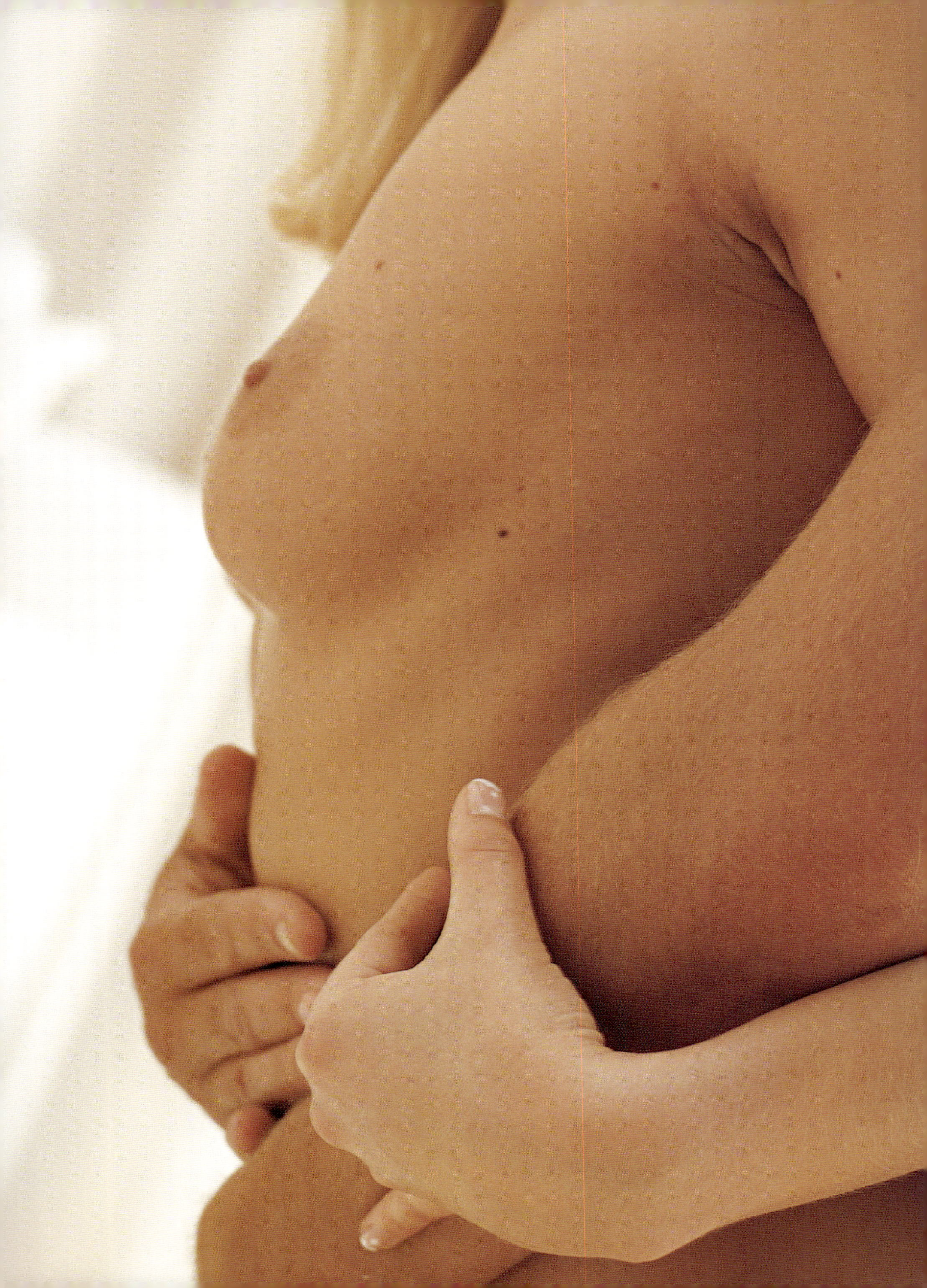

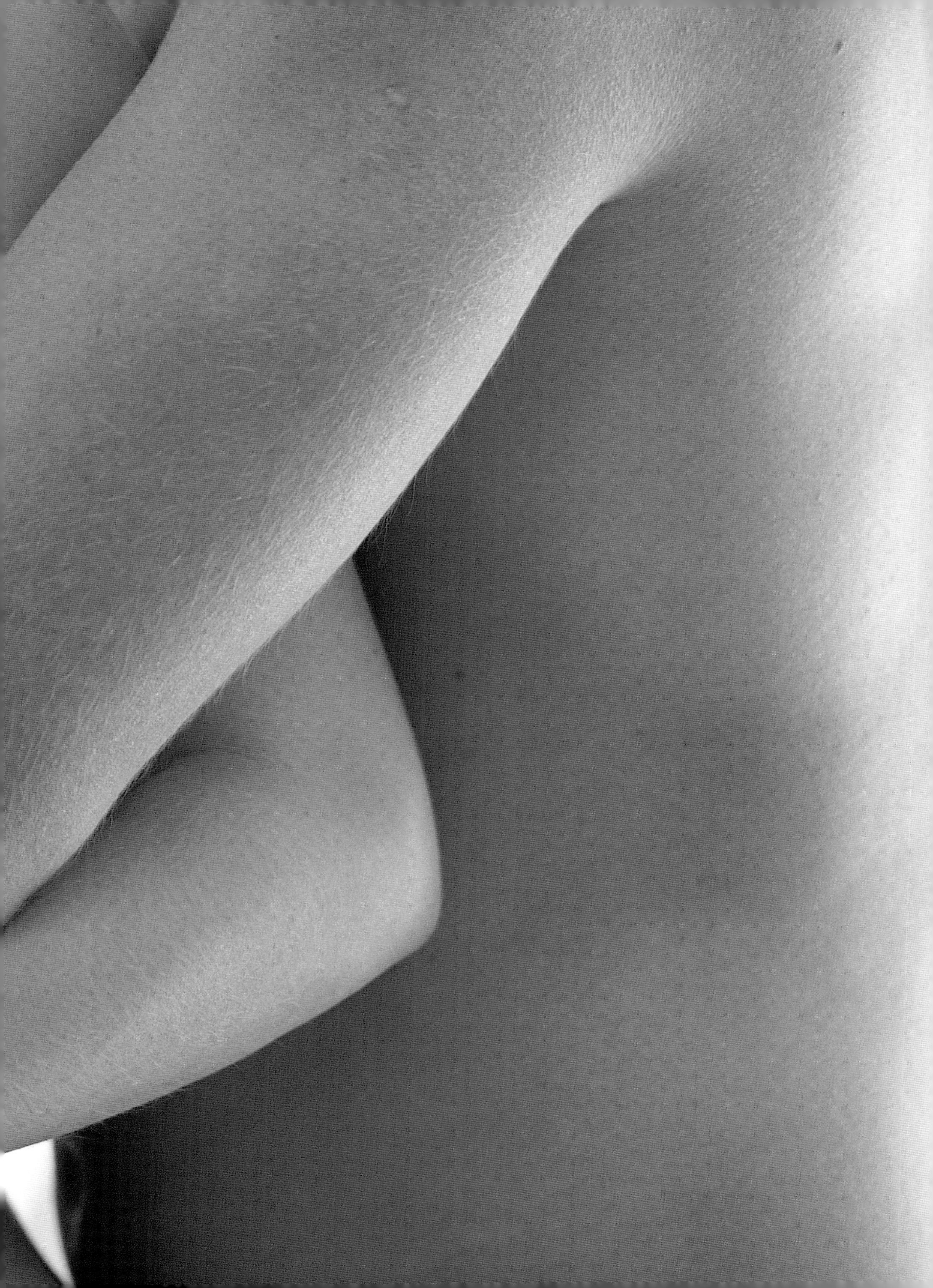

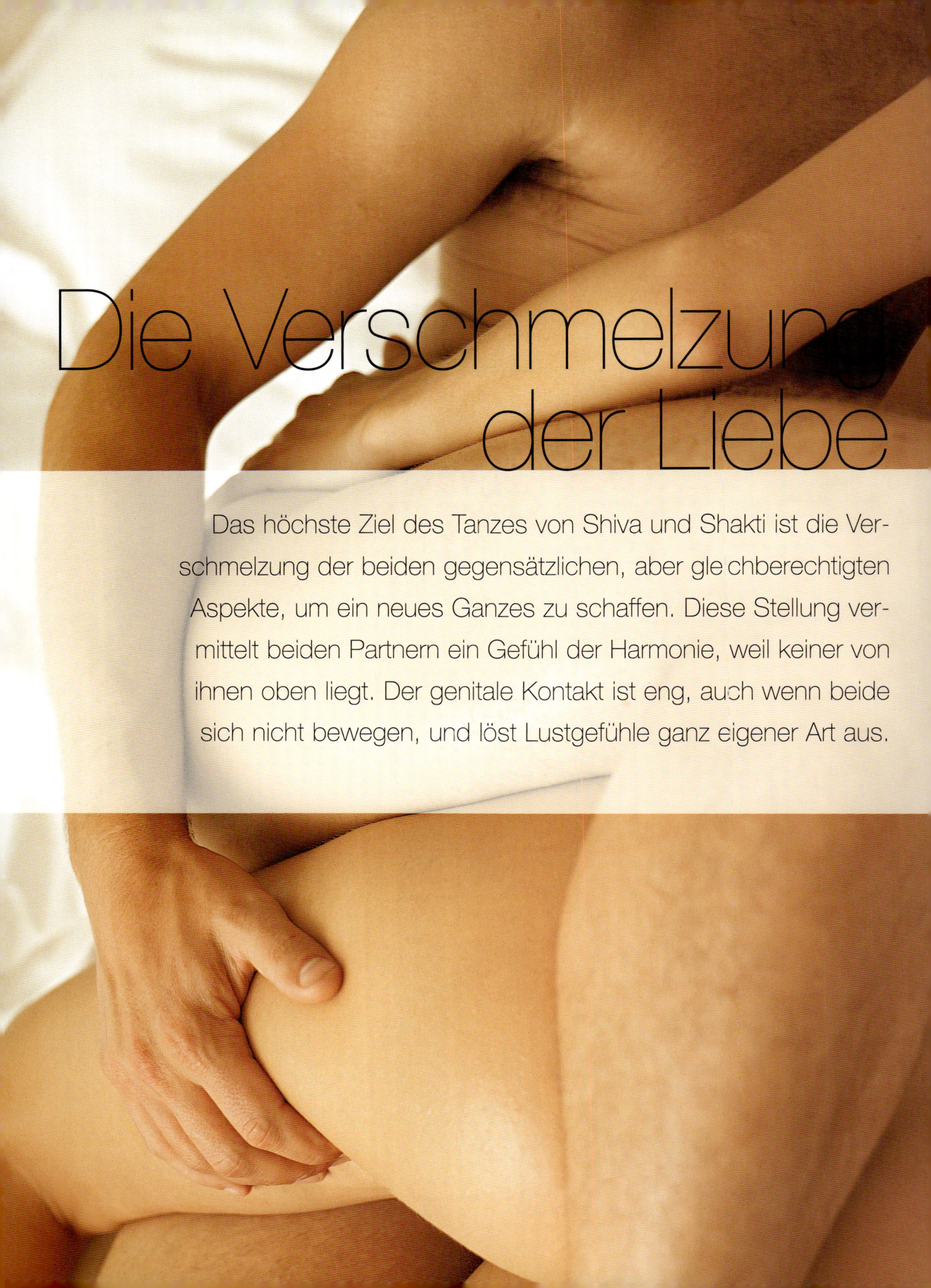

Die Verschmelzung der Liebe

Das höchste Ziel des Tanzes von Shiva und Shakti ist die Verschmelzung der beiden gegensätzlichen, aber gleichberechtigten Aspekte, um ein neues Ganzes zu schaffen. Diese Stellung vermittelt beiden Partnern ein Gefühl der Harmonie, weil keiner von ihnen oben liegt. Der genitale Kontakt ist eng, auch wenn beide sich nicht bewegen, und löst Lustgefühle ganz eigener Art aus.

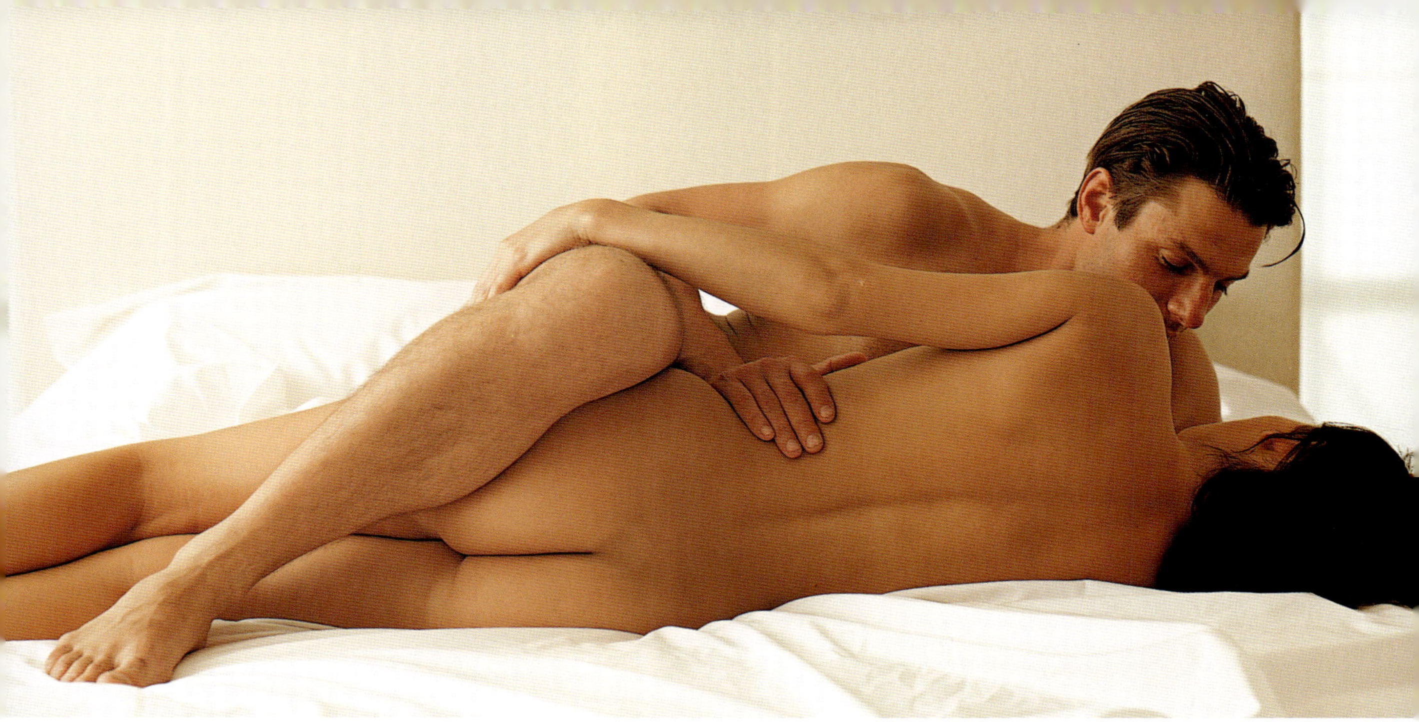

Beide Partner liegen auf der Seite, wobei die Genitalien sich berühren. Der Mann streckt das untere Bein und schlingt es behutsam um die Hüfte der Frau.

Nun dringt er in sie ein und zieht ihr oberes Bein an seinen Po heran. Dabei entfernt er sich mit dem Oberkörper ein wenig von ihr, um tiefer eindringen zu können. Dann macht er Stoßbewegungen, oder beide Partner bewegen die Hüften kreisförmig und nach vorne und hinten. In beiden Fällen wird die Klitoris zusätzlich stimuliert.

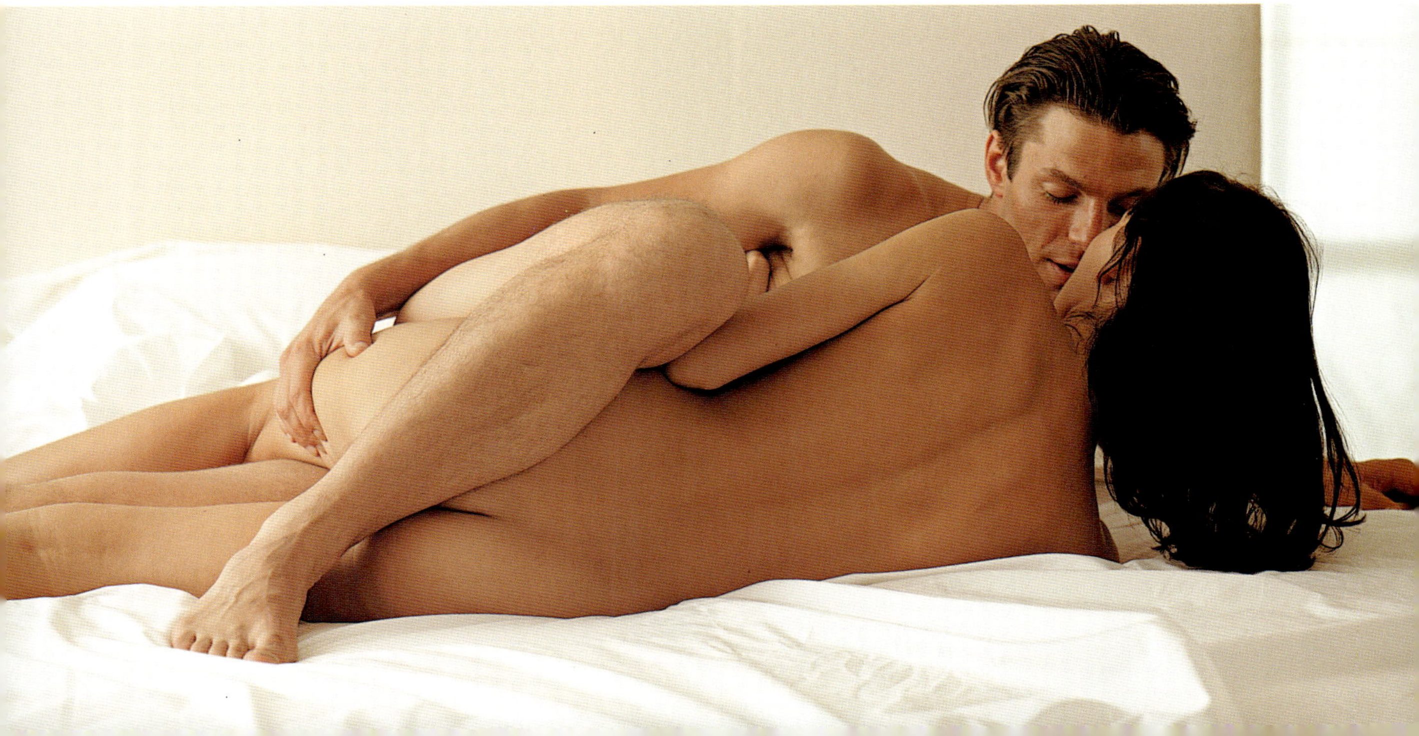

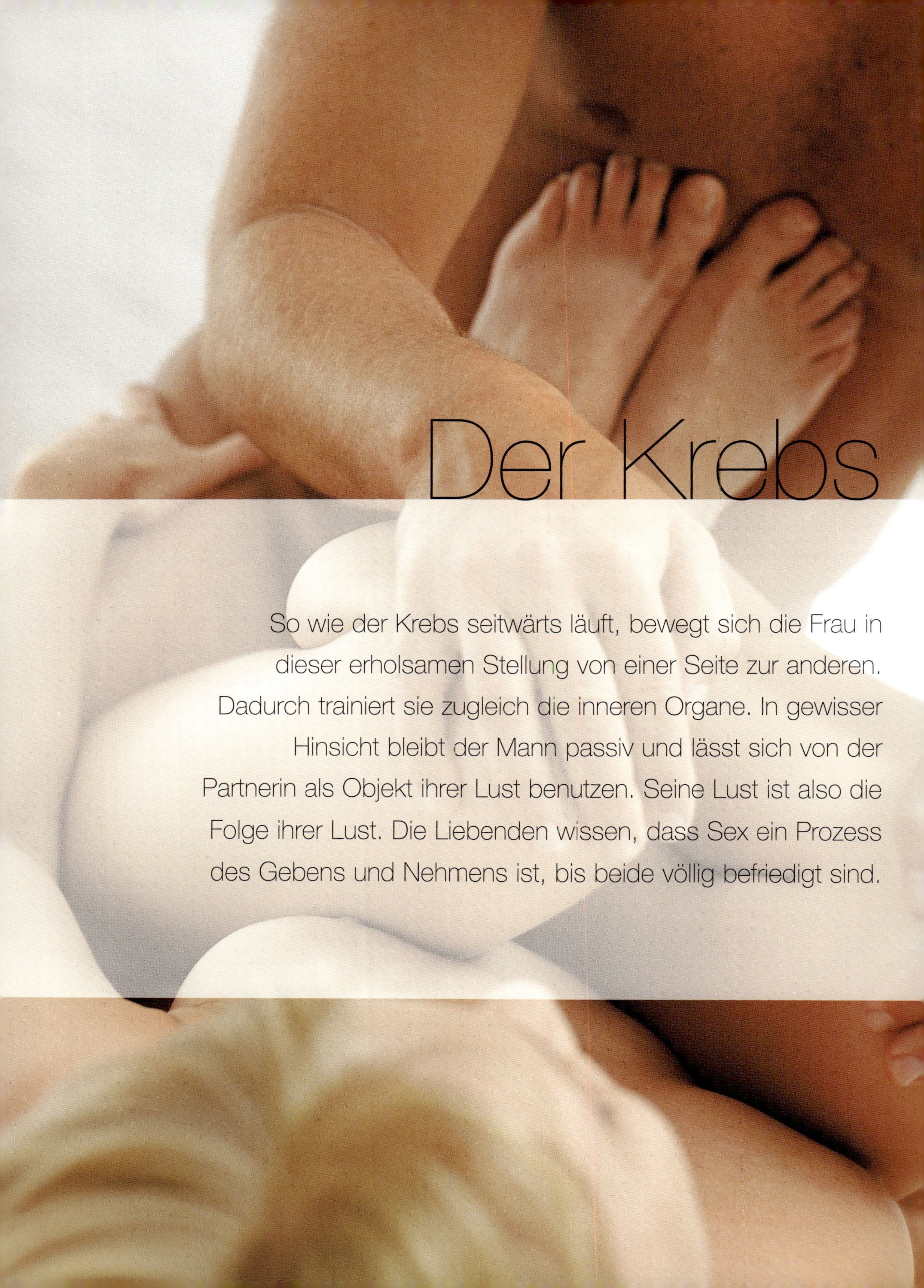

Der Krebs

So wie der Krebs seitwärts läuft, bewegt sich die Frau in dieser erholsamen Stellung von einer Seite zur anderen. Dadurch trainiert sie zugleich die inneren Organe. In gewisser Hinsicht bleibt der Mann passiv und lässt sich von der Partnerin als Objekt ihrer Lust benutzen. Seine Lust ist also die Folge ihrer Lust. Die Liebenden wissen, dass Sex ein Prozess des Gebens und Nehmens ist, bis beide völlig befriedigt sind.

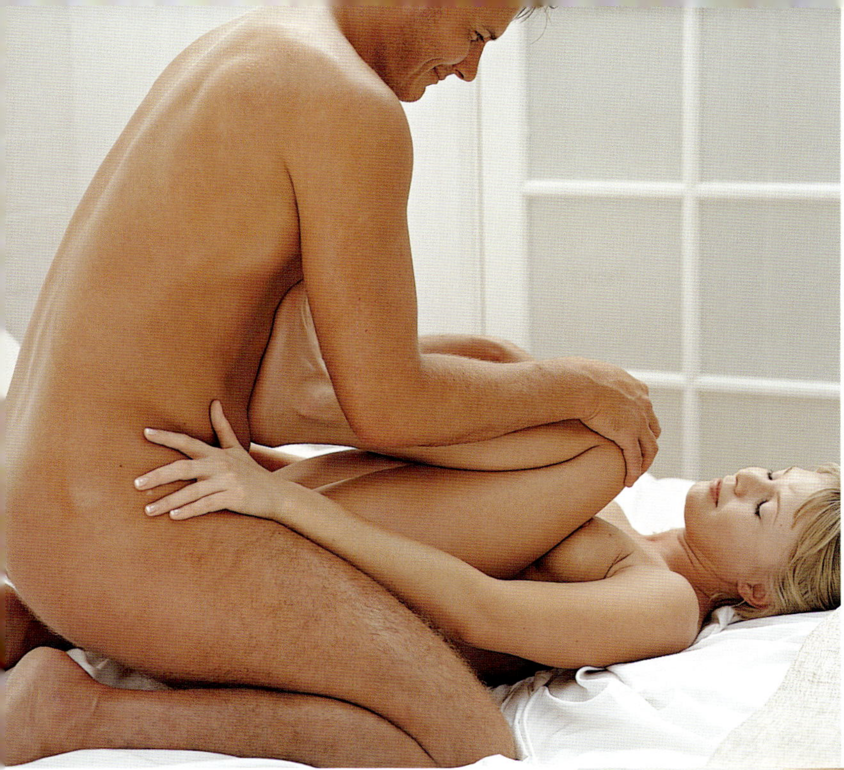

Die Frau liegt auf dem Rücken, ohne den Kopf anzuheben, und zieht die Knie an die Brust. Der Mann kniet vor ihr und dringt ein. Dabei hält er ihre Knie so, dass sie sich an den Brüsten reiben. In dieser Position schließt sich die Vagina eng um den Penis, und der Mann braucht nur sanft und flach zu stoßen.

Nun lässt er ihre Knie los. Sie legt die Fußsohlen aneinander und stützt sich mit den Füßen an seinem Körper ab. Dabei öffnen sich ihre Beine ein wenig, und sie schaukelt von einer Seite zur anderen. Wenn das Paar zwischen diesen Positionen abwechselt, wird die Erektion des Mannes verlängert, so dass beide vielfältige Empfindungen genießen können.

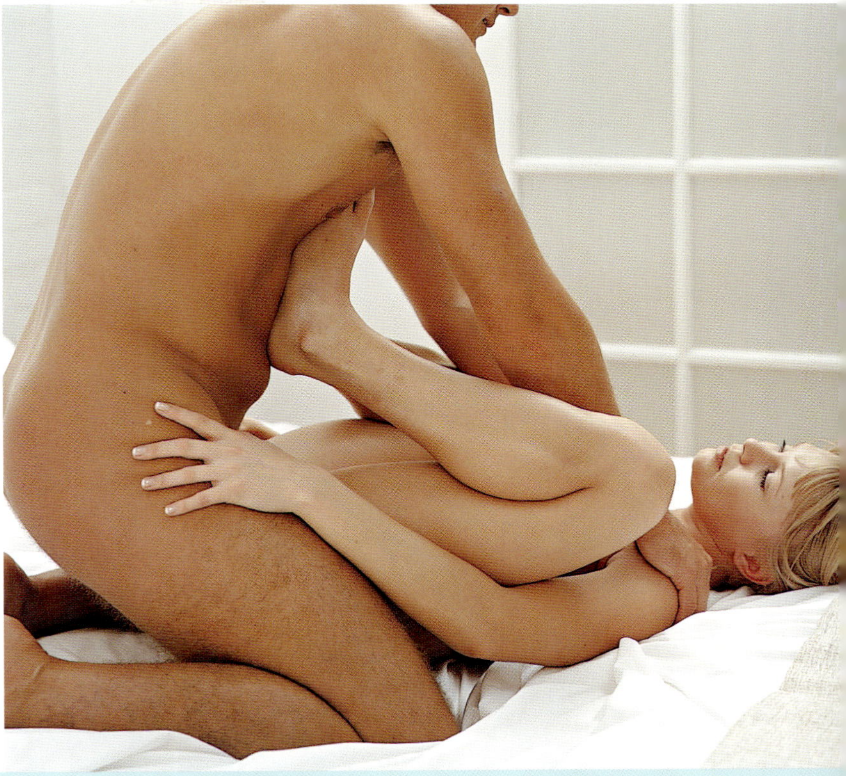

In jeder gesunden sexuellen Partnerschaft steigern die Lustgefühle des einen Partners die des anderen.

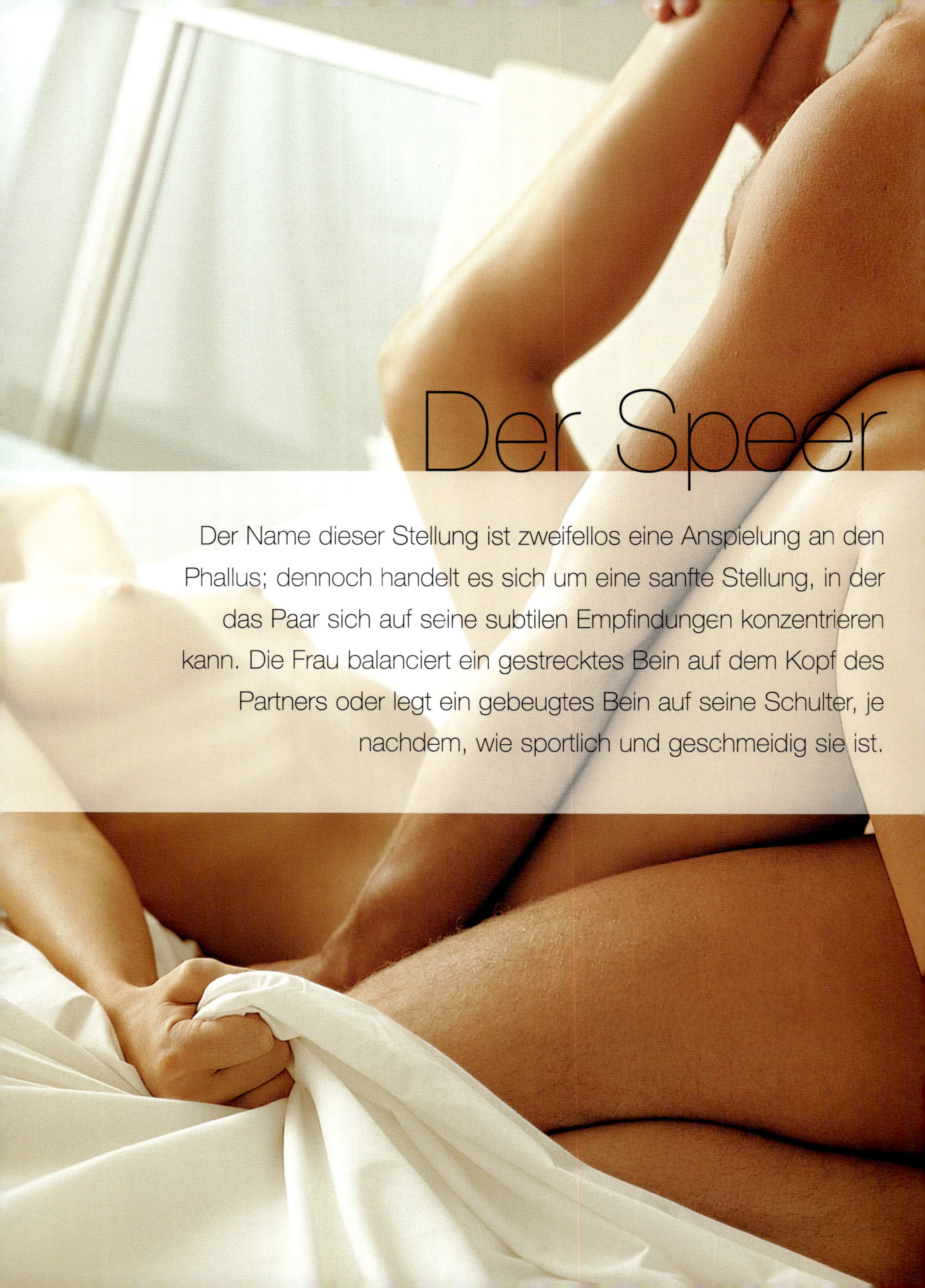

Der Speer

Der Name dieser Stellung ist zweifellos eine Anspielung an den Phallus; dennoch handelt es sich um eine sanfte Stellung, in der das Paar sich auf seine subtilen Empfindungen konzentrieren kann. Die Frau balanciert ein gestrecktes Bein auf dem Kopf des Partners oder legt ein gebeugtes Bein auf seine Schulter, je nachdem, wie sportlich und geschmeidig sie ist.

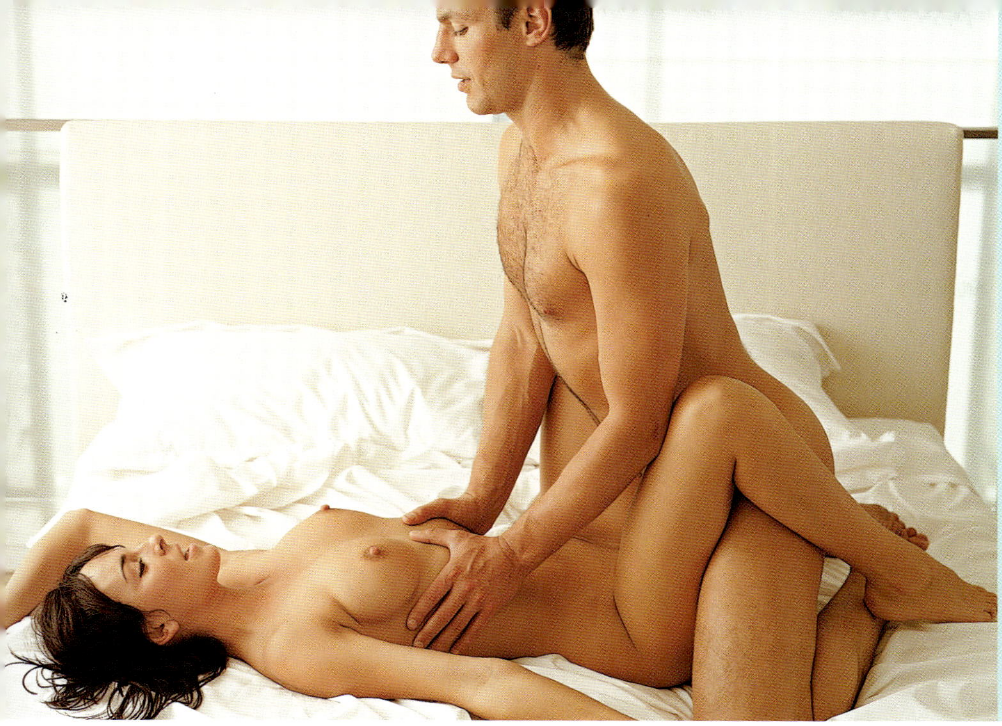

Die Frau liegt rücklings auf dem Bett, der Mann kniet zwischen ihren Beinen. Sie legt die Beine mit gebeugten Knien über seine Oberschenkel.

Die Frau lässt ein Bein gebeugt und legt das andere (mit seiner Hilfe) auf die Schulter oder, wie der alte Text empfiehlt, auf den Kopf des Mannes. Damit sie es schafft, beugt der Mann sich, wenn nötig, etwas vor und sinkt tiefer. Dann dringt er ein und beginnt mit langsamen Stößen.

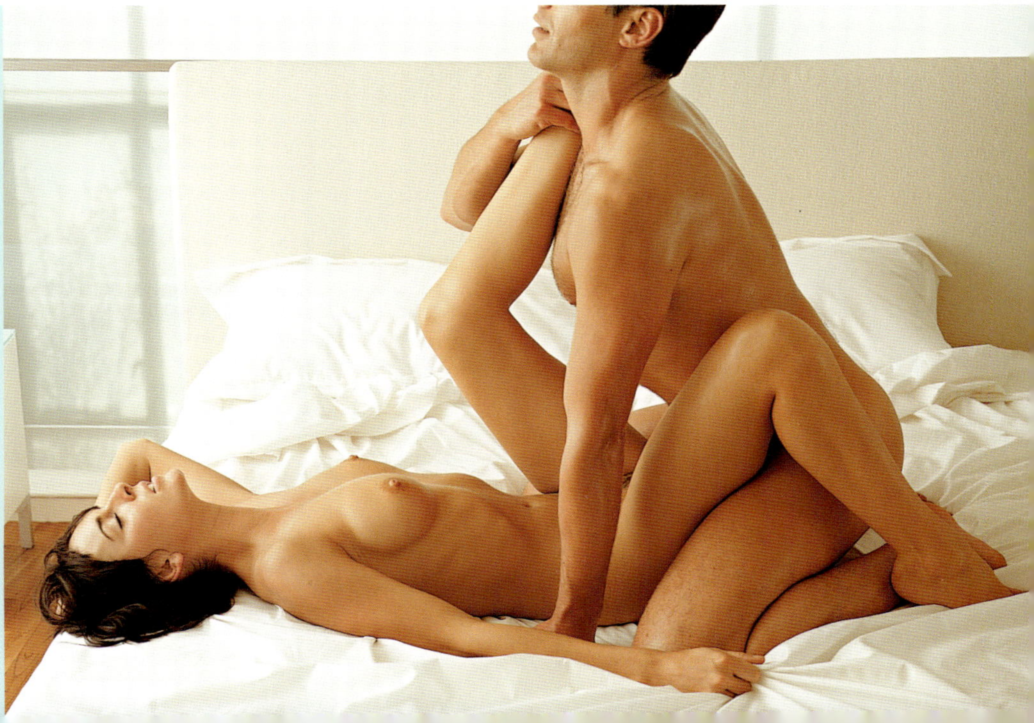

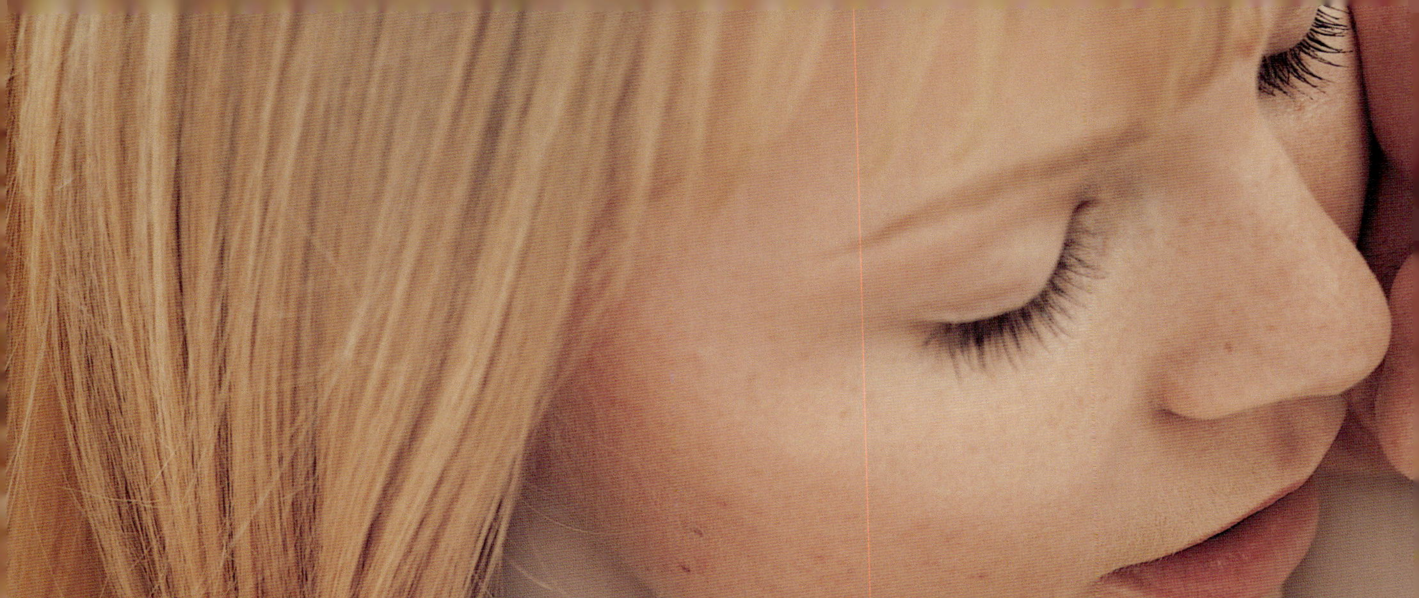

Die dunkle Zikade

Diese Stellung, in welcher der Mann sanft von hinten eindringt, erlaubt es der Frau, sich vollständig auszuruhen, während der Mann tief in sie eindringt, wenn die beiden es wünschen. Die Stellung ist besonders vorteilhaft, wenn die Frau Beschwerden im unteren Rücken hat, weil sie die Wirbelsäule nur leicht belastet. Außerdem wird in dieser Stellung der G-Punkt der Frau stimuliert.

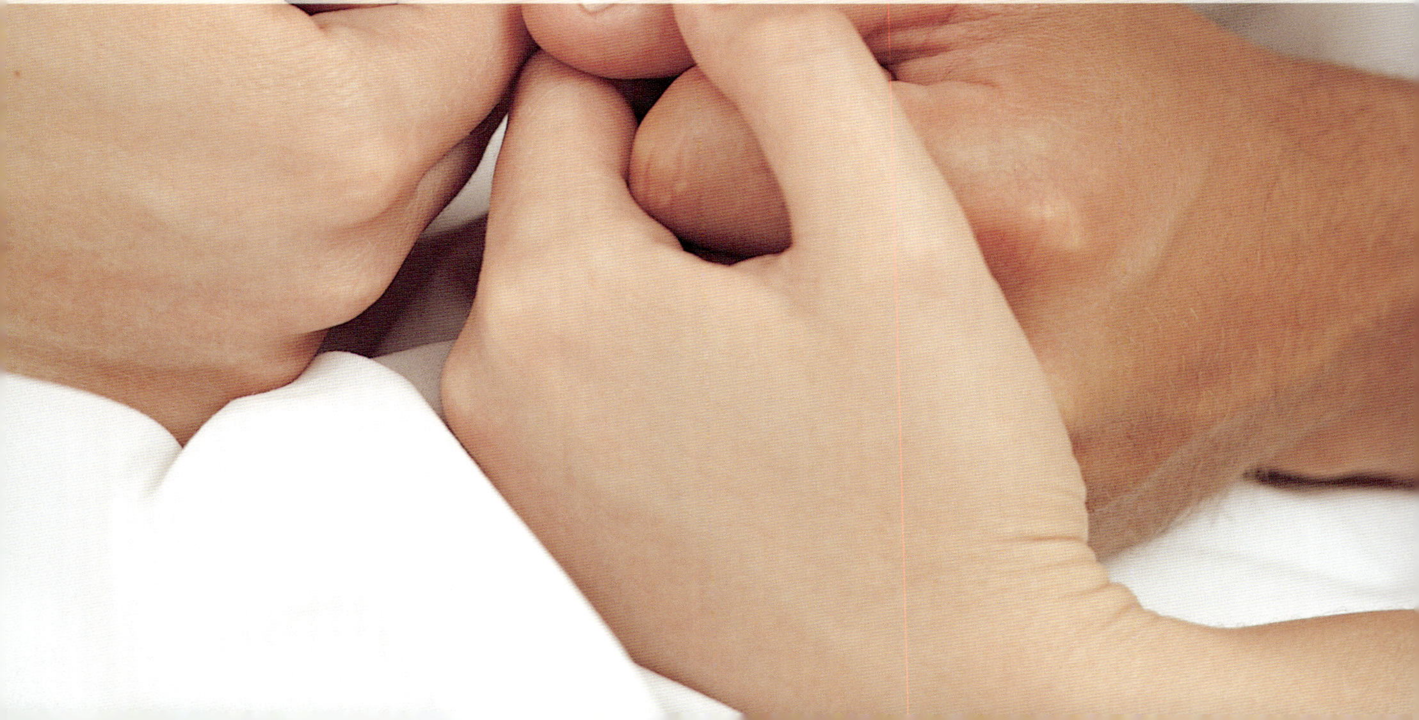

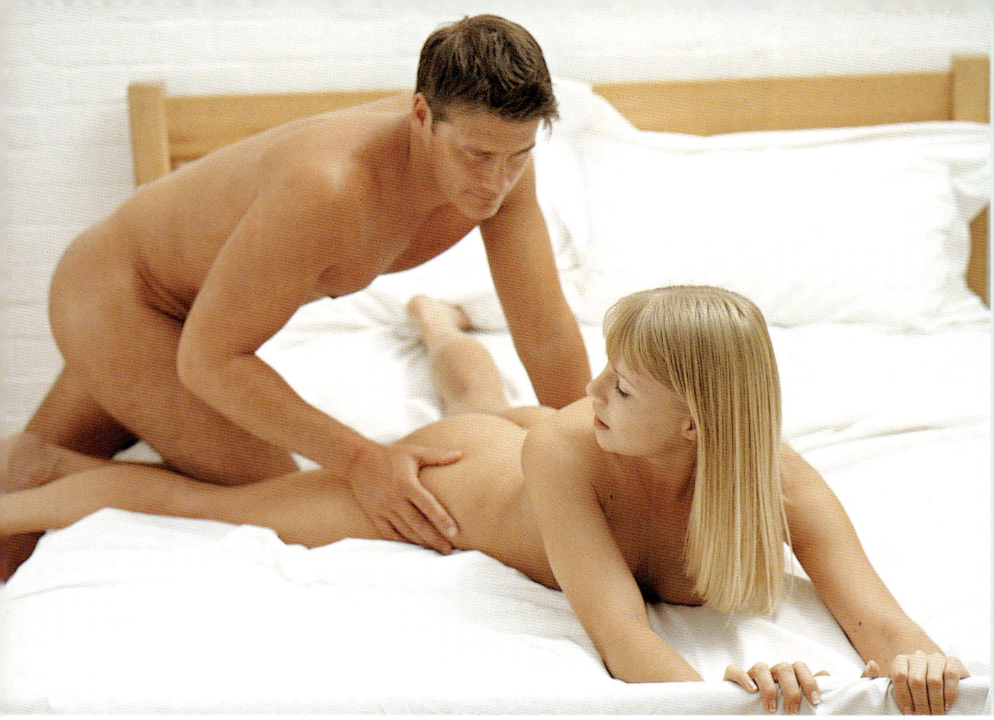

Die Frau liegt bäuchlings auf dem Bett und legt den Kopf auf ein Kissen, wenn sie möchte. Dann spreizt sie die Beine, so weit sie kann; aber es sollte nicht unbequem sein.

Der Mann dringt von hinten in sie ein und stützt sich dabei auf den Unterarmen ab, so dass er sich an die Partnerin schmiegen kann, ohne sie mit seinem Gewicht zu belasten. Er kann die Stärke und Tiefe seiner Stöße variieren, indem er den Körper hebt oder senkt, und er kann zwischendurch stillhalten oder flach und sanft stoßen.

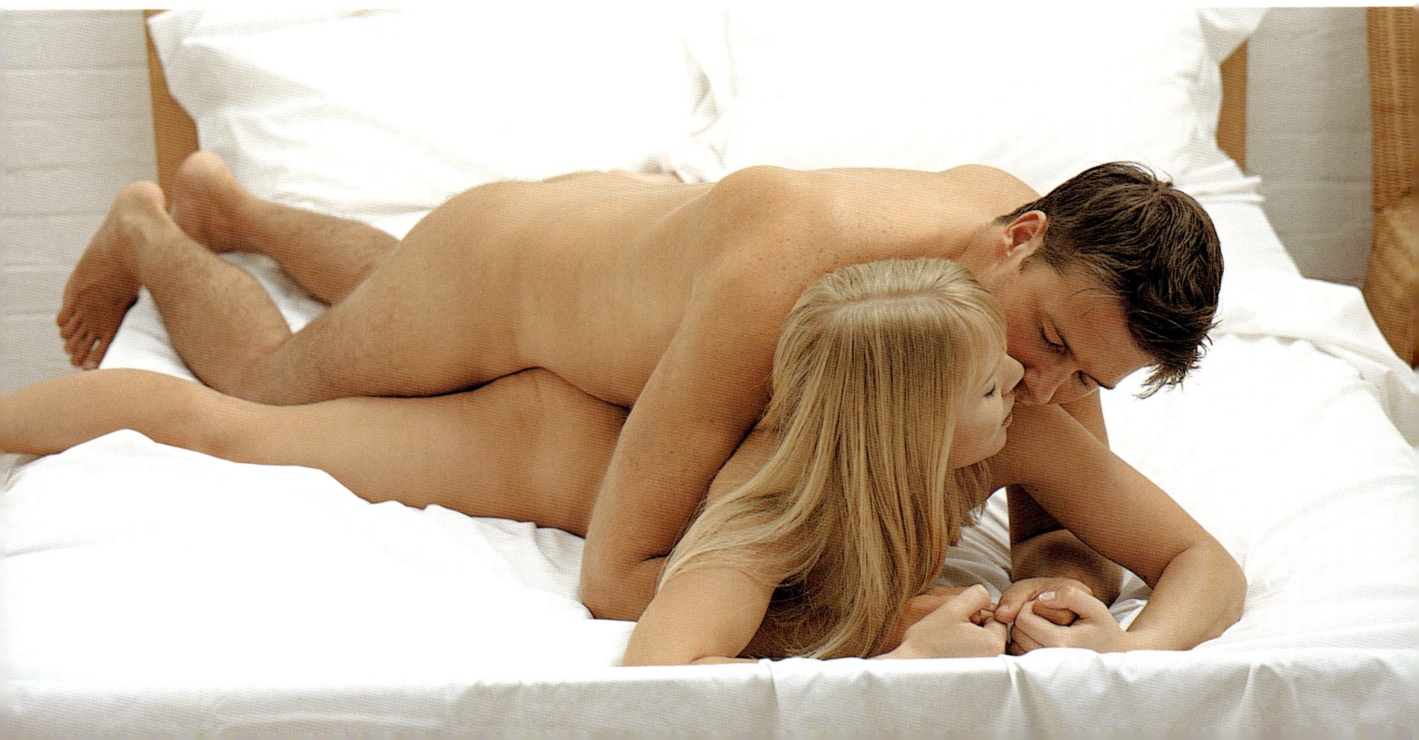

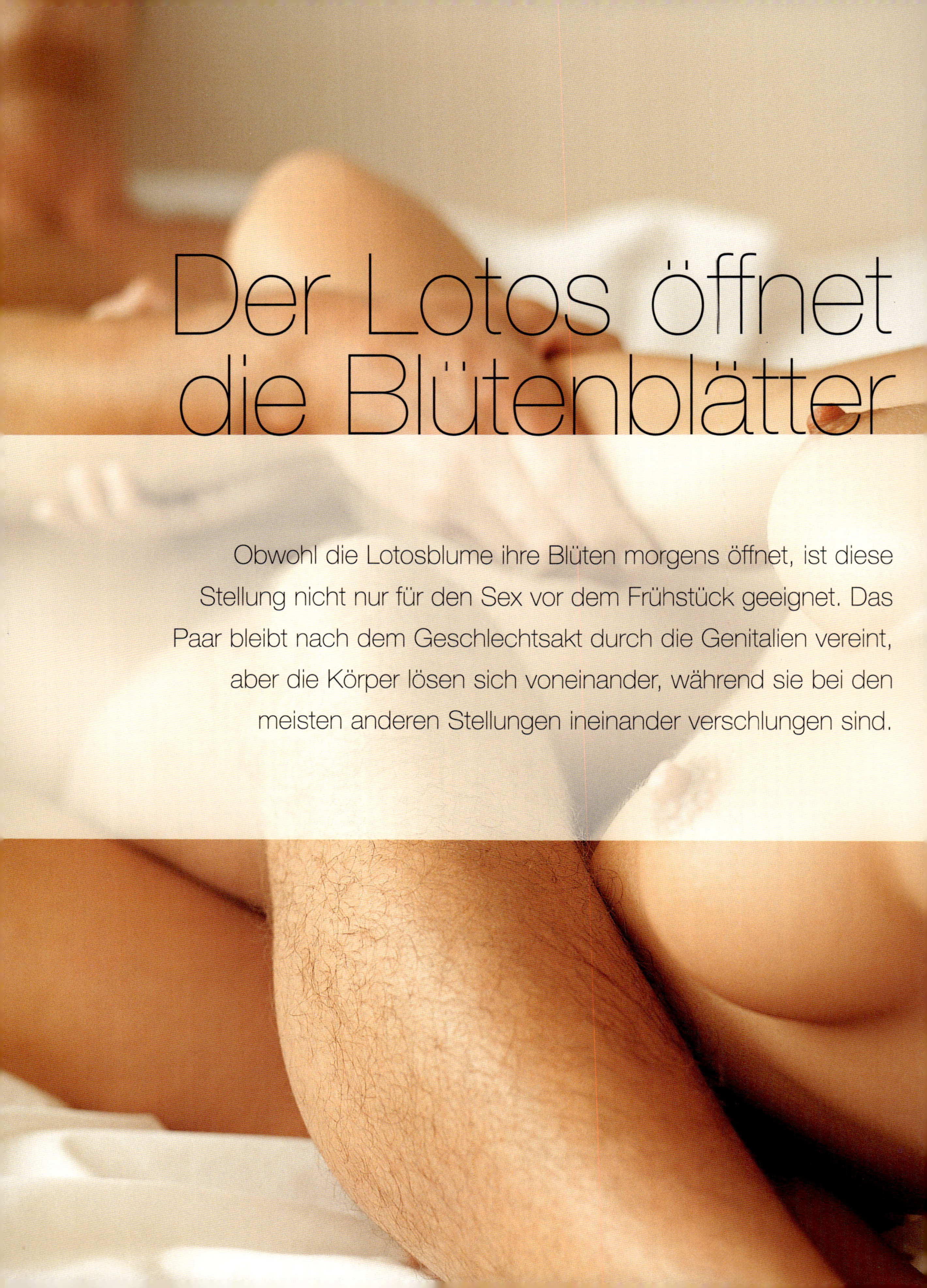

Der Lotos öffnet die Blütenblätter

Obwohl die Lotosblume ihre Blüten morgens öffnet, ist diese Stellung nicht nur für den Sex vor dem Frühstück geeignet. Das Paar bleibt nach dem Geschlechtsakt durch die Genitalien vereint, aber die Körper lösen sich voneinander, während sie bei den meisten anderen Stellungen ineinander verschlungen sind.

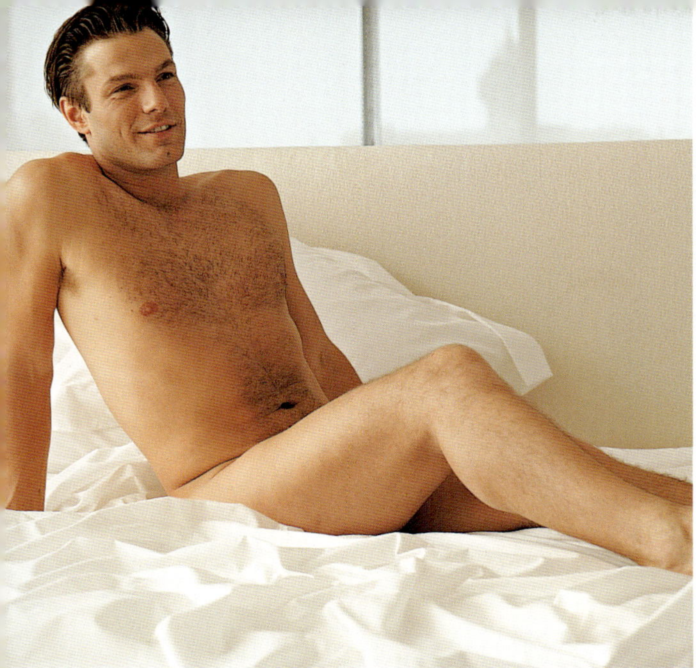

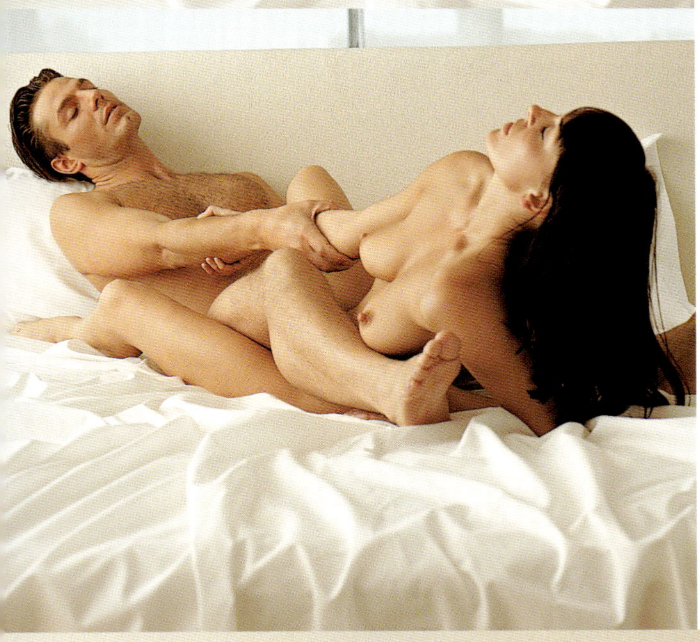

Der Mann sitzt auf dem Bett und streckt das linke Bein. Das rechte Bein beugt er leicht im Knie, den rechten Fuß legt er flach aufs Bett. Mit den Händen stützt er sich hinter dem Rücken ab.

Die Frau sitzt ihm gegenüber und schiebt das linke Bein behutsam unter sein angehobenes rechtes Bein. Ihr rechtes Bein legt sie über sein gestrecktes linkes Bein, dann lehnt sie sich zurück und stützt sich mit den Händen oder Unterarmen ab. In dieser Position dringt er ein. Nun fassen die Liebenden einander am rechten Arm, während sie sich auf den anderen Ellbogen stützen. Beide lehnen sich allmählich weiter nach hinten, bis sie beide flach auf dem Bett liegen.

Jetzt lösen sie ihren Griff und lassen die Arme entspannt fallen. Die Frau muss den Penis möglicherweise mit ihren Scheidenmuskeln festhalten. Leichte Bewegungen der Hüften können angenehme Empfindungen auslösen; aber diese Stellung ist nicht für Stöße geeignet – das Paar soll sich entspannen und dabei den intimen Kontakt beibehalten.

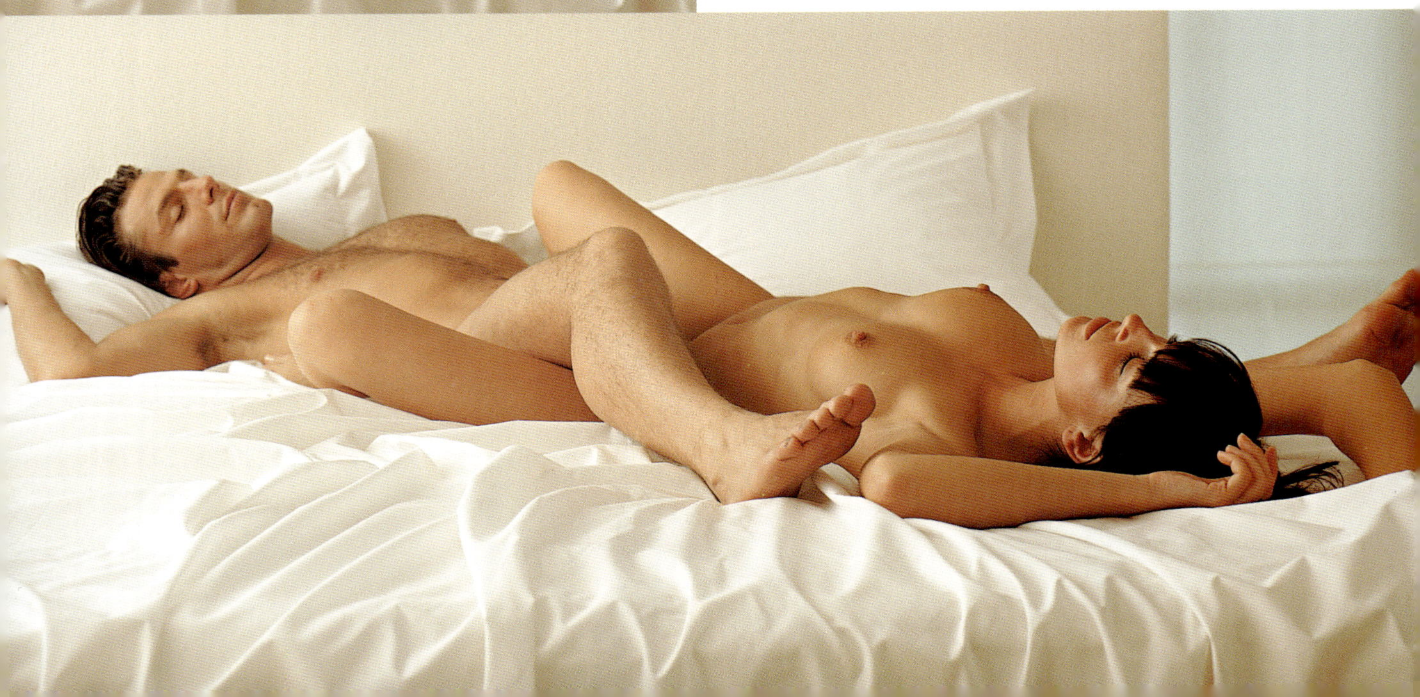

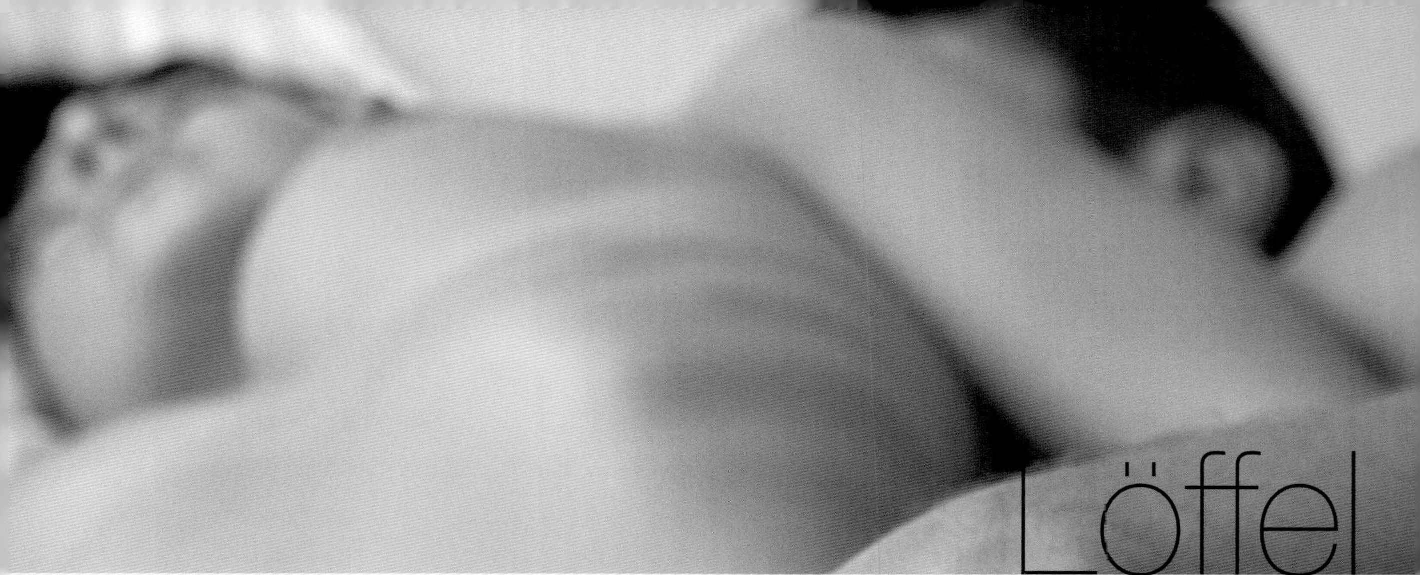

Löffel

Diese Stellung nehmen viele Liebenden instinktiv ein, wenn sie einander nahe sein wollen. Die Frau hat dabei das Gefühl, beschützt zu werden, und der Mann genießt es, Beschützer zu sein. Wenn die beiden in dieser Stellung aufwachen und die Frau den erigierten Penis an ihrem Po spürt, bekommt sie Lust auf Sex am frühen Morgen.

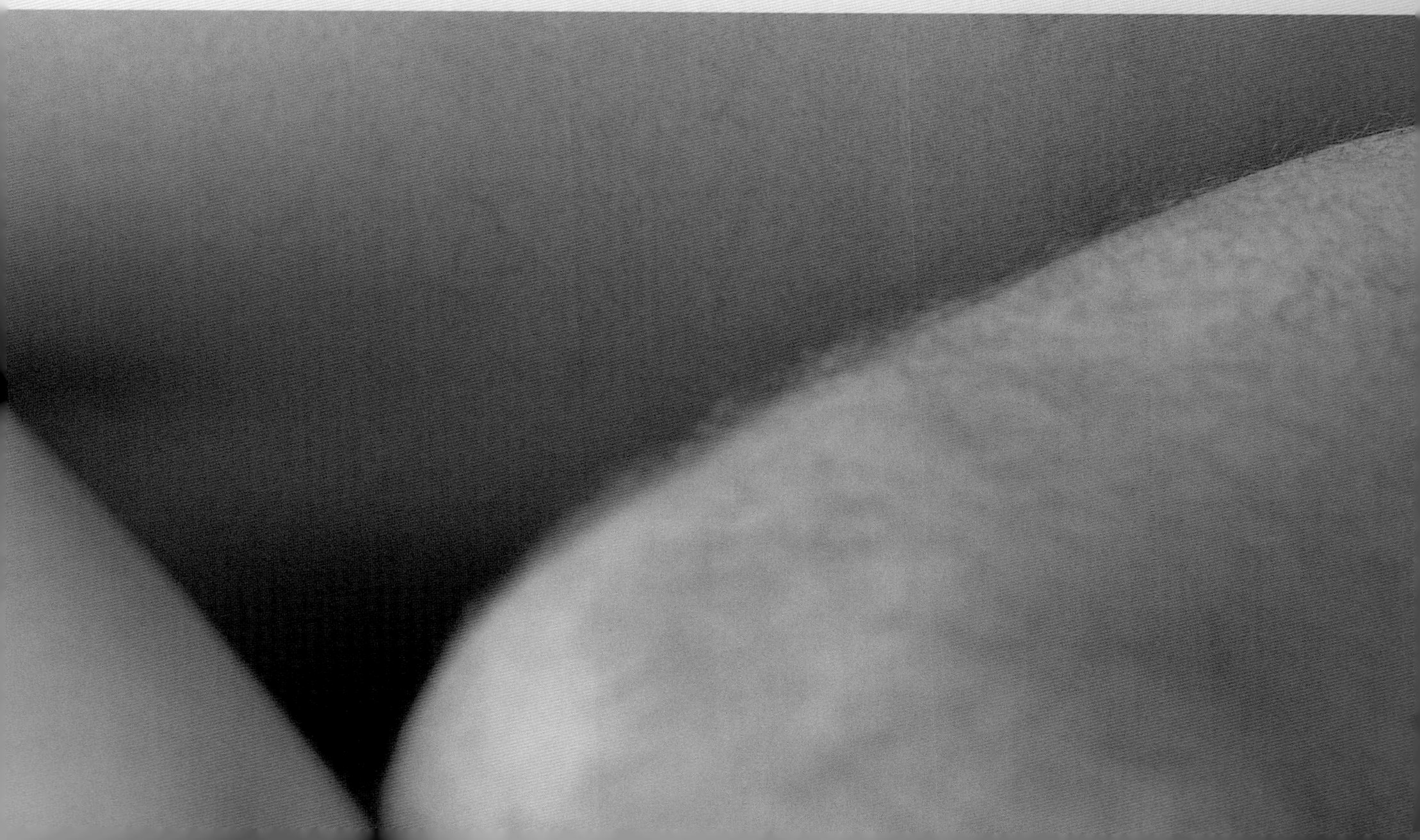

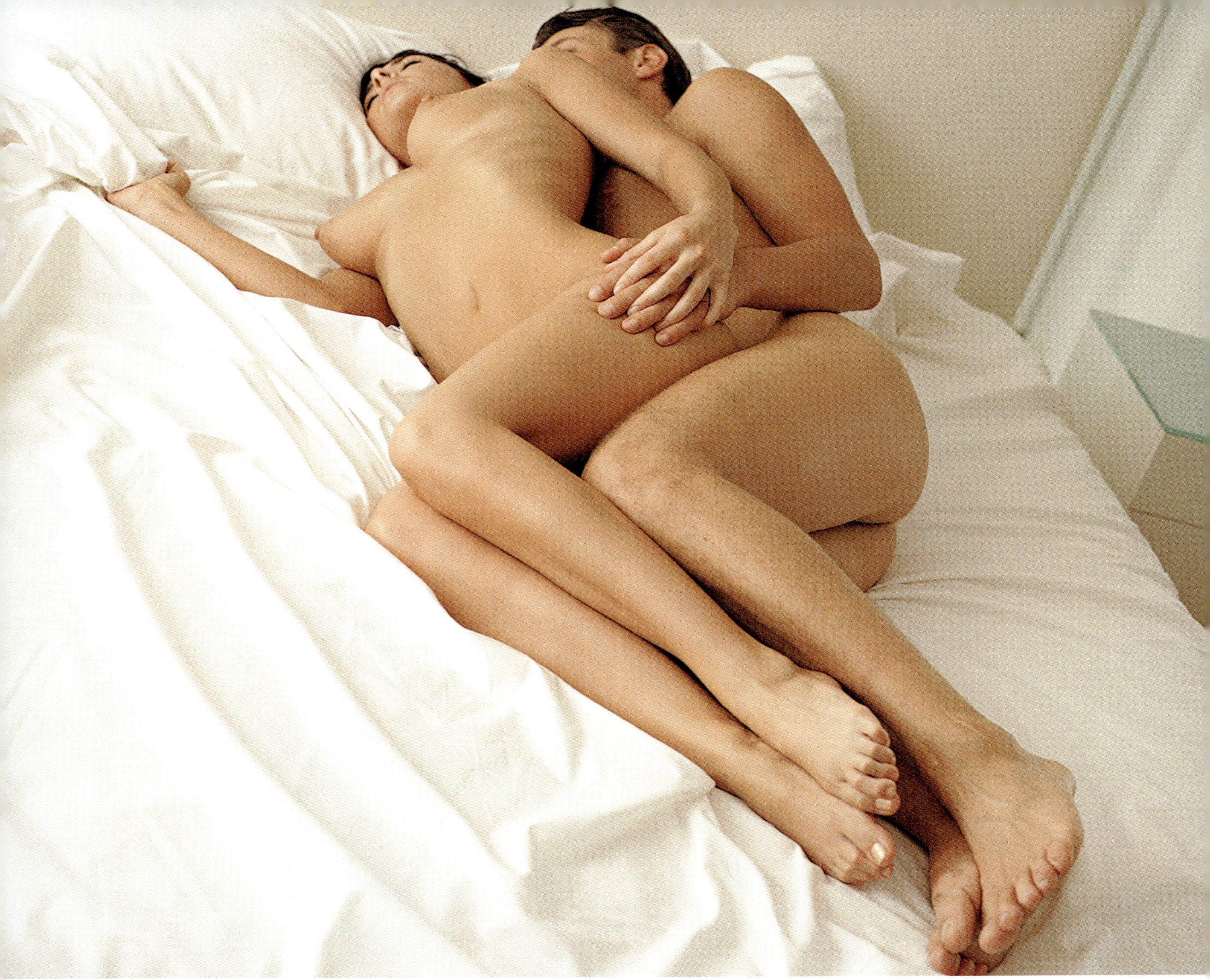

Diese Stellung ist so natürlich, dass man sie kaum beschreiben muss. Die Frau liegt in einer halb fötalen Haltung auf dem Bett, und der Mann schmiegt seinen gekrümmten Körper an sie und legt einen Arm um ihren Oberkörper oder auf ihre Hüften. Das Paar kann diese Stellung auch nutzen, um in Stimmung zu kommen: Sie konzentriert sich auf seine Atmung und atmet dann im gleichen Rhythmus wie er – oder umgekehrt. Gleichzeitig achten beide auf ihre Empfindungen an den Stellen, wo ihre Körper einander berühren, und schwelgen in ihnen wie in einem warmen Bad, ohne daran zu denken, was als Nächstes geschehen könnte.

Dies ist zweifellos die Stellung, in der viele Paare schlafen, einerlei, ob sie Sex haben oder nicht.

Küsse im Morgengrauen

Manchmal will eine Frau ihrem Partner auf anmutige Weise zeigen, wie sehr sie ihn liebt und begehrt. Die folgende Stellung ist für alte wie neue Paare ein einfacher und schöner Weg, Dankbarkeit und Hingabe zu demonstrieren. Noch erotischer wird diese Stellung, wenn das Paar sie nach der gemeinsamen Dusche oder auf dem Bett vor dem Ankleiden einnimmt. Wichtig ist, dass beide barfuß sind.

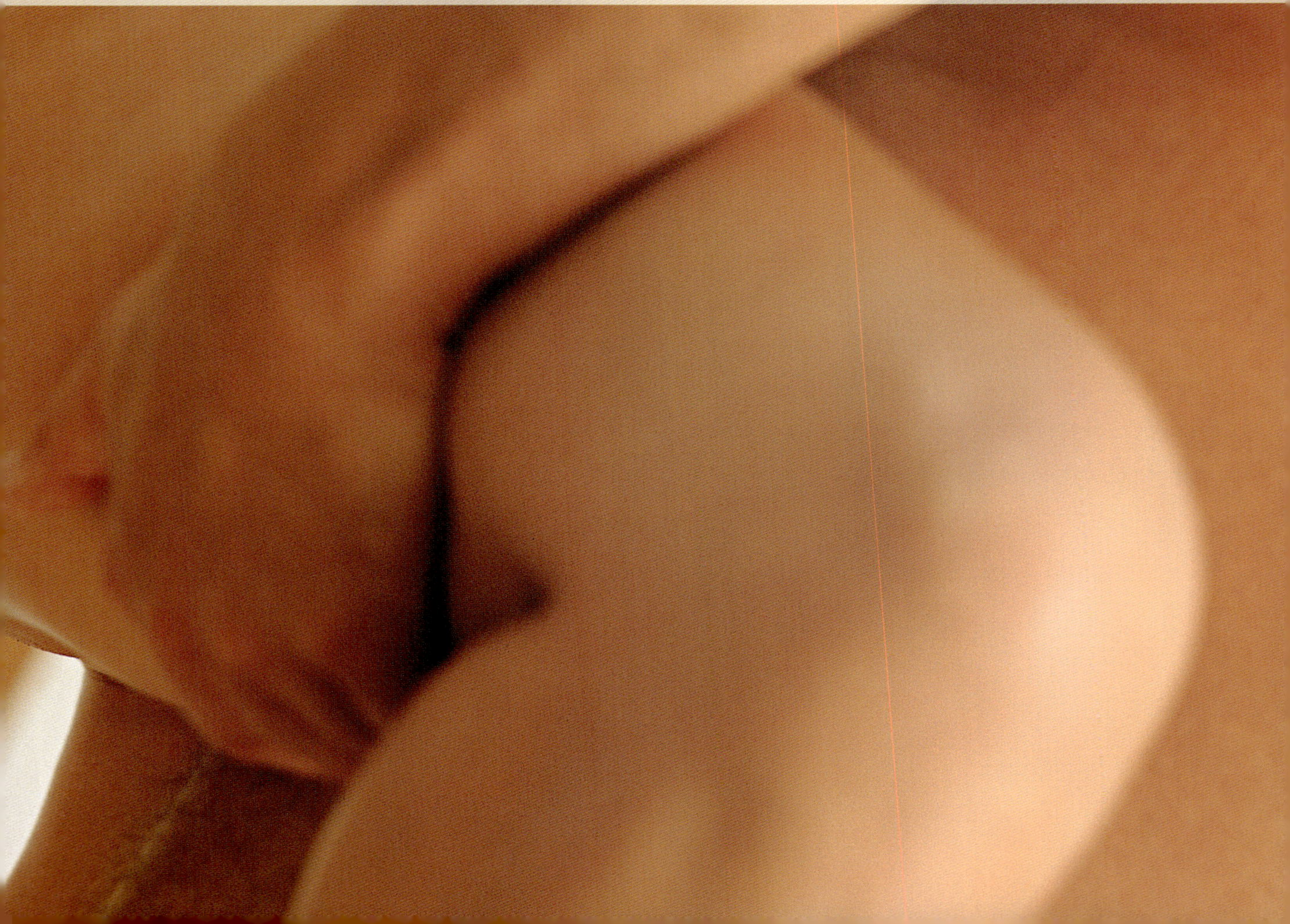

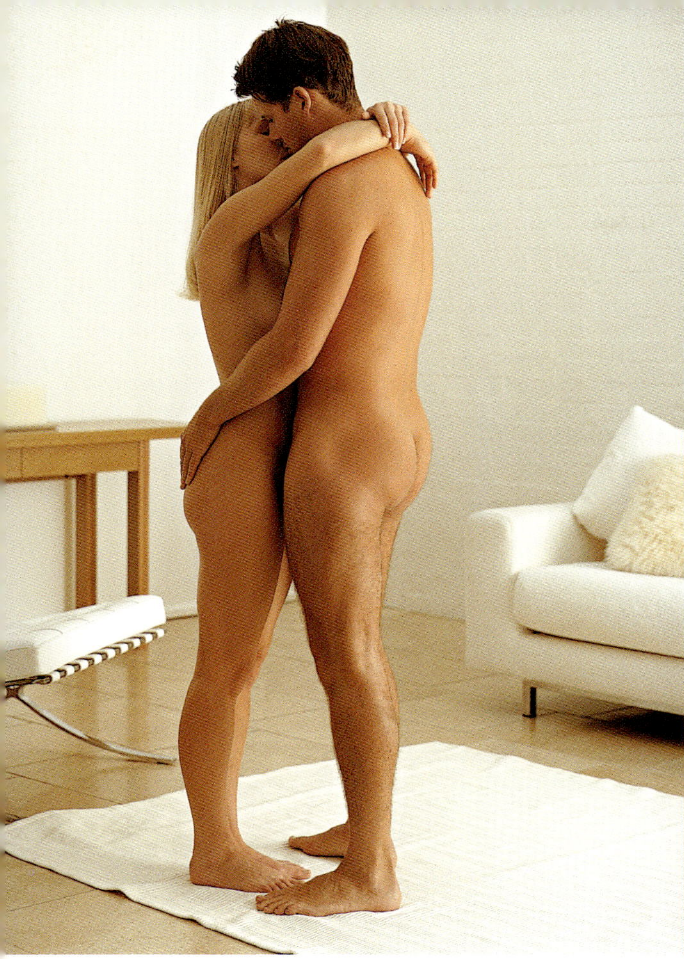

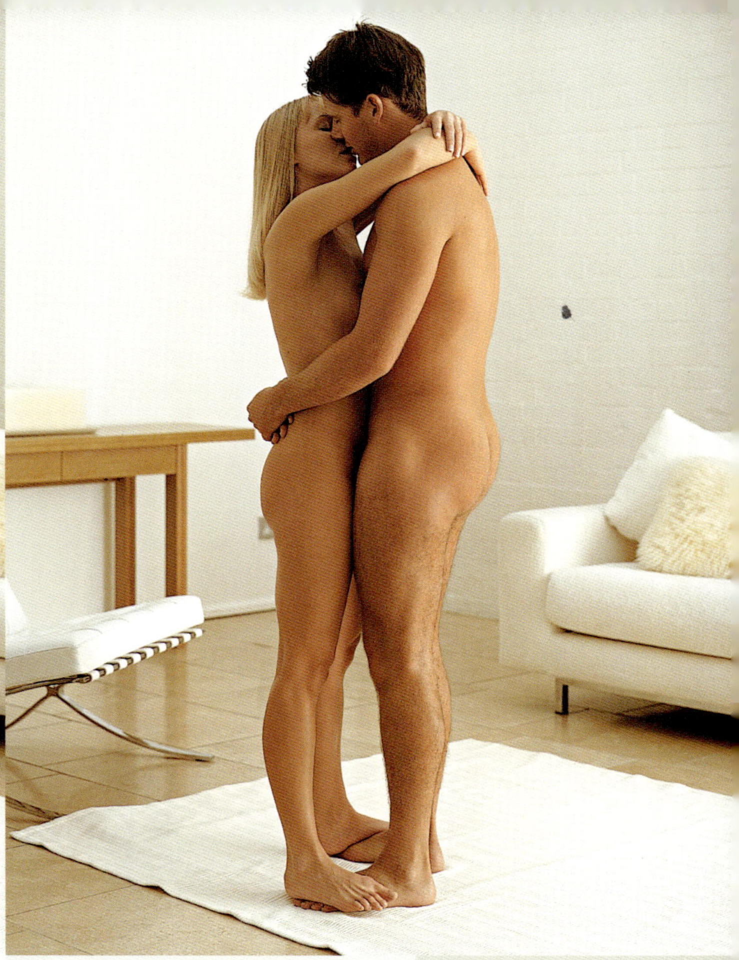

Die Frau nähert sich dem Mann von vorne und schlingt ihm die Arme um den Hals. Dabei schaut sie ihn an und spitzt die Lippen, bereit zum Kuss.

Dann stellt sie die Füße behutsam auf die Füße des Partners, so dass sie ein wenig höher steht, und küsst ihn innig. Dies gilt als ganz besondere Begrüßung.

Wenn sie will, kann sie ein Bein anheben und um den Oberschenkel des Partners legen, als wolle sie auf einen Baum klettern. Nehmen Sie sich Zeit für den Kuss, damit er Ihre Leidenschaft weckt. Falls Sie keine Zeit für Sex haben, sollte der Kuss ein Zeichen der Zuneigung sein – und das Versprechen, den Sex später nachzuholen.

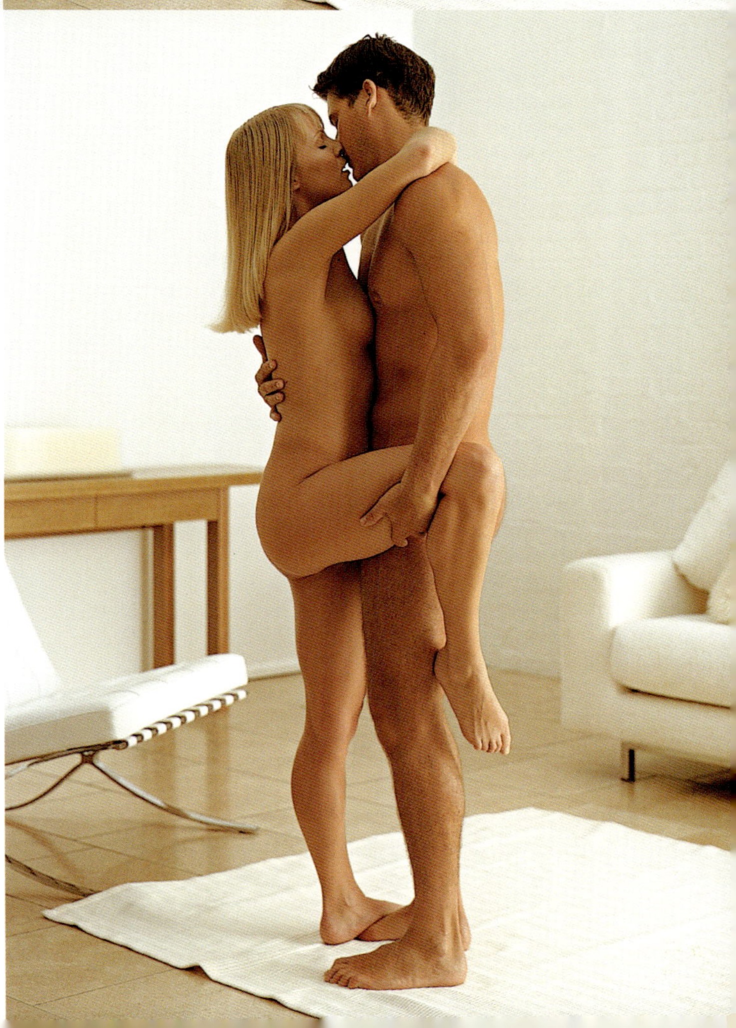

Register

Akupressur 20, 107
Archimedes, Schraube des 44–45

Bambus teilen 88–89
Besteigung einer Kuh 84–85
Blickkontakt 12, 13, 32
Blühende Rose 14–15
Bogen spannen 92–93
Brustumarmung 100–101

Chakras 90

Drei Fußabdrücke 72–73
Dunkle Zikade 120–121

Elefantenfuß 102–103
Elefantenstellung 108–109
Ewige Glückseligkeit 30–31

Fliegender weißer Tiger 48–49
Fliegendes Entenpaar 58–59
Frau kniet
  Fliegendes Entenpaar 58–59
  Liebesband 80–81
  Wilde Hingabe 96–97
Frau liegt
  Mann kniet
  Bambus teilen 88–89
  Elefantenfuß 101–103
  Frosch 82–83
  Gähnstellung 110–111
  Krebs 116–117
  Offene Blüte 70–71
  Padmini 18–19
  Puja 62–63
  Schwalbe 50–51
  Speer 118–119
  Wasserkran 20–21
  Mann liegt
  Lotos öffnet die Blütenblätter 122–123
  Missionarsstellung 12–13
  Seidenraupe 106–107
  Yin und Yang 24–25
  Mann sitzt
  Blühende Rose 14–15
  Milch und Wasser 36–37
  Namaste 34–35
  Seite an Seite 10–11, 92–93, 114–115
  von hinten 42–43, 92–93, 108–109, 120–121
Frau oben
  Fliegendes Entenpaar 58–59
  Katze und Maus teilen sich ein Loch 104–105
  Parvatis Tanz 64–65
  Schraube des Archimedes 44–45
  Schwan 74–75
  Singender Affe 60–61
  Sitas Umarmung 66–67
Frau sitzt
  Ewige Glückseligkeit 30–31
  Gegenseitiges Betrachten 22–23, 28
  Horn des Einhorns 16–17
  Krishnas Umarmung 40–41
  Lotos öffnet die Blütenblätter 122–123
  Lotossitz 46–47
  Pflug 78–79
  Rolle 28–29
  Schaukel 32–33
  Shakti 90–91
  Shivas Tanz 94–95
  Zwei verschlungene Kobras 76–77
Frosch 82–83

Gähnstellung 110–111
Gegenseitiges Betrachten 22–23, 28
G-Punkt 48, 78, 120

Höcker des Kamels 54–55
Horn des Einhorns 16–17

Katze und Maus teilen sich ein Loch 104–105
Klitoris, Stimulierung 115
Krebs 116–117
Krishnas Umarmung 40–41
Kundalini-Energie 82
Küsse im Morgengrauen 126–127

Liebesband 80–81
Löffel 124–125
Lotos öffnet die Blütenblätter 122–123
Lotossitz 46–47

Mann kniet
  Bambus teilen 88–89
  Elefantenfuß 102–103
  Frosch 82–83
  Gähnstellung
  Krebs 116–117
  Liebesband 80–81
  Padmini 18–19
  Pflug 78–79
  Puja 62–63
  Schwalbe 50–51
  Speer 118–119
  Wasserkran 20–21
Mann liegt
  Bogen spannen 92–93
  Lotos öffnet die Blütenblätter 122–123
  Parvatis Tanz 64–65
  Seidenraupe 106–107
  Sesam und Reis 10–11
  Sitas Umarmung 66–67
  Verschmelzung der Liebe 114–115
  Yin und Yang 24–25
  siehe auch Frau oben
Mann sitzt
  Blühende Rose 14–15
  Ewige Glückseligkeit 30–31
  Gegenseitiges Betrachten 22–23, 28
  Horn des Einhorns 16–17
  Krishnas Umarmung 40–41
  Lotos öffnet die Blütenblätter 122–123
  Lotossitz 46–47
  Milch und Wasser 36–37
  Namaste 34–35
  Rolle 28–29
  Schaukel 32–33
  Shakti 90–91, 101
  Singender Affe 60–61
  Wilde Hingabe 96–97
  Zwei verschlungene Kobras 76–77
Milch und Wasser 36–37
Missionarsstellung 12–13
  Varianten 50, 70–71, 106–107

Namaste 34–35

Offene Blüte 70–71
Oraler Sex 92
Orgasmus 14, 15, 21, 32, 45, 77, 79, 104
Padmini 18–19
Parvatis Tanz 64–65
Pflug 78–79, 108
Puja 62–63

Rolle 28–29

Schaukel 32–33
Schwalbe 50–51
Schwan 74–75
Schwimmende Fische 52–53
Seidenraupe 106–107
Seite-an-Seite-Stellungen
  Bogen spannen 92–93
  Löffel 124–125
  Sesam und Reis 10–11
  Verschmelzung der Liebe 114–115
Sesam und Reis 10–11
Sex am frühen Morgen 92, 124
Shakti 90–91, 101
Shiva 76, 90, 101
Shivas Tanz 94–95
Singender Affe 60–61
Sitas Umarmung 66–67
Speer 118–119
Stehende Stellungen
  Besteigung einer Kuh 84–85
  Brustumarmung 100–101
  Drei Fußabdrücke 72–73
  Höcker des Kamels 54–55
  Küsse im Morgengrauen 126–127
  Shivas Tanz 94–95
Stillhalten nach dem Eindringen 94, 95, 110

Tantra
  Brustumarmung 100–101
  Namaste 34–35
  Shakti 90–91
Tigersprung 42–43
Trennung und Wiederbegegnung 30–31

Verschmelzung der Liebe 114–115
Vishnu 76
Von hinten
  Besteigung einer Kuh 84–85
  Bogen spannen 92–93
  Dunkle Zikade 120–121
  Elefantenstellung 108–109
  Fliegender weißer Tiger 48–49
  Fliegendes Entenpaar 58–59
  Höcker des Kamels 54–55
  Liebesband 80–81
  Löffel 124–125
  Pflug 78–79
  Schwimmende Fische 52–53
  Tigersprung 42–43

Wasserkran 20–21
Wilde Hingabe 96–97

Yin und Yang 24–25

Zwei verschlungene Kobras 76–77

Danksagungen
Ich bedanke mich bei Jane und Jessica bei Hamlyn; Nigel, Janeanne, Reuben und den Models für ihre Mitarbeit und ihren Humor; dem Barcelona-Stuhl für seine Schönheit; den Yummy-Keksen und -Chips, die Reuben und Jessica gegessen haben; und bei allen anderen für ihre Ungezwungenheit.